疾病自我診斷指南

張家理◎策劃

傅強、沈丹彤、朱可雲、陶衛國◎編著

傅向陽、李超林◎審稿

賴育民◎審訂

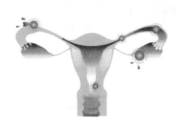

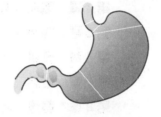

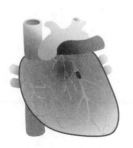

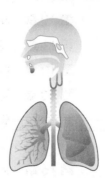

晨星出版

目錄

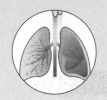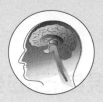

重視自己的身體訊號

　　人最寶貴的就是生命，而健康則是一生中最珍貴的財富。毫無疑問，人人都熱愛自己的生命並關心自己的身體健康。因此，了解自己的健康狀況，重視某些嚴重疾病的訊號，正確地配合醫師治療，是維護健康的最重要方法。

　　隨著社會的發展，現代人的工作節奏變快，而生活壓力也隨之加大，不健康的生活習慣在日積月累後，就會嚴重影響人們的身心健康，當然身體就會常發生不適。透過自我檢查、分析和必要的醫師診斷，排除人體的器質性病變後，經過適當的休息、運動、非處方藥物治療，導正身體機能的紊亂，即可調整身體的情況，恢復至健康的狀態。

　　現代的人文觀念強調患者本人對治療的選擇及決定權。所以，掌握一定的醫學知識，選擇適合自己的檢查治療方法，才能少花錢，療效又好，而這些都得靠自己平常就要了解的各種醫學知識。例如，發生急性心肌梗塞時，若能早三十分鐘到醫院緊急治療，就可避免猝死或損壞大塊心肌而造成心臟衰竭。因此，對一些嚴重疾病訊號的認識和及時正確處理，是非常重要且不可忽視的。

　　本書編著群皆為著名醫學院教授，也是擁有豐富臨床經驗的資深醫師，相信透過他們的詳細解釋，必定能使廣大讀者從中受益。

中華醫學會副會長　李超林　教授

2005 年 11 月

序

及時診視身體發出的急救訊號

　　一位朋友，三十多歲時即檢查出自己患有高血壓。他的狀況並不是很嚴重，收縮壓大約在 150mmHg 左右。他自己也很重視病情，經常檢查，按時服藥，血壓控制得算還好。直到有一天傍晚下班回家後，突然感到頭昏無力，與平時不太一樣，但因多年養成的吃苦耐勞習慣，仍親自和麵、揉麵、煮麵。麵煮好後就等待家人回來一同進餐，吃飯時卻突然劇烈頭痛，隨即昏迷。送到醫院不到三個小時就去世了，得年才僅僅四十多歲。

　　另一個個案是突然感到胸口疼痛。由於他略懂一點醫學常識，於是立即坐上計程車來到距離八百公尺遠的醫院。經心電圖檢查為急性心肌梗塞的超急性期。我們馬上給他做了急診冠狀動脈造影，前降支（心臟上最大的血管）梗塞。一根如髮絲般細小的鋼絲進入血管輕輕一撥，血流就再度流通，病人的胸痛也立刻消失。第二天，病人就可以出院了。他沒有任何不適，後來也沒留下任何後遺症，但是如果當時他不及時到醫院就醫，一旦阻塞超過 6 個小時，供血區的心肌就會壞死。時間越長，壞死的部份越多，嚴重時會引起心臟衰竭甚至死亡。

　　像上面這樣的例子實在太多了。如果能夠重視身體出現的某種症狀，及時就診，就可以挽救生命。相反的，忽視某些症狀，就可能失去最佳治療時機，甚至失去生命。人體是一個非常精密的系統，有完善的自我保護機制。身體一旦出現故障，除了某些個別的情況之外，一般都會發出警戒的訊號。像是疼痛、發燒、機能障礙等，就是最常見的訊號。對於這些訊號，如果我們懂得一些醫學知識，就會知道大概可能會發生哪些疾病。對其中危害最大的幾種病症，我們就要特別提高警覺。心臟腦血管疾病不僅發病率越來越高，而且來勢凶猛，變化很快，死亡率也高；而多數癌症到了晚期就無法挽救。因此，本書對這類情況做了較多的解說描述。希望廣大讀者都能藉此掌握常見重要疾病的症狀，特別是早期症狀，才能夠得到及時的診斷和治療。

　　在當今的社會裏，我們看病時也得講究一點「技巧」。

　　首先，若出現某種症狀，就要知道該看哪一科？有個病人，腹脹、食慾不振、消化不良。自然，他應該去看消化科（或叫肝膽胃腸科）。經消化科醫師檢查後，發現他肝腫大，肝功能不好，於是被診斷為肝炎。但是長期以肝炎的病症治療卻沒有良好的效

果，後來又出現腹水，經診斷爲肝硬化。就這樣依肝炎、肝硬化治療了好多年，但總是治不好，無法痊癒。在一個偶然的機會裡，有心臟科的醫師參與會診，竟發現病人患有縮窄性心包膜炎（狹窄性心包膜炎）。縮窄的心包使血液回流受阻，於是肝臟瘀血腫脹，導致肝功能不佳，甚至出現腹水。後來做了手術，切掉了縮窄的心包，使肝臟回縮，腹水消失。

就在本書完成的那幾天，來了一個病人，住在離醫院不到二百公尺的地方。氣喘、咳嗽好幾年，當做慢性氣管炎治療，總治不好。經過仔細檢查，她得的是慢性風濕性心臟病二尖瓣膜狹窄，肺充血引起咳嗽氣短。經過氣球擴張，解除了二尖瓣膜狹窄的情況，不用任何抗生素，她的咳嗽就治好了。本書每章都有就醫診斷指導圖，就是指引患者根據自己的主要症狀、伴隨發生的情況、身體相關症狀，選擇關係最密切的科別就診。對於某個重要的症狀，若首次就診的科別效果不好，就應該有相關的 2~3 個科別會診。這樣，才能做到不誤診、不漏診，準確診斷，萬無一失。

其次，檢查的項目要恰當。現代醫學往往需要做一些檢查，但不是越多越好。很多疾病，僅僅依靠醫師的視、觸、叩、聽等物理檢查，大體上就可做出診斷。檢查的作用可分幾種：一類是確診作用。如冠狀動脈造影可明確顯現動脈硬化狹窄的部位和程度；腫塊的活體組織病理切片顯微鏡檢查可明確查出腫塊是良性還是惡性；抽血檢查則可看出你是否爲愛滋病病毒的帶原者；常規的尿液檢查結合物理檢查就可做出急性或慢性腎炎的診斷。這些檢查是重要的，甚至是不可缺少的。另一類作用則是觀察病情變化與併發症等。如高血壓時的心臟彩色超音波觀察；糖尿病時對眼底、腎臟、神經的檢查；肺部疾病時胸部 X 光片的複查等等。第三類是排除性的檢查，即病人的某個重要臟器出現一些非典型的症狀時，爲避免漏診、誤診，就需要進行相關檢查。以上這些檢查，都有積極的意義，但到底要做多少檢查，就要根據個人的病情決定。需要提醒讀者的是，因個別醫院及個別醫師喜歡進行貴重的檢查，動不動就是 CT、MRI、全套生化檢查等等。須知，有些檢查，如 X 光線（CT 就是其中的一種）多次照射會損害骨髓；而使用血液污染的注射器抽血或注射，即有可能導致 B 型肝炎、愛滋病的感染。所以本書針對每種疾病都表列出確診所需要做的檢查項目，以便讓患者心中先有一定的認識，再與醫師討論每項檢查的必要性，以期獲得最大的經濟效益。

人的一生得到重大病症的可能就那麼一、二次，甚至也有可能終生不會得到。大量的身體不適是因爲身體機能出現障礙，即由於疲勞、失眠、焦慮、飲食不當、天氣變化等引起的生理功能的失調。如果某個症狀經醫師認眞檢查和必要的儀器檢查後，沒什麼

器質性病變，就不要老是耿耿於懷，放心不下，坐臥不寧。對身體出現的不適、小恙要學會自我調適，讓自己可以經常處於精神愉快、體力充沛的狀態。調整的方法很多，例如好好地睡一覺；狠狠地出一身汗；找好朋友痛痛快快地聊一通；與家人外出旅遊一次等。還可以適當用些解熱鎮痛藥、調理胃腸藥、安神鎮定藥、驅風止咳藥，或做一點家庭物理治療、按摩等，也是很有效的。本書針對常見的症狀，介紹了一些適合家庭使用的非處方藥物、中藥成藥、食療驗方等，以便選擇。

　　本書不是教科書，不需要從頭到尾去讀。對不是學醫的人來說，那樣做也會感到枯燥。一般來說，自己或家人有了某個症狀，注意感覺並觀察該症狀的特點、伴隨情況、發作規律、緩解經過等，去對照書中的有關要點，初步會有一個印象，可能是哪1~2個或哪2~3個疾病。再按照書上的指導圖，到相關的科室就診，並與醫師商量，按照書上的提示，做最重要的檢查。這樣就可達到省時、省錢、準確診治的目的。當然，如果有點時間，奉勸讀者不妨把常見急重病的表現、自我急救翻一翻，腦子裏留點印象。對重要的搶救方法，如人工呼吸、心臟按摩等，要熟記在心。遇到危急情況，大膽使用。若成功一次，終生都會受到鼓舞。

　　我的一個病人，患了 Brugada 氏症候群（一種先天性的心臟傳導異常），發作時心室顫動（心跳過快呈顫動狀且無法排血），喪失意識，四肢抽搐，幸好病人的兒子懂點醫學知識，用拳頭在他前胸區叩擊了兩下，心跳又恢復正常，救了他一命。如果不是在現場救過來，送到醫院可能也早就回天乏術了。

　　本書應該放在您的床頭手邊，時刻爲您服務，提醒您的健康，保衛您的生命。對基層醫師，特別是廣大的社區診所醫師，做爲鑑別診斷、指導進一步就醫，也有一定幫助。

編者　傅向陽

2005 年 11 月

疾病症狀的自我診斷

+ 頭痛
+ 發燒
+ 咳嗽
+ 氣促
+ 心悸
+ 眩暈
+ 暈厥
+ 胸痛
+ 腹痛
+ 噁心、嘔吐
+ 嘔血
+ 腹脹
+ 腹部腫塊
+ 腹瀉
+ 便祕

+ 便血
+ 便痛
+ 腰痛、關節痛
+ 黃疸
+ 紫紺
+ 臉色蒼白
+ 浮腫
+ 吞嚥困難
+ 頻尿、急尿、尿痛
+ 血尿
+ 少尿
+ 多尿
+ 排尿困難
+ 頸部腫塊
+ 淺表淋巴結腫大

第 1 章
頭痛

頭部的結構由內到外，主要分成顱內的腦組織、包裹腦組織的腦膜，顱骨包繞形成的顱腔及顱外的肌肉、頭皮等結構。根據位置和功能的不同，腦組織分成大腦、小腦和腦幹。包裹腦組織的腦膜由內到外，分成三層：軟腦膜、蛛網膜、硬腦膜，軟腦膜緊緊貼在腦組織外面，軟腦膜和蛛網膜之間形成蛛網膜下腔，蛛網膜和硬腦膜之間形成硬膜下腔，硬腦膜緊貼在顱骨上。

腦組織發出的神經和供應腦組織營養的血管出入顱腔，形成腦組織與其他器官及組織的聯繫。

顱內腦組織的發炎症狀、壞死、出血及惡性變化等病變及顱骨的骨折、顱外肌肉持續緊張、頭皮的挫傷等等都可能引起頭痛。

當出入顱骨的血管不正常收縮或擴張，或是神經的發炎症狀及受壓迫等情況也可能放射到整個頭部，而引起頭痛。

另外，頭顱附近的其他器官，如眼、耳、鼻、口、牙齒等的病變也可能引發整個頭部的疼痛。

一、頭痛的病因

1. 顱內結構的病變

組織的病變可以根據病變的性質分成發炎症狀、缺血缺氧性壞死、出血和增生癌變等情況，兒童和年輕人多見的是病毒性腦炎、細菌性腦膜炎、腦腫瘤等，這些疾病都可能導致頭痛。中老年人因腦血管硬化，所以常常見到的是腦血管疾病，例如腦梗塞、腦出血等疾病。腦梗塞是因為硬化的腦血管形成了血栓，阻塞了腦組織的血流供應，引發腦組織缺血壞死。腦出血，也就是俗稱的「腦溢血」，是硬化的血管破裂，導致腦組織出血。當出血量較大或出血的部位臨近腦膜時，即有可能出現蛛網膜下腔出血，表現為異常劇烈的頭痛，嚴重時甚至會導致病人昏迷。

2. 顱外相連器官的病變

較常見到的是眼、耳、鼻及牙齒等器官的疾病。眼睛的疾病有青光眼、眼部外傷、發炎症狀、腫瘤等等。鼻的疾病則是以鼻炎、鼻咽腫瘤、鼻竇炎及腫瘤等情況較常見。外耳道外傷、感染、內耳發炎症狀等情形也可能引發頭痛。齲齒（蛀牙）及牙齦炎等疾病也會放射到頭部而引起頭部的疼痛。一般兒童及青年多以這些器官的發炎症狀和外傷病變較常見，但老年人則是多見腫瘤及慢性炎症病變。

3. 顱腔外部組織的疾病

年輕人以頭皮外傷、感染、顱骨發炎和腫瘤較為常見；另外頭頸部肌肉疲勞緊張也會導致緊張性頭痛的情況，而上呼吸道感染等疾病同樣也會引起頭痛。老年人方面多見的則是頸椎病、顏面神經炎和三叉神經痛等疾病。頸椎病多為頸椎骨質增生而壓迫到頸神經和腦血管導致頭痛。顏面神經炎是顏面神經受到病毒感染影響而出現的炎症病變，而三叉神經痛則是因為三叉神經，被異常走行的血管或神經壓迫所導致。

4. 血管性頭痛疾病

因供應顱腦的血管發生異常的擴張或收縮，進而導致頭痛發作。兒童和年輕人常見的是偏頭痛發作，大多是因為神經緊張或休息不充分所誘發的，而且以顱內血管收縮為主要原因的頭痛。老年人方面則還可見到因高血壓所導致的血管性頭痛，另外也有缺氧或二氧化碳積留及藥物引發的腦血管擴張性頭痛等等。

5. 其他原因引起的頭痛

此外，像是精神官能症、精神焦慮緊張、更年期症候群、嚴重失眠、菸酒等刺激性物品的影響等情況，都可能引發頭痛。

二、頭痛的自我初步診斷

1. 頭痛的部位

顱腔內部病變所引起的頭痛，患者多半不能準確地定位疼痛部位，只有局部的發炎、腫瘤或出血侵犯到腦膜、蛛網膜或硬膜時，才能夠有準確的定位。

顱腦外組織病變引起的頭痛，則多可準確地定位在病變的局部，如頭皮損傷、腫瘤、

發炎症狀等，而經由上呼吸道感染、頭頸部肌肉疲勞緊張所導致的頭痛則是無法準確定位。

與顱腦比鄰的器官病變多由患部器官的局部發生而向頭顱部放射。

血管性頭痛則多為病發的一側頭痛為主。高血壓、缺氧等情況導致的血管性頭痛則多為雙顳側疼痛（太陽穴附近）。

2.頭痛的性質

顱腔內部的疼痛多為持續性脹痛，另外也可能會有陣發的搏動性頭痛（Throbbing headache）。

顱腔外部的疼痛多為持續性鈍痛，而由上呼吸道感染、頭頸部肌肉緊張所引起的頭痛多為輕度疼痛，多半會出現沈重感。

與顱腦比鄰器官的病變多與局部病變的性質相似，青光眼、眼內發炎等多出現脹痛；而鼻炎、鼻竇炎等疼痛則多為鈍痛或悶痛。另外，中耳炎症的疼痛多為脹痛；顏面神經炎則是多燒灼痛或刺痛；三叉神經痛多為刺痛。

血管性頭痛多為陣發性跳痛（搏動感），與心臟搏動相關，壓揉頭顱部可以稍有緩解。

3. 頭痛的分類

根據頭痛的致病方式可將頭痛分為急性頭痛、亞急性頭痛和慢性頭痛反覆發作三種。

急性頭痛是劇烈頭痛突然發生，並且在數小時內達到最高峰。常見於腦血管意外、蛛網膜下腔出血、顏面神經及三叉神經痛等。

亞急性頭痛多於數天到數週內發生，並達到最高峰，如腦炎、腦膜炎等。

慢性頭痛多反覆發作或逐漸加重，如偏頭痛、高血壓頭痛、頭頸部肌肉緊張性頭痛、腦血管動靜脈畸形、腦腫瘤等。

4. 伴隨症狀

顱腦疾病多伴隨神經或精神症狀，腦炎、腦膜炎的病症常可見到精神異常或神志方面的變化，如狂躁、憂鬱、嗜睡、昏迷等；腦血管意外多伴隨肢體麻木或活動障礙；顱腦病變亦可能出現肢體不自主抽搐及意識改變等癲癇發作的症狀與變化。當顱內病變逐漸增大或擴散，引起顱內壓力升高時，就會產生噁心及嘔吐症狀，而且此類嘔吐多為噴射性嘔吐。

顱外病變等疼痛則多伴隨局部損傷情況，如頭皮裂傷、頭皮或顱骨局部發炎紅腫、頭頸部肌肉的酸脹不適等。

與顱腦比鄰的臟器出現病變時，多伴隨原發病症狀。像是結膜炎、青光眼等多伴隨視力障礙、流眼淚、畏光等現象；鼻炎、鼻竇炎則是多伴有流鼻涕、鼻塞等症狀；牙齦炎則是大多會有牙齦局部的發炎紅腫；而中耳炎多會出現聽力減退和外耳道流膿等情況。

5. 疼痛影響因素

顱內發炎如腦炎、腦膜炎等情況多與病毒或腦膜炎雙球菌感染沒有及時控制有關，且大多是發生在兒童等抵抗力較弱的族群身上。而老年人腦出血的發生多與高血壓、情緒變化有關，當老年人的血壓控制不良，再加上情緒激動就有可能導致腦出血的發生。

偏頭痛多發生在年輕女性，與精神緊張、環境改變不適應有關。

根據以上各點，讀者可以大致判斷自己所患頭痛的幾種可能疾病（如表 1-1）。

三、頭痛的進一步明確診斷

1. 需要急診的頭痛（見圖 1-1）

在以頭痛為主要症狀的所有疾病當中，較大的一部份是急性發作的疼痛，常因疼痛劇烈而嚴重影響患者的生活和工作，有一些甚至還會影響患者的性命，這類疾病需要立即前往醫療單位以進行進一步的診治，其中像是：病毒性腦炎、腦膜炎、蛛網膜下腔出血、腦梗塞、腦出血、青光眼、缺氧和高血壓性腦病等等。當發現有類似狀況時，應該在安慰病患的同時，立刻送醫院急診，並詳加了解和觀察病患的併發症狀，如噁心、嘔吐、精神和意識改變等情況，並及時向醫師準確提供有關頭痛的部位、性質及伴隨發生的各種症狀情況，以便醫師根據情況進一步確診和治療。

2. 需要盡速就診的頭痛（見圖 1-2）

除了急性發作的頭痛以外，其他一些疾病例如：腦腫瘤、偏頭痛、頸椎病、鼻炎、鼻竇炎等疾病也需要盡快找專科醫師就診，透過輔助檢查明確診斷後，給予適當的治療，以免延誤病情。

表 1-1 頭痛的自我診斷速查表

疾病名稱	好發年齡	疼痛部位	疼痛性質	伴隨症狀
顱內腫瘤	兒童 青年	全頭部	慢性鈍痛或脹痛，逐漸加重	可能伴隨有噁心、嘔吐、痙攣抽搐、意識障礙等症狀
病毒性腦炎	兒童 青少年	全頭部	亞急性鈍痛或脹痛不適	伴隨發燒、噁心、嘔吐，有時可能有嗜睡、昏迷等意識障礙或躁狂、憂鬱等精神障礙
腦膜炎	兒童 青少年	全頭部	亞急性鈍痛或脹痛	多伴隨發燒、噁心、嘔吐，有時可能有意識障礙症狀
腦梗塞	中老年	全頭部	急性或亞急性、持續性鈍痛或脹痛	可能伴隨噁心、嘔吐、肢體麻木、活動障礙等症狀
腦出血	老年	大多患側頭部	急性持續性脹痛或悶痛	可能伴隨噁心、嘔吐、肢體麻木、活動障礙等症狀，有時會有昏迷等意識障礙症狀
頭皮血腫	青少年	受傷局部	持續性腫痛	可能伴隨頭暈、頭痛等症狀，無意識改變等情況
顱骨轉移腫瘤	中老年	轉移部位	持續性脹痛或隱痛	有時伴隨原發性腫瘤的症狀
頭頸部肌肉緊張性頭痛	中青年	中青年	多為全頭部、頸部、肩部	可能伴隨輕度噁心、全身乏力等症狀
頸椎病	中老年	頸肩部 枕部	陣發性的痙攣痛或抽痛	可以伴隨上臂肩部感覺麻木、頭暈等症狀
顏面神經炎	中老年	多患側面部	持續性刺痛或麻木性疼痛等	伴隨患側的鼻唇溝變淺、口角歪向一邊
三叉神經疼痛	中老年	患側臉部	發作性刺痛 燒灼痛	會因疼痛而出現不願進食、飲水等症狀
青光眼、結膜炎、角膜炎、虹膜炎等	中老年	患側頭部	持續性脹痛或跳痛向同側頭部放射	可能伴隨視力下降、結膜充血、流眼淚、畏光等症狀
慢性鼻炎、鼻竇炎	中老年	前額部	持續性悶痛	可能伴隨頭暈、乏力、嗜睡、鼻塞、流鼻涕等症狀
中耳炎	兒童 老年	患側頭部	持續性悶痛或脹痛	伴隨聽力下降、外耳道流膿等症狀
偏頭痛	青年 女性多見	患側頭部	持續性跳痛	可能伴隨噁心、嘔吐症狀，入睡或止痛藥有效
高血壓性頭痛	中老年	整個頭部	持續性跳痛或脹痛	伴隨噁心、嘔吐、抽搐、血壓明顯升高等症狀
缺氧	老年	整個頭部	持續性跳痛	伴隨發紺、呼吸困難等症狀

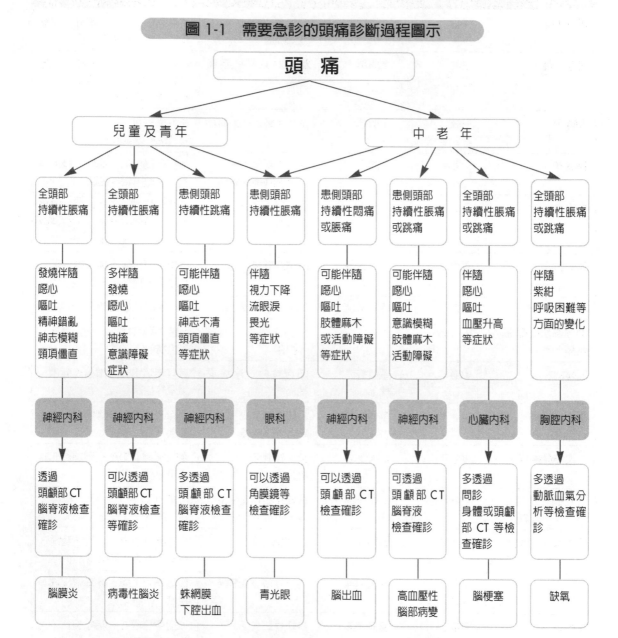

圖 1-1 需要急診的頭痛診斷過程圖示

頭 痛

兒童及青年 ── 中 老 年

全頭部持續性脹痛	全頭部持續性脹痛	患側頭部持續性跳痛	患側頭部持續性脹痛	患側頭部持續性悶痛或脹痛	患側頭部持續性脹痛或跳痛	全頭部持續性脹痛或跳痛	全頭部持續性脹痛或跳痛
發燒伴隨噁心嘔吐精神錯亂神志模糊頸項僵直	多伴隨發燒噁心嘔吐抽搐意識障礙症狀	可能伴隨噁心嘔吐神志不清頸項僵直等症狀	伴隨視力下降流眼淚畏光等症狀	可能伴隨噁心嘔吐肢體麻木或活動障礙等症狀	可能伴隨噁心嘔吐意識模糊肢體麻木活動障礙	伴隨噁心嘔吐血壓升高等症狀	伴隨紫紺呼吸困難等方面的變化
神經內科	神經內科	神經內科	眼科	神經內科	神經內科	心臟內科	胸腔內科
透過頭顱部CT腦脊液檢查確診	可以透過頭顱部CT腦脊液檢查等確診	多透過頭顱部CT腦脊液檢查確診	可以透過角膜鏡等檢查確診	可以透過頭顱部CT檢查確診	可透過頭顱部CT腦脊液檢查確診	多透過問診身體或頭顱部CT等檢查確診	多透過動脈血氣分析等檢查確診
腦膜炎	病毒性腦炎	蛛網膜下腔出血	青光眼	腦出血	高血壓性腦部病變	腦梗塞	缺氧

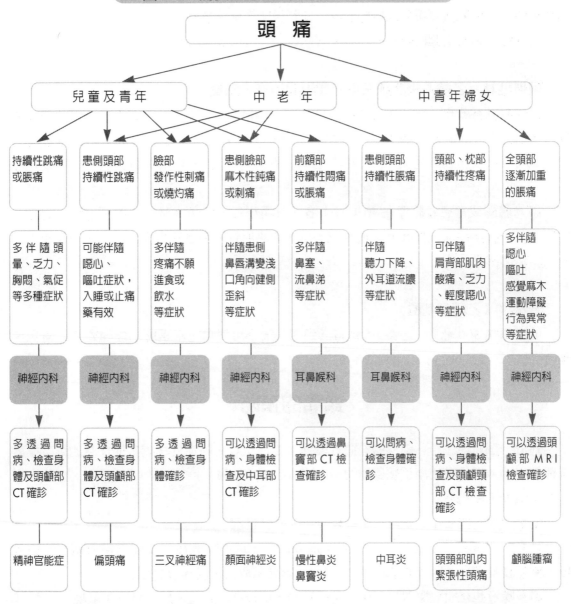

圖 1-2　需要盡速就診的頭痛診斷過程圖示

頭 痛

兒童及青年　中 老 年　中青年婦女

持續性跳痛或脹痛	患側頭部持續性跳痛	臉部發作性刺痛或燒灼痛	患側臉部麻木性鈍痛或刺痛	前額部持續性悶痛或脹痛	患側頭部持續性脹痛	頸部、枕部持續性疼痛	全頭部逐漸加重的脹痛
多伴隨頭暈、乏力、胸悶、氣促等多種症狀	可能伴隨噁心、嘔吐症狀，入睡或止痛藥有效	多伴隨疼痛不願進食或飲水等症狀	伴隨患側鼻唇溝變淺口角向健側歪斜等症狀	多伴隨鼻塞、流鼻涕等症狀	伴隨聽力下降、外耳道流膿等症狀	可伴隨肩背部肌肉酸痛、乏力、輕度噁心等症狀	多伴隨噁心嘔吐感覺麻木運動障礙行為異常等症狀
神經內科	神經內科	神經內科	神經內科	耳鼻喉科	耳鼻喉科	神經內科	神經內科
多透過問病、檢查身體及頭顱部CT確診	多透過問病、檢查身體及頭顱部CT確診	多透過問病、檢查身體確診	可以透過問病、身體檢查及中耳部CT確診	可以透過鼻竇部CT檢查確診	可以問病、檢查身體確診	可以透過問病、身體檢查及頭顱頸部CT檢查確診	可以透過頭顱部MRI檢查確診
精神官能症	偏頭痛	三叉神經痛	顏面神經炎	慢性鼻炎鼻竇炎	中耳炎	頭頸部肌肉緊張性頭痛	顱腦腫瘤

四、頭痛的自我救治

當患者和家屬具備一定的醫學常識，對自己的頭痛症狀經過分析診斷後，在尋求專業醫療救護的同時，對某些嚴重的疾病也應當展開一定的自我救治，如此即有助於延緩疾病的發展速度，再配合專業和及時的治療，達到最佳恢復效果。

對感冒、著涼引起的頭痛，可給予解熱鎮痛藥。最常用的有：

阿斯匹林（乙醯水楊酸或其他非類固醇消炎止痛藥）

以阿斯匹林為例，成人每次 300~600 毫克，每日三次。兒童一歲以下每次為 30~60 毫克，1~3 歲每次 60~100 毫克，4~6 歲每次 100~150 毫克，7~9 歲每次 150~200 毫克，10~12 歲每次 250~300 毫克，12 歲以上每次 300~500 毫克，均為每日三次，或需要時服用。

年老體弱或當患者體溫在 40℃ 以上者，宜用小量，以免大量出汗引起虛脫。另外，胃和十二指腸潰瘍病人則需謹慎使用或不用，或改用較不刺激胃的腸溶錠。懷孕及哺乳期則需由醫師診斷使用。

普拿疼（乙醯氨基酚）

成人每次 500 毫克（一錠），每日三到四次，不可過量，嚴重肝功能障礙者應避免使用。

頭痛的預防

對於一個月發生一、二次的緊張性頭痛，維他命 C、阿斯匹林或其他常見的消炎藥就可派上用場。但過度使用這類藥物的話，將引起更多疼痛。

勿抽煙，少喝酒。

如果頭痛的情形不太嚴重，則運動有益於改善情況。

許多人用睡覺消除頭痛。但應避免睡得過多，以免睡醒後，反而出現頭痛。平躺著睡、睡姿怪異或趴著睡（腹部朝下），皆會收縮頸部肌肉，進而引發頭痛。

過多噪音也是引發緊張性頭痛的常見原因，所以應該避免嘈雜的聲音與環境。

可服用適量的咖啡因，但服用過量也可能使你引發頭痛。

省略或延遲用餐皆可能引起頭痛。錯過一餐，會引起肌肉緊繃，而且因缺乏食物而使血糖降低時，腦部的血管會收縮而引發頭痛。當再度進食時，會使這些血管擴張，進而緩

解頭痛的症狀。

此外，也可以透過按摩穴道來止痛。有兩個主要的止痛穴位，雙手指壓太陽、合穀穴可使頭痛得到暫時的部份緩解。

中風的自我救治

當患者出現一側臉部或上下肢突然感到麻木、軟弱無力、嘴歪、流口水；突然出現說話困難，或聽不懂別人的話；突然感到眩暈，搖晃不穩或短暫的意識不清、嗜睡；並且出現難以忍受的頭痛、伴有噁心、嘔吐等上述相關症狀時，病人家屬就應特別注意，一定要小心病人是否發生了腦出血或腦梗塞，除緊急送其就醫外，還應該採取如下一些措施：

1. 一般處理

讓病人保持安靜，完全臥床。在急性期內盡量不要搬動病人，不要進行非急迫性的檢查。因為此時病人體位的改變可能促使腦內繼續出血。在發病 48 小時以後，可逐漸給病人翻身，以防止墜積性肺炎和褥瘡的發生。

保持呼吸道暢通。昏迷的病人要鬆開上衣鈕扣和腰帶，有假牙者也應摘出，並將患者頭側向一邊，這樣可以保持呼吸道通暢，嘔吐物不易吸入到氣管裏，頭部位置可稍低，不宜給病人灌藥，要勤給病人吸痰。最好讓病人持續或間斷地吸氧。

2. 立即尋求專業醫療的救護與支援

向專業醫護人員提供既往病史，像是頭痛、肢體無力、言語不清及眩暈等發病情況、本次發病情況、既往的治療及口服藥物，以及有無糖尿病及高血壓病的情況。

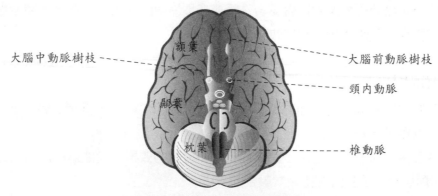

圖 1-3 腦庭大動脈示意圖

3. 中風的基本治療策略

腦血管疾病的治療可依照病變性質而分為出血性和缺血性兩大類。

出血性腦中風的急性期治療策略：主要的治療原則是針對阻止繼續出血及穩定出血所導致的急性腦功能障礙，以達到減少出血對腦神經組織的刺激和壓迫，減少腦水腫的目的，在促進神經功能的恢復。首先，應讓患者保持安靜，減少不必要搬動和檢查，最好就地或就近治療，以減少進一步的腦出血情形加劇。其次，主要治療為控制腦水腫、顱內壓力增高，主要應用的藥物是 20% 甘露醇（Mannitol）125~250ml 靜滴 3 次／日或 4 次／日，對於腎功能障礙病人、老年人則應慎用，因為甘露醇主要透過腎臟代謝，且影響腎功能。可以應用 10% 甘油（Glycerol）250ml 靜滴，脫水作用弱於甘露醇，對腎功能損傷較小，故適用於腎功能障礙病人，另外還可以應用強利尿劑，和甘露醇交替使用，特別適用於肝功能不全的病人。

缺血性中風的急性期治療策略：主要的治療原則是針對恢復閉塞腦血管的血流，減少腦組織的缺血損傷導致的腦功能障礙，以達到減少腦組織的壞死，減少腦水腫的目的，從而促進神經功能的恢復。

在缺血性中風急性期的治療時機，一般認為是發病 6 小時以內為急性治療期，可以給予溶栓（Thrombolytor）治療；而 6~46 小時為亞急治療期，可以給予抗凝療法；而超過 48 小時由於病變已屬不可逆，其治療即改為指向常規治療。

溶栓療法指的是可以應用一些溶栓藥物，如組織型纖溶酶原促動劑（TPA）、尿激酶等藥物溶栓治療來打通阻塞的腦血管，恢復缺血腦組織的血液供應。

抗凝療法是指應用肝素（Heparn）、低分子肝素等藥物減少血栓的形成，或加速腦血栓的溶解。由於出血副作用多，必須加強實驗室監測血液的凝血功能變化。

常規療法：主要以擴張腦血管、營養腦神經和改善神經代謝為主。

以上治療，必須經專業醫師確診後，根據病情需要酌情實施，患者應尊重醫師意見，給予良好的配合，以便得到及時有效的救治。

4.醫師忠告

中風為腦出血或腦梗塞兩種截然不同的發病機理的疾病，治療方法開始完全不同，因此治療時應選擇設備完善的醫院。

腦梗塞多由血栓形成引起，及時溶栓抗凝有很好的效果。但能溶栓的時間期很短，僅 6 個小時，所以及時送到醫院是非常重要的。

治頭痛、偏頭痛的小偏方

1.取川芎、白芷、炙遠志各15克焙乾，再加冰片7克，共同研成細末後裝瓶備用。偏頭痛發作時，可用紗布包少許藥末塞入鼻孔，右側頭痛塞左鼻孔，左側頭痛塞右鼻孔，即有療效。

2.偏頭痛與人體缺乏微量元素鎂有關，故應多吃含鎂豐富的食物如核桃、花生、大豆、海帶、杏仁、雜糧和各種綠葉蔬菜。有些食物可激發偏頭痛的發作，應忌食，如酒類、奶酪、巧克力、燻魚等，以及高脂肪食物。同時還應避免飢餓。

3.服用生薑粉，或把生薑搗爛調成糊狀敷在痛處，可治偏頭痛。

4.當偏頭痛發作時，準備一盆熱水（水溫不致燙傷皮膚），把雙手浸入熱水中，熱水高度以沒過手部為宜，每次浸泡半小時，並不斷加熱水以保持水溫。

第 2 章
發燒

　　發燒是臨床常見的疾病症狀之一，也是許多疾病所共有的症狀。臨床上常把體溫上升超過正常值的 0.5 ℃，通稱為發燒。這種概念不夠精確，因為有許多情況會使體溫超出正常 0.5 ℃，但其本質並非發燒。根據體溫調節調定點的理論，發燒是在致熱原的作用下使體溫調節中樞的調定點上移所引發的調節性體溫升高。多數病理性體溫升高（如傳染性或發炎性發燒）均屬此類。

　　但少數病理性體溫升高是因體溫調節機構失調控或調節障礙而產生，其本質不同於發燒，應稱之為過熱。如皮膚有廣泛魚鱗癬或是先天性汗腺缺陷，因散熱障礙，夏季可出現體溫升高；甲狀腺機能亢進造成異常產熱而致體溫升高，以及環境高溫（中暑）引起的體溫升高，均屬此類。

　　此外，在劇烈運動時，婦女月經前期、妊娠期等體溫也可上升高於 0.5 ℃，但它們屬於生理性體溫升高，也不宜稱為發燒。

　　發燒通常不是獨立疾病，而是發燒性疾病的重要病理過程和臨床表現。體溫升高不超過 38 ℃為低熱；38~39 ℃為中等熱；39~40 ℃為高熱；超過 41 ℃為過高熱。許多疾病常是由於早期出現發燒而被察覺的，因而它是疾病的重要信號，甚至是潛在惡性疾病（腫瘤）的信號。在整個病程中，體溫曲線變化往往反應病情變化，對判斷病情、評價療效和預後估計，均有重要參考價值。

一、發燒的原因

　　發燒是由於一種叫做致熱原的物質刺激中樞神經的體溫調解中樞而引起的。能引起人體或動物發燒的物質，通稱為致熱原。

　　1.外源性致熱原，即由外部進入人體能引起發燒的物質。如：傳染原生物，像是細菌、病毒等；致炎刺激物如不潔輸液、不合型輸血等。

　　2.內源性致熱源，由體內正常或異常物質引起發燒。有白血球致熱源；惡性腫瘤等等。

二、發燒的自我初步診斷

以下幾個因素對於各個疾病的鑑別診斷較爲重要：

1.是否發燒

人體的正常的腋下體溫爲 36~37 ℃，凡腋下體溫高於 37.0 ℃或肛溫高於 37.6 ℃，或一日間的體溫變動超出 1.2 ℃時，即可稱爲發燒。發燒並不一定是疾病的症狀，一些生理變化，例如月經排卵期、妊娠期及高溫環境下均可引起發燒，應注意鑑別。

2.發病方式

若急性發病，伴有寒顫，多見於急性感染，如大葉性肺炎、沙門菌感染、敗血症等、細菌性肝膿瘍、急性膽囊炎、急性腎盂腎炎、產後毒血症、流感、瘧疾等、細菌性心內膜炎、骨髓炎等，還有中暑等急性疾病；若爲慢性發病，多見於結核、傷寒、副傷寒、癌腫、結締組織病（身體免疫疾病）等慢性疾病。

3.應特別注意的幾種發燒

發燒一般分爲超高熱（體溫在 41 ℃以上），高熱（38 ℃以上）與低熱（體溫 37~38 ℃左右）。發燒持續 2~4 週稱爲長期發燒。兒童的體溫調節中樞功能差，容易發生 41 ℃以上高熱，且常伴有抽搐和嘔吐。一般兒童突然發生原因不明的嘔吐時，應首先考慮有發燒。成人中樞神經系統比較健全，即使有高熱也不常引起抽搐和嘔吐。體溫高到 42.2 ℃以上時，可能導致不可逆性大腦損害，進而導致昏迷、死亡。

4.發燒的類型

應注意記錄患者一天之內的體溫變化情況，熱度持續在 39 ℃以上，24 小時內波動在 1 ℃內，稱爲稽留熱，常見於大葉性肺炎、傷寒與副傷寒；高熱在 24 小時內波動在 1 ℃以上，但不降至正常，稱爲弛張熱，多見於心內膜炎、流行性感冒等疾病；熱度在 39 ℃以上，數小時內可退至正常，伴大量出汗、畏寒或寒顫，一日間體溫波動甚大，稱爲間歇熱，常見於敗血病、急性腎盂腎炎，瘧疾等疾病。

5.伴隨症狀與身體徵狀

發燒可能伴隨許多症狀，如咳嗽、流鼻涕、頭暈、頭痛、嘔吐、痙攣、昏迷、咳嗽、

表 2-1 發燒的自我診斷速查表

疾病名稱	好發族群	病史及發病形式	發燒類型	發燒持續時間	伴隨症狀及身體徵狀
上呼吸道感染（感冒）	不一定	急性發作 可能伴有寒顫	不一定	3~5 天	咳嗽、流鼻涕、頭暈
腦炎、腦膜炎	青少年、兒童、青年	可能急性發作也可能緩慢形成	高燒	稽留熱	頭痛、嘔吐、痙攣、昏迷
中暑	不一定	多在高溫環境下活動、勞動史，急性發作	高燒或超高燒	稽留熱	頭痛、嘔吐、痙攣、昏迷
大葉性肺炎	中青年	急性發作伴寒顫	高燒或超高燒	稽留熱	咳嗽、咯鐵銹色痰、咯血、胸痛或氣急
細菌性心內膜炎	中青年	急性發作伴寒顫	不一定	不規則熱	心悸、呼吸困難、心絞痛或休克、皮膚或黏膜有出血點
霍亂、副霍亂	不一定	多有不潔飲食史急性發病伴寒顫	高燒	不規則熱	急性發燒 腹痛 腹瀉
肝膽系統感染，如病毒性肝炎、膽道感染等	不一定	急性發作伴寒顫	低燒或高燒	不一定	右肋及肋下痛黃疸、肝脾腫大
急腹症如闌尾炎、胰臟炎、腹膜炎等	不一定	可能有飲酒或暴飲暴食史，急性發作，伴寒顫	高燒或低燒	弛張熱	劇烈腹痛 反彈痛
腎臟、膀胱、尿道感染	中青年 老年	急性發作伴寒顫	不一定	間歇熱	腰痛、頻尿、尿急、尿痛及血尿
甲狀腺機能亢進	中青年婦女	緩慢發病	低燒	間歇熱	長期低熱、食慾亢進、體重減輕、心悸
風濕熱	中青年女性	緩慢發病反覆發作	低燒或高燒	弛張熱	明顯的關節腫痛 心跳速率加快 心律不整
敗血症	不一定	常有感染病史急性發作伴寒顫	高燒	稽留熱	皮膚或黏膜有出血點
傳染病，如麻疹、猩紅熱、風疹、水痘等	兒童	急性發作伴寒顫	高燒或超高燒	稽留熱	發燒伴皮疹
局部急性發炎	不一定	局部有急性感染史，急性發病	高燒或低燒	不規則熱	局部有感染性病灶及淋巴結腫大

疾病名稱	好發族群	病史及發病形式	發燒類型	發燒持續時間	伴隨症狀及身體徵狀
結核病	少年、兒童或中青年	有肺結核史慢性發病	不一定	不規則熱	淋巴結腫大，慢性咳嗽、咯痰、盜汗
腫瘤	中老年	慢性發病	低燒	不規則熱	淋巴結腫大伴有腫瘤的各種臨床表現
藥物熱	不一定	用藥（如磺胺藥、青黴素、巴比妥類等）一週之後；停藥2日後退熱，再次服用藥物，可重複出現發燒	高燒或低燒	不規則熱	常伴有皮疹
神經功能性低熱	年輕婦女	長期低熱呈間斷性	低燒	不規則熱	臨床各項檢查均正常，多見於年輕婦女，夏季，勞累後發作
血液系統疾病	少年兒童	長期低熱呈間斷性	低燒	回歸熱	淋巴結腫大，貧血，反覆感冒
菌痢細菌性食物中毒	不一定	多有不潔飲食史急性發病	高燒	不規則熱	急性發燒、腹痛、腹瀉
支氣管肺炎	少年、兒童或老年	急性發病	高燒或低燒	不規則熱	咳嗽、咯痰、氣急
瘧疾	不一定	多在野外活動史，蚊蟲叮咬後，急性發病伴寒顫	高燒	弛張熱	頭痛、頭昏、眩暈
傷寒副傷寒	不一定	緩慢發病	低燒或高燒	稽留熱	持續高熱、腹痛、便秘或腹瀉、肝脾腫大、表情淡漠。部分病人有玫瑰疹及緩脈
骨髓炎	不一定	多有外傷、骨折等病史，可能急性發病，也可能慢性拖延	高燒或低燒	稽留熱	局部劇烈骨頭疼痛
心包膜炎	中青年	急性發病	不一定	不規則熱	胸前區有壓迫感、氣悶、頭暈、呼吸困難
結締組織病	年輕婦女多發	長期發燒反覆發作	低燒	不規則熱	發燒伴皮疹，可能發展為腎功能不全等

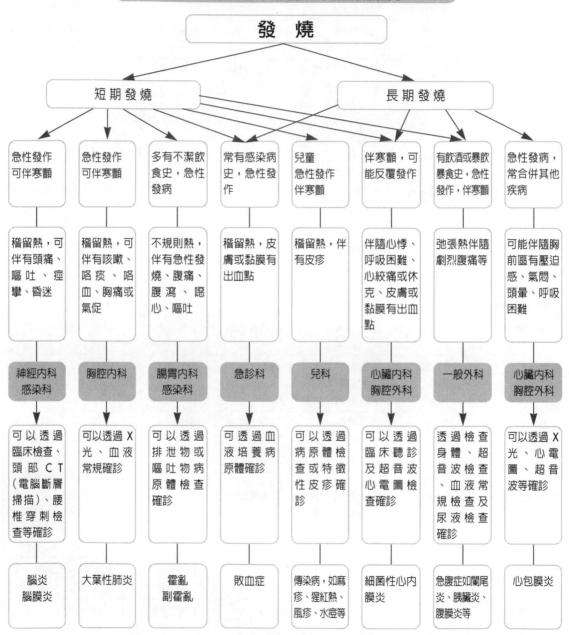

圖 2-1 需要急診的發燒診斷過程圖示

發 燒

短期發燒　　　　　長期發燒

| 急性發作可伴寒顫 | 急性發作可伴寒顫 | 多有不潔飲食史，急性發病 | 常有感染病史，急性發作 | 兒童急性發作伴寒顫 | 伴寒顫，可能反覆發作 | 有飲酒或暴飲暴食史，急性發作，伴寒顫 | 急性發病，常合併其他疾病 |

| 稽留熱，可伴有頭痛、嘔吐、痙攣、昏迷 | 稽留熱，可伴有咳嗽、咯痰、咯血、胸痛或氣促 | 不規則熱，伴有急性發燒、腹痛、腹瀉、噁心、嘔吐 | 稽留熱，皮膚或黏膜有出血點 | 稽留熱，伴有皮疹 | 伴隨心悸、呼吸困難、心絞痛或休克、皮膚或黏膜有出血點 | 弛張熱伴隨劇烈腹痛等 | 可能伴隨胸前區有壓迫感、氣悶、頭暈、呼吸困難 |

| 神經內科感染科 | 胸腔內科 | 腸胃內科感染科 | 急診科 | 兒科 | 心臟內科胸腔外科 | 一般外科 | 心臟內科胸腔外科 |

| 可以透過臨床檢查、頭部CT（電腦斷層掃描）、腰椎穿刺檢查等確診 | 可以透過X光、血液常規確診 | 可以透過排泄物或嘔吐物病原體檢查確診 | 可透過血液培養病原體確診 | 可以透過病原體檢查或特徵性皮疹確診 | 可以透過臨床聽診及超音波心電圖檢查確診 | 透過檢查身體、超音波檢查、血液常規檢查及尿液檢查確診 | 可以透過X光、心電圖、超音波等確診 |

| 腦炎腦膜炎 | 大葉性肺炎 | 霍亂副霍亂 | 敗血症 | 傳染病，如麻疹、猩紅熱、風疹、水痘等 | 細菌性心內膜炎 | 急腹症如闌尾炎、胰臟炎、腹膜炎等 | 心包膜炎 |

咯痰、咯血、胸痛或氣促（呼吸急促）等，可以依照症狀初步確定發燒的大致原因。

根據以上各點，可以大致判斷一下導致發燒的幾種可能疾病（如表 2-1）。

三、進一步明確發燒的診斷

1.需要急診的發燒（圖 2-1）

如前所述，一些嚴重威脅生命的疾病，例如：腦炎、腦膜炎、大葉性肺炎、霍亂、副霍亂、敗血症、傳染病，如麻疹、猩紅熱、風疹、水痘等、細菌性心內膜炎、急腹症如闌尾炎、胰臟炎、腹膜炎等，都可能嚴重威脅生命，所以當發現類似狀況，應該先安慰病患並立刻送醫急診，並了解和觀察病患的併發症狀，如咳嗽、咯痰、腹痛、腹瀉、大量出汗、呼吸困難、噁心、嘔吐等症狀，準確及時的向醫師提供有關病史、發病經過及伴隨症狀等各種情況，以便醫師根據情況進一步確診和搶救。

2.需要盡速就診的發燒（圖 2-2）

除了短時間內會威脅生命的疾病，其他一些疾病例如：腎臟、膀胱、尿道感染、甲狀腺機能亢進、風濕熱、局部急性發炎、結核病、腫瘤、血液系統疾病、結締組織病、肝膽系統感染，如病毒性肝炎、膽道感染等，也需要趕緊找專科醫師就診，以盡快透過輔助檢查明確診斷後，給予適當的治療，以免延誤病情。

四、發燒的自我救治

1.發燒的處理原則

◎對於一般發燒並不急於解熱。由於發燒類型和熱程變化，可反映病情變化，並可做為診斷、評價療效和估計預後的重要參考，而發燒不過高或不太持久又不致有過大的危害，故在疾病未得到有效治療時，不必強行解熱。解熱本身不能使疾病康復，且藥效短暫，藥效一過，體溫又會上升。相反的，疾病一經確診而治療奏效，則熱自退。急於解熱會使發燒過程被干擾，就失去參考價值，有弊無益。

◎下列情況應及時解熱：體溫過高（如 40 ℃以上）使患者明顯不適、頭痛、意識障礙和痙攣者；惡性腫瘤患者（持續發燒加重病體消耗）；心肌梗塞或心肌勞累

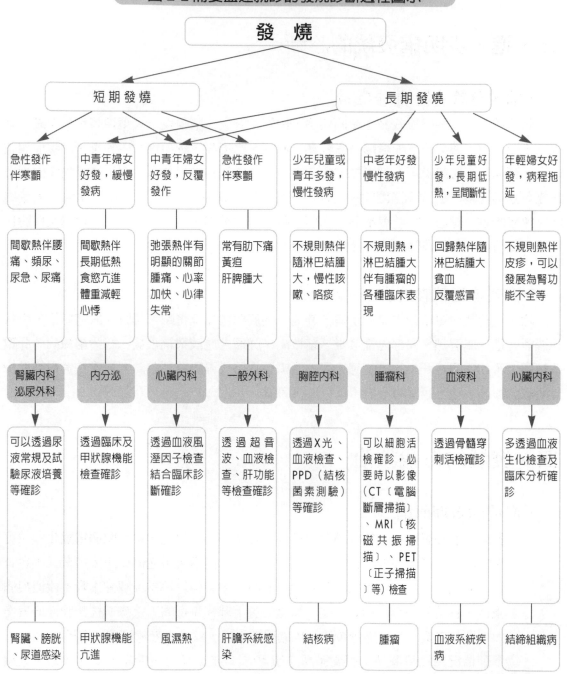

圖 2-2 需要盡速就診的發燒診斷過程圖示

發 燒

短期發燒　　　　　　　長期發燒

急性發作伴寒顫	中青年婦女好發，緩慢發病	中青年婦女好發，反覆發作	急性發作伴寒顫	少年兒童或青年多發，慢性發病	中老年好發慢性發病	少年兒童好發，長期低熱，呈間斷性	年輕婦女好發，病程拖延
間歇熱伴腰痛、頻尿、尿急、尿痛	間歇熱伴長期低熱食慾亢進體重減輕心悸	弛張熱伴有明顯的關節腫痛、心率加快、心律失常	常有肋下痛黃疸肝脾腫大	不規則熱伴隨淋巴結腫大，慢性咳嗽、咯痰	不規則熱，淋巴結腫大伴有腫瘤的各種臨床表現	回歸熱伴隨淋巴結腫大貧血反覆感冒	不規則熱伴皮疹，可以發展為腎功能不全等
腎臟內科泌尿外科	內分泌	心臟內科	一般外科	胸腔內科	腫瘤科	血液科	心臟內科
可以透過尿液常規及試驗尿液培養等確診	透過臨床及甲狀腺機能檢查確診	透過血液風溼因子檢查結合臨床診斷確診	透過超音波、血液檢查、肝功能等檢查確診	透過X光、血液檢查、PPD（結核菌素測驗）等確診	可以細胞活檢確診，必要時以影像（CT〔電腦斷層掃描〕、MRI〔核磁共振掃描〕、PET〔正子掃描〕等）檢查	透過骨髓穿刺活檢確診	多透過血液生化檢查及臨床分析確診
腎臟、膀胱、尿道感染	甲狀腺機能亢進	風濕熱	肝膽系統感染	結核病	腫瘤	血液系統疾病	結締組織病

損傷者（發燒會加重心肌的負荷）。

◎加強對高熱或持久發燒病人的護理：注意水鹽代謝，補足水分，預防脫水；供應充足易消化的營養食物，包括維他命；監護心血管功能，對心肌勞累損傷者，在退熱期或用解熱藥致大量排汗時，要及時飲水，並且預防休克的發生。

如果自我處置不見效果，應立即至醫院進行進一步的診治。

2.適宜的解熱措施

◎物理降溫：在頭部及血管密集處冷敷，用冷毛巾或冷敷包置於患者頭部。同時，也可將冰袋放於腋窩、腹股溝等大血管經過之處。以酒精或溫水擦浴：用30%~50%酒精或32℃~34℃溫水，擦浴患者頸、胸、腋下、上肢、手心、手背、腹股溝、下肢及腳心、腳背等部位。每次約15~30分鐘，以促進人體的蒸發散熱。

◎阿斯匹林，乙醯（即普拿疼）氨基酚及其複方製劑。發燒時可按照說明書指示的用量服用。

◎因藥物降溫是透過全身大量出汗而達到降溫目的，所以應緩慢進行，不宜太快或過強，以免流汗過多引發虛脫和血壓下降，尤以老年患者心功能較差時即應特別注意。若出汗過多，發生虛脫情況，輕者可自行喝淡鹽水或糖水，嚴重者應立即補充電解質（尤其是鉀離子），以維持體液平衡。

兒童急性喉炎

天氣寒冷，稍不留心孩子的冷熱，便容易得到上呼吸道感染（俗稱傷風、感冒），少數病情嚴重的還能引起急性喉炎。兒童急性喉炎的發病率較高，它發病急，病情發展得很快，常常會引起嚴重併發症──咽喉阻塞，造成呼吸困難，甚至危及孩子的生命。

兒童急性喉炎會如此嚴重，與孩子的組織、器官的特點有一定關係。咽喉部位是呼吸道的組成部份之一，又是發聲器官──聲帶的所在地。兒童的喉腔本身比較狹小，喉腔的黏膜和黏膜下組織比較鬆軟，血管、淋巴和腺體很豐富。在受到感染時，如上呼吸道感染，喉腔黏膜容易發生充血、腫脹，使喉腔變得更為狹小，空氣的通道明顯受阻塞。再者由於兒童正處在生長發育時期，對疾病的抵抗力和免疫力都比較差，病情常常會發展很快。而且兒童的中樞神經系統的功能發育還不穩定，體內各器官、組織的功能也不十分完善，保護性反射功能較差，當喉部或氣管內有分泌物或膿性痰液積聚時，也不容易咳出，

就這樣阻塞了呼吸道，使呼吸困難程度變得更嚴重。

　　兒童得了急性喉炎，可能會有發燒、犬吠樣咳嗽、聲音嘶啞（聲帶發生急性充血、腫脹的緣故）等症狀，可能不時聽到一陣陣像吹哨子一樣的尖叫聲（醫學上稱之為〔哮吼〕音）。孩子的呼吸情況也起了變化，由短促、緩慢變得快而淺表，吸入的氧氣減少使孩子很快出現口唇黏膜青紫、大量出汗淋漓和煩躁不安。一旦看到孩子這種症狀表現，家長應刻不容緩地將孩子送到醫院做緊急處理，有時為了保持呼吸道通暢，除去阻塞在呼吸道的黏稠分泌物，必要時還得做氣管切開手術。避免因搶救不及時，發生咽喉阻塞而窒息死亡。

　　兒童急性喉炎的發生有明顯的季節性，在寒冷的時節容易發生。因而，預防的重點應該包括：1.注意孩子的冷熱，加強禦寒鍛鍊；2.室內要保持一定的溫度、濕度；3.積極治療上呼吸道感染；4.在上呼吸道感染流行期間，不要讓孩子去公共場所遊玩、看電影或外出探親訪友。

發燒慎用解熱退燒藥

　　大多數人家裏都常備有治療感冒發燒的藥，很多人在服用這些藥物時相當隨意。其實這些藥物的使用也有很多學問，如果服用不當，同樣會帶來相當嚴重的後果。

　　發燒是人體的一種防禦性反應，也是多種疾病的共同症狀。在發燒原因未弄清楚之前，胡亂服用解熱退燒藥可能會混淆病情，貽誤治療。特別是有流行性出血熱的地方，症狀類似感冒發燒的病人千萬不要服用阿斯匹林、解熱退燒藥來發汗退熱。因為出血熱要早發現、早治療。應用阿斯匹林等解熱退燒藥後，會出現暫時的假象，反而延誤了搶救治療時間，致使病情加重。另外，用解熱退燒藥而大量出汗時，會使得該病的少尿期的症狀加重，引起休克，甚至造成死亡。

　　此外，退燒藥一般多是透過皮膚血管擴張、出汗等散熱方式來恢復體溫正常。若大量服用或病人體弱，會使出汗過多，體溫驟降，血管擴張，出血不止，致使病人發生虛脫而危及生命。特別是新生兒發燒時，嚴禁給兒童退燒藥或阿斯匹林等。這類藥會引起新生兒青紫、發疳、貧血，以及便血、吐血、肚臍出血，甚至腦內出血，如不及時搶救甚至會造成死亡。

　　而且某部份的退燒藥還有過敏反應等不良作用，服用這類藥物會引起不少麻煩。因此，一般發燒也無須用退燒藥，只有當病人體溫超過 39℃以上，或因高燒發生昏迷、痙攣抽搐等症狀，或者是病人發燒雖不甚高，但有頭痛、失眠、精神興奮等症狀，而妨礙病人休息或影響治療時，方才考慮使用退燒藥。

防感冒八法

1. 流感發生期間，每日早晚、餐後用淡鹽水漱口，以消除口腔內的細菌。

2. 用食醋在室內薰蒸15~20分鐘，消滅居家內的細菌。並打開窗戶，保持空氣流通。

3. 早晚用冷水洗臉部、熱水浴足部，如此即能提高身體的抵抗力。

4. 外出時用清涼油膏或類似產品塗搽少許在雙側太陽穴處和鼻唇部，可發揮預防作用。

5. 流感期間，可提前服用預防藥，或以生薑、紅糖適量煮水代茶飲用。

6. 在杯中倒入開水，對著熱氣做深呼吸，每日數次，或用吹風機對著太陽穴吹3~5分鐘熱風，每日數次。對初期的感冒有減輕症狀，加速痊癒的作用。

7. 多喝開水，多吃蔬菜、水果，還可吃一點維他命C，以提高抵抗病菌的能力。

8. 保持充足的睡眠。因為疲勞會使免疫系統功能降低，病毒容易侵入。充足的睡眠會提高人體的抵抗力。

第 3 章

咳嗽

　　凡是發燒、溫差變化或化學性、機械性刺激等，而刺激到咳嗽接受器（包括鼻腔、咽喉、耳管、耳膜、氣管、支氣管、肋膜、心包膜、橫膈膜等），使之產生衝動，都可能引起咳嗽。因此「咳嗽」嚴格來說只是一種症狀，不是疾病；但是當咳嗽出現時，即顯示肺部或肺部以外的器官確實發生了問題，具有警示的作用。

　　出現咳嗽症狀時，應盡量避免進出公共場所、同時應盡早就醫診療，找出病因。若長期咳嗽，則應定期做胸腔 X 光檢查，追蹤病情，以免惡化。

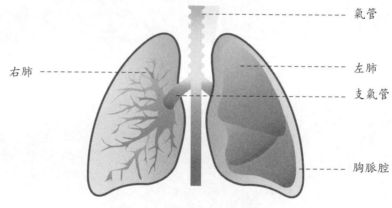

右肺 ----------

氣管 ----------

左肺 ----------

支氣管 ----------

胸脈腔 ----------

圖 3-1 肺部結構示意圖

一、咳嗽的病因及機理

　　咳嗽和發燒一樣，是人體的一種防禦反射。人的呼吸道內膜表面有許多肉眼看不見的纖毛，它們不斷地向口咽部擺動，清掃混入呼吸道的灰塵、微生物及異物。在呼吸道發生發炎症狀（如上呼吸道感染、氣管炎、肺炎等）時，滲出物、細菌、病毒及被破壞的白血球混合在一起，被纖毛送到氣管。堆積多了，就會刺激神經，傳入中樞，引起咳嗽。其機轉為：肺吸滿氣體，然後喉頭聲門緊閉，胸腹同時用力，使肺內氣流突然衝出，將那些呼吸道的「垃圾」出來。因此，只要發炎沒有完全消退，排除「垃圾」的咳嗽動作就會一直存在。若硬是用藥阻止咳嗽，這些「垃圾」會越積越多，從而加重感染，甚至阻塞氣道。

所以體質弱、老年人、胸腹部手術的病人，醫師會特別鼓勵他們咳嗽，把氣管內的「垃圾」排出去，免得堆積在肺部引發問題。由此可見，咳嗽是一種兼有利弊的現象。

引起咳嗽的原因主要有以下幾種：

1.**發炎症狀**：通常最易引起咳嗽的發炎病症為氣管炎、急慢性支氣管炎、肺炎，感冒引起的扁桃腺炎及各種細菌、病毒感染等。

2.**溫度變化**：溫度的冷熱變化太大也會引起咳嗽，例如有些人突然喝下冰水吃下太熱、太辣的食物或飲料時都會引起咳嗽。

3.**化學性刺激**：常見的是吸入有毒氣體，如硫化物、氯化物；香菸中的一些化學成分也會引起咳嗽。

4.**機械性咳嗽**：呼吸道中有腫瘤、異物，氣胸壓迫及抽煙、手指壓迫氣管或掏耳朵時，都可能引起咳嗽。

5.**支氣管哮喘**：可能是過敏性的原因，但常有明顯個人及家族過敏史，以發作性咳嗽、哮喘為特徵。

6.**肺癌**：常發生於四十歲以上，特別是多年吸煙史的患者，咳嗽多呈現刺激性，或有少量痰，常可發現痰中有血。

7.**心理性咳嗽**：多發生於七至十二歲的兒童，它的特點是當睡著後或注意力轉移時，咳嗽就消失了，尤其父母是屬於焦慮性格的，兒童較容易隨父母的情緒而發病。

二、咳嗽的自我初步診斷

以下幾個因素對於咳嗽的鑑別診斷較為重要：

1.咳嗽性質

乾咳多半可能是急性咽喉炎、支氣管炎的初期，輕症肺結核和早期助膜炎；咯痰常見於肺炎、慢性支氣管炎、支氣管擴張、肺膿瘍及空洞性肺結核等。

2.咳嗽時間節律

發作性咳嗽常見於呼吸道異物、百日咳及腫瘤壓迫氣管；週期性咳嗽慢性支氣管炎、支氣管擴張，尤其在清晨起床和晚上臥床時加劇；夜間咳嗽加劇常可能是肺結核、慢性左心功能不全或支氣管哮喘。

3.咳嗽音調

咳嗽伴有金屬調見於縱膈腫瘤、主動脈瘤、支氣管肺癌直接壓迫氣管、主支氣管；無聲或聲音低微見於極度衰弱、聲帶水腫或潰瘍；聲音嘶啞見於喉結核、喉癌（腫瘤壓迫喉返神經引起聲帶麻痹）及聲帶炎性水腫、聲帶結節。

4.伴隨症狀

發燒表示可能有呼吸系統感染、結締組織疾病及肺結核；胸痛表示病變擴及胸膜；咯大量膿痰，與體位有關，常為肺膿瘍或支氣管擴張。

根據以上各點，可以大致判斷導致咳嗽的幾種可能疾病（如表 3-1）。

三、咳嗽的進一步明確診斷

1.需要急診的咳嗽（圖 3-2）

如前所述，一些嚴重威脅生命的疾病，例如：支氣管哮喘、肺炎球菌性肺炎、肺膿瘍、肺水腫、肋膜炎、呼吸道異物、聲帶水腫或潰瘍、急性支氣管炎等，都可能嚴重威脅生命，所以發現類似狀況時，應該在安慰病患的同時，立刻送醫院急診，並了解和觀察病患的併發症狀，如咯痰的性質形狀、呼吸困難、口唇紫紺，脈搏快慢等症狀，準確及時地向醫師提供有關病史、發病經過及伴隨症狀等情況，以便醫師根據情況進一步確診和治療。

2.需要盡速就診的咳嗽（圖 3-3）

除了短時間即會威脅生命的疾病之外，其他一些疾病如：肺結核、肺吸蟲病、肺癌、支氣管擴張、肺氣腫、急性咽喉炎、百日咳、腫瘤等，也需要立刻找專科醫師就診，以盡快透過輔助檢查明確診斷後，給予適當的治療，以免延誤病情的診斷治療。

四、咳嗽的自我救治

1.乾咳的處理

當感冒或化學、機械刺激時，上呼吸道黏膜會充血水腫，進而產生刺激性咳嗽，而下

表 3-1 咳嗽的自我診斷速查表

疾病名稱	好發族群	咳嗽時間節律及重要病史	咳嗽性質及咯痰性狀	咳嗽音調	伴隨症狀及身體徵狀
支氣管哮喘	幼兒 少年兒童	多伴隨哮喘發作 發作性咳嗽	咯痰 痰呈澄清透明狀	不一定	呼吸困難、心悸、無力
肺炎球菌性肺炎	青少年	發作性咳嗽 咳嗽劇烈	典型病例痰爲淡紅色或鐵鏽色，量少，有時表現爲全血樣痰或膿痰	不一定	胸痛，呼吸困難、紫紺、乏力等
肺膿腫	不一定	發病急劇，往往有上呼吸道感染、肺炎、支氣管炎以及口腔病灶等經過	咯痰膿性，大量。痰液惡臭，內有片狀肺壞死物，置於玻璃器皿中分三層	不一定	伴有胸痛，呼吸困難、咳血、乏力等
肺結核	體弱多病 免疫不全者	發作性咳嗽 咳嗽劇烈	膿性，量少，有時伴有血絲痰、血痰及咯血	聲音嘶啞	伴有盜汗、消瘦等結核症狀
肺吸蟲病	不一定	曾在肺吸蟲病流行地區進食未煮熟的石蟹或螯蝦	多爲血痰，非常黏稠，膠凍狀，量不等，有特有的臭味	不一定	多發病緩慢、輕度發燒、盜汗、疲乏、食慾不振、咳嗽、胸痛及咳棕紅色果醬樣痰
肺癌	多發生於四十歲以上及嗜煙者	發作性咳嗽 咳嗽劇烈	多爲血痰及咯血量少	金屬音	常有乾咳、咳聲呈高調金屬音；咯血，長期胸痛，發燒
肺水腫	不一定	有心臟病史或急性肺損傷史	咯痰 粉紅色泡沫狀痰	不一定	伴有胸痛，呼吸困難、咳血、乏力等
慢性支氣管炎	老年好發	咳嗽、咯痰晨間起床後及睡前咳嗽多，白天較少	白色 黏稠 沈入水中	不一定	伴有喘息或氣短，痰爲白色泡沫樣，偶帶血絲，起床後或體位變動時排痰較多
支氣管擴張	中年、老年多發	反覆咳嗽、咳膿痰，繼發感染時加劇，每日痰量可達 100~400 毫升，可能反覆咯血，血量不一	早晨膿痰多，痰呈黃綠色膿樣，靜置玻璃器皿中可分三層：上層泡沫狀，中層漿液，下層爲膿細胞及壞死組織，可聞臭味	不一定	可引起發燒、盜汗、食慾減退、消瘦等全身症狀
肺氣腫	老年人多發	多數患者痰咯出後覺舒適，活動後咳嗽加劇	早期爲黏液狀 合併感染爲黏液膿性	不一定	伴氣促、胸悶、呼氣不暢及進行性呼吸困難

疾病名稱	好發族群	咳嗽時間節律及重要病史	咳嗽性質及咯痰性狀	咳嗽音調	伴隨症狀及身體徵狀
急性咽喉炎	不一定	發作性咳嗽 咳嗽伴咽喉疼痛	乾咳	聲音嘶啞	伴隨有咽喉痛 吞嚥困難等症狀
肋膜炎	不一定	病程發展急速，常同時患有肺部或肋膜疾病	乾咳	不一定	有發燒、全身不適、胸痛、乾咳等症狀，大量胸腔積液時有呼吸困難
呼吸道異物	少年兒童、幼兒好發	有明確的異物進入呼吸道病史	乾咳	聲音嘶啞	可能伴有嗆咳，氣急呼吸困難等情況
百日咳	多見於兒童，未接種百日咳疫苗	有陣發性痙攣性咳嗽，夜間加重	乾咳	聲音嘶啞	可能伴有眼瞼浮腫、結膜出血、舌繫帶潰瘍
腫瘤	老年多發	咳嗽逐漸加重	乾咳	聲音嘶啞金屬調	可能有呼吸困難、嗆咳等症狀
聲帶水腫或潰瘍	不一定	多有上呼吸道感染病史	乾咳	聲音嘶啞，無聲或聲音低微	可能有咽喉疼痛、呼吸困難、嗆咳等症狀

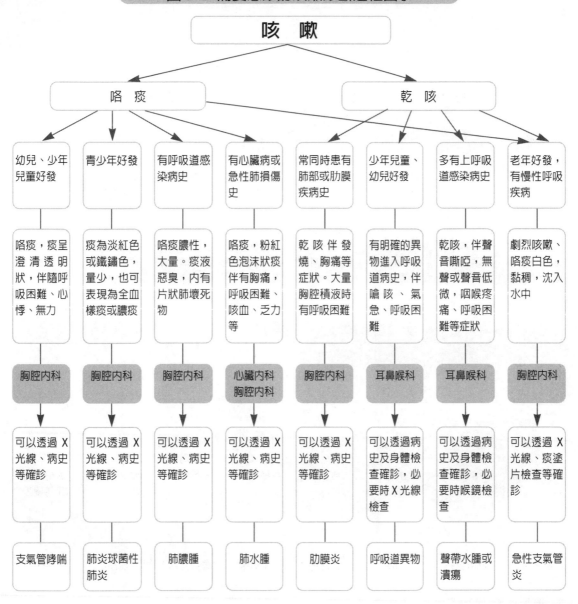

図 3-2 需要急診的咳嗽診斷過程圖示

咳 嗽

咯 痰 / 乾 咳

幼兒、少年兒童好發	青少年好發	有呼吸道感染病史	有心臟病或急性肺損傷史	常同時患有肺部或肋膜疾病史	少年兒童、幼兒好發	多有上呼吸道感染病史	老年好發，有慢性呼吸疾病
咯痰，痰呈澄清透明狀，伴隨呼吸困難、心悸、無力	痰為淡紅色或鐵鏽色，量少，也可表現為全血樣痰或膿痰	咯痰膿性，大量。痰液惡臭，內有片狀肺壞死物	咯痰，粉紅色泡沫狀痰伴有胸痛，呼吸困難、咳血、乏力等	乾咳伴發燒、胸痛等症狀。大量胸腔積液時有呼吸困難	有明確的異物進入呼吸道病史，伴嗆咳、氣急、呼吸困難	乾咳，伴聲音嘶啞，無聲或聲音低微，咽喉疼痛、呼吸困難等症狀	劇烈咳嗽、咯痰白色，黏稠，沉入水中
胸腔內科	胸腔內科	胸腔內科	心臟內科 胸腔內科	胸腔內科	耳鼻喉科	耳鼻喉科	胸腔內科
可以透過X光線、病史等確診	可以透過X光線、病史等確診	可以透過X光線、病史等確診	可以透過X光線、病史等確診	可以透過X光線、病史等確診	可以透過病史及身體檢查確診，必要時X光線檢查	可以透過病史及身體檢查確診，必要時喉鏡檢查	可以透過X光線、痰塗片檢查等確診
支氣管哮喘	肺炎球菌性肺炎	肺膿腫	肺水腫	肋膜炎	呼吸道異物	聲帶水腫或潰瘍	急性支氣管炎

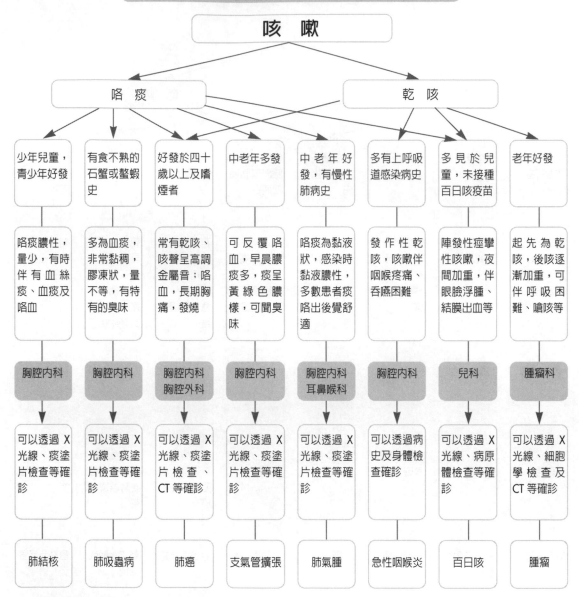

圖 3-3 需要盡速就診的咳嗽診斷過程圖示

咳　嗽

咯　痰　　　　　乾　咳

| 少年兒童，青少年好發 | 有食不熟的石蟹或鰲蝦史 | 好發於四十歲以上及嗜煙者 | 中老年多發 | 中老年好發，有慢性肺病史 | 多有上呼吸道感染病史 | 多見於兒童，未接種百日咳疫苗 | 老年好發 |

| 咯痰膿性，量少，有時伴有血絲痰、血痰及咯血 | 多為血痰，非常黏稠，膠凍狀，量不等，有特有的臭味 | 常有乾咳、咳聲呈高調金屬音；咯血，長期胸痛，發燒 | 可反覆咯血，早晨膿痰多，痰呈黃綠色膿樣，可聞臭味 | 咯痰為黏液狀，感染時黏液膿性，多數患者痰咯出後覺舒適 | 發作性乾咳，咳嗽伴咽喉疼痛、吞嚥困難 | 陣發性痙攣性咳嗽，夜間加重，伴眼瞼浮腫、結膜出血等 | 起先為乾咳，後咳逐漸加重，可伴呼吸困難、嗆咳等 |

| 胸腔內科 | 胸腔內科 | 胸腔內科 胸腔外科 | 胸腔內科 | 胸腔內科 耳鼻喉科 | 胸腔內科 | 兒科 | 腫瘤科 |

| 可以透過X光線、痰塗片檢查等確診 | 可以透過X光線、痰塗片檢查等確診 | 可以透過X光線、痰塗片檢查、CT等確診 | 可以透過X光線、痰塗片檢查等確診 | 可以透過X光線、痰塗片檢查等確診 | 可以透過病史及身體檢查確診 | 可以透過X光線、病原體檢查等確診 | 可以透過X光線、細胞學檢查及CT等確診 |

| 肺結核 | 肺吸蟲病 | 肺癌 | 支氣管擴張 | 肺氣腫 | 急性咽喉炎 | 百日咳 | 腫瘤 |

呼吸道（氣管和肺泡）並無「垃圾」堆積，這時的咳嗽對人體並無任何保護性作用，弊多利少。故可單獨使用止咳糖漿等止咳藥。這種情況下細菌感染可能性不大，一般不必使用抗生素。

2.咳嗽合併咯痰的治療

罹患支氣管炎、肺炎時，氣管及肺內有較多的「垃圾」，宜選用止咳祛痰藥來治療。這些藥可增加呼吸道黏膜分泌，使痰液變稀，易於咳出，減少對呼吸道的刺激。抗生素雖對病毒感染無效，但此期大都合併細菌感染，故應選用抗生素，一般可用青黴素類、紅黴素類或頭孢菌素類聯合應用。在某些情況下可直接用喉鏡從氣管內吸出分泌物送細菌培養，再選用敏感抗生素。

3.咳嗽合併哮喘的治療

哮喘的原因多為過敏反應或發炎刺激，支氣管黏膜下水腫，導致支氣管痙攣，口徑變小，呼吸道阻力增加。這種情況在兒童多為哮喘性支氣管炎，既會喘又伴有發炎症狀，必須採用抗生素、鎮喘藥、鎮靜藥聯合應用方可取得較好效果。鎮喘藥的作用原理就是解除支氣管平滑肌痙攣。在採用鎮喘藥的同時可選適量的抗過敏藥物。咳嗽拖延過久，達 2~3 週以上，可加用超短波等物理治療。

4.原發病的治療

要真正且徹底地治癒咳嗽，只有針對病因來治療原發病。

5.飲食

飲食要清淡不油膩。新鮮蔬菜如青菜、大白菜、蘿蔔、胡蘿蔔、番茄等，可以供給多種維他命和礦物質，有利於人體代謝功能的修復。黃豆製品含優質蛋白質，能補充由於發炎症狀而使人體損耗的組織蛋白，且無增痰助濕之弊。還可適當增添少量瘦肉等富含蛋白質的食物。菜肴要避免過鹹，盡量以蒸煮為主，不要油炸煎燴。俗話說：「魚生火，肉生痰，青菜蘿蔔保平安。」在咳嗽發作時，注意一下是有道理的。

支氣管哮喘

支氣管哮喘是呼吸系統常見多發的慢性疾病，常會嚴重危害兒童的身體健康。支氣管

哮喘是一種反覆發作的過敏性疾病。多在幼兒期發病，常有過敏史及家族史，大部份病患在青春期前後發作會減輕。

1.病因

支氣管哮喘的病因很多，包括外界和人體內在兩個方面的因素。

外在因素：主要是感染，即罹患急性氣管炎卻未能及時治癒。此外還有各種有害氣體，如粉塵、煙霧等長期刺激，使氣管黏膜充血，也容易導致發炎的症狀。

內在因素：主要是過敏體質，如對食物、花粉、羽毛和某些化學物質等過敏而引起氣管黏膜充血，支氣管痙攣，氣喘發作。

2.臨床表現

哮喘發作時以支氣管痙攣引起的呼吸困難為主，嚴重者呈哮喘持續狀態。

◎呼氣延長有聲，吸氣困難，病患不能平臥，被迫坐起或跪在床上，兩肩聳起，因體力不支而低頭，額部出冷汗，極為痛苦。發作時間不一定，可由數分鐘至數小時。

◎經久不癒，且發作頻繁的話，病人常會出現消瘦、蒼白、雞胸等情況。

◎因肺與心臟循環受阻。加重心臟負擔，使右心室肥大，進而發生心功能不全，使病情更加嚴重。

發作緩解後，基本上可正常學習與活動。

3.診斷

（1）**根據病史**，常有家庭及個人過敏史，過去患有異位性皮膚炎、過敏性鼻炎、哮喘性支氣管炎等，有時也許可能會與父母的溺愛或壓力有關。

（2）**多次屢發的呼氣性呼吸困難**，可能會有夜間突然發作，或白天發作夜間加重，端坐呼吸。

（3）**肺部叩診為過清音**，聽診兩肺滿是喘鳴音，嬰兒偶可聞及少許濕性囉音。

4.治療及護理

（1）**控制發作**：常用腎上腺素相關藥物（腎上腺素、異丙腎上腺素、麻黃素），氨茶鹼、喘定，祛痰劑，鎮靜劑，抗組織胺藥物。以上藥物可根據臨床情況，單獨或混合應用。

（2）**哮喘持續狀態時**，應立即到醫院治療。

（3）**發作間歇的處理**：治療慢性病灶，如齲齒、慢性扁桃腺炎、副鼻竇炎等。

（4）**病人的居住環境要安靜、舒適，空氣要新鮮、光線要柔和**。室內不要放置花草、羽毛等易引起過敏的物品。

（5）**飲食宜選清淡的半流質或柔軟的食物**。避免食用易誘發哮喘的食物，如牛奶、蛋、魚、蝦等。

（6）**及早發現發作前兆**，如煩躁不安，喉癢、胸悶、乾咳等，發現發病徵兆立即使用解痙鎮靜劑等處方藥物。

（7）**保持皮膚及內衣的清潔乾燥，勿受涼**。

（8）**要協助病童調整心理狀態**，做到不緊張、不恐懼，使孩子處於心情愉快的狀態，堅定治療信心。

（9）**觀察發作的誘因**，以協助病因治療。

5.預防

（1）家長和病人要互相鼓勵，達到持久性的治療；尋找並避開過敏原。

（2）在發作間隙時要進行適當的健身鍛鍊，以增強體質，減少發作的次數。

　　總之，要正確認識支氣管哮喘這種兒童的常見慢性病。絕大多數病童經過一定的治療和鍛鍊，長大成人後通常已不影響他們正常的學習、工作和生活。

第 4 章
氣促（呼吸急促）

在長跑或者劇烈運動後，我們都會出現「氣喘吁吁」的情況，這就是所謂的「氣促」，當然活動後的氣促是生理性的正常表現。氣促是常見症狀，也是客觀性的身體徵象。病人會主觀性地感覺氣不夠用或呼吸費力，而客觀上的表現則為呼吸頻率、深度和節律的異常，主要表現為呼吸表淺又急促。嚴重者可見鼻孔扇動、端坐呼吸及紫紺、輔助肌參與呼吸運動、指甲青紫。

一、氣促的病因及機理

1.肺原性氣促

包括喉頭水腫，白喉，喉、氣管異物，喉癌，扁桃腺腫大，哮喘，慢性支氣管炎，肺氣腫，肺水腫，癌症、發炎、結核，滲出性肋膜炎，縱膈疾病，外傷等。由於呼吸器官功能障礙，包括呼吸道、肺、肋膜及呼吸肌的病變，引起肺部通氣、換氣功能降低，使血中二氧化碳濃度增高及缺氧所致。可分為三種類型：

吸氣性氣促：由於高位呼吸道發炎、異物、水腫及腫瘤等引起氣管、支氣管的狹窄或阻塞所致，臨床表現為吸氣費力。高度阻塞時，呼吸肌會極度緊張，使胸腔內負壓增高，並出現三凹症狀（胸骨上窩、鎖骨上窩、肋間隙在吸氣時明顯凹陷），並可能伴隨高調吸氣性哮鳴音。

呼氣性氣促：由於肺泡彈性減弱（肺氣腫）及小支氣管狹窄與痙攣（支氣管哮喘）時，病人呼氣費力，緩慢而延長，常伴有喘鳴音。

混合性氣促：見於肺呼吸面積減少（如肺炎、肺水腫、氣胸、胸腔積液、成人呼吸窘迫綜合症等）與胸廓運動受限時，病人表現呼氣與吸氣均費力，呼吸頻率亦增快。

2.心源性氣促

包括肺動脈狹窄，法洛氏四合症，心瓣膜病變，冠狀動脈疾病，高血壓性心臟病，心

肌炎，肺性心臟病等。由循環系統疾病所引起，主要見於左心或右心功能不全。

左心功能不全時，氣促主要是由於肺鬱血，使其換氣功能發生障礙所致。

右心功能不全時，氣促主要由於體循環鬱血。

心源性氣促的特點為勞動時加重，休息時減輕；平臥時加重，坐姿時減輕。因坐姿時下半身靜脈血與水腫液回流減少，從而減輕肺鬱血的程度，並有利於膈肌的活動和增加肺活量，故常迫使病人採取端坐呼吸。夜間陣發性氣促是急性左心功能不全時常常可以見到的症狀.

3.中毒性氣促

見於酸中毒（尿毒症、糖尿病酮酸中毒）、高熱、嗎啡、巴比妥類（安眠藥）藥物中毒等。

4.血源性氣促

包括重度貧血、白血病或一氧化碳中毒等，使紅血球帶氧量減少，血氧含量減低。呼吸常會加快加深。

5.神經精神性氣促

重症顱腦疾病（腦溢血、顱內壓增高等），呼吸中樞因血流減少或直接受壓力的刺激，使呼吸深而慢，並可出現呼吸節律的改變。歇斯底里患者氣促發作，其特點是頻率快且表淺，嘆息樣呼吸，（可隨注意力轉移而好轉），這同樣也屬於精神官能症的範疇。

二、氣促的自我初步診斷

1.測量與觀察呼吸

呼吸是維持生命的重要過程。人體透過呼吸與外界環境之間進行氣體交換，吸入氧氣，呼出二氧化碳。

正常人的呼吸頻率可隨年齡、活動、情緒等因素而改變。年齡越小呼吸越快，像是嬰兒每分鐘 30~40 次；幼兒每分鐘 25~30 次；學齡期兒童每分鐘 20~25 次；成人每分鐘 16~20 次。

呼吸的快慢和深淺度受疾病、藥物及有毒物質等影響，如發燒、缺氧時可使呼吸增加

至每分鐘40次，某些藥物中毒或顱內壓增高時呼吸可減慢至每分鐘10次左右。急促的呼吸常常是表淺的，緩慢的呼吸往往是深長的。

測量呼吸時應在病人安靜的情況下進行，測量時最好不被病人覺察，以免因其精神緊張而影響測量結果。可在計數脈搏完畢後，仍好似在數脈，但同時眼睛觀察胸腹部的起伏，一起一伏即為一呼一吸，計算為一次呼吸。當呼吸表淺不易觀察時，可將棉線放在鼻孔處，觀察吹動的次數，即是呼吸次數。觀察病人的呼吸，除了觀察呼吸次數外，還要注意觀察呼吸的深淺度、呼吸的節律、呼吸的氣味以及呼吸有無困難等。

以下幾項是對於氣促的鑑別診斷較為重要的因素：

◎注意氣促發病時間、發作的緩急，若為突發，若是孩童應詢問有無吸入異物，成人多考慮氣胸。發作性多為支氣管哮喘或心性哮喘。

◎氣促與體位、運動的關係；心源性氣促多在運動後加重，休息或採取坐姿時減輕。

◎氣促是否伴有呼吸系統，循環系統疾病、腎功能不全、糖尿病症狀及有無中毒的歷史。

◎氣促發作的時機也是判斷病因的重要因素：

（1）突發性氣促：見於胸、肺外傷，自發性氣胸，心肌梗塞，肺栓塞，急性肺水腫，異物阻塞等。

（2）勞累後：出現心功能不全伴有心慌、下肢浮腫。

（3）夜間發作：見於心源性肺水腫，過敏性哮喘。

（4）緩而持久：見於肺性心臟病，瀰漫性肺纖維化，慢性阻塞性肺病。

2.由呼吸氣困難做區分

吸氣困難：常見於咽喉和氣管狹窄，如外傷，肺腫瘤擠壓，發炎，異物，水腫，喘鳴，頻咳，吸氣費力而深，有三凹症（即胸骨上窩、鎖骨上窩和肋間隙吸氣時向內凹陷），紫紺。

呼氣困難：見於肺氣腫、支氣管哮喘。有哮鳴音，呼氣費力。

呼吸氣均困難：常見於呼吸系統外傷，氣胸，大面積性肺炎，胸腔積液、肺不張等。

呼吸持續困難：見於糖尿病酸中毒，表現為呼吸由淺慢變深快，接著又變淺慢，繼而呼吸暫停，再恢復上述呼吸狀況。還可見於巴比妥類藥物中毒，表現為呼吸規則幾次後，間以呼吸暫停，如此反覆呼吸。出現此情況時，提示病情嚴重，預後不良。

特殊體位呼吸：端坐呼吸見於肺氣腫、哮喘和心性肺水腫病人；平臥呼吸見於慢性阻

表 4-1 氣促（呼吸急促）的自我診斷速查表

疾病名稱	好發族群	氣促時間節律及重要病史	伴隨症狀及身體徵狀
急性呼吸窘迫綜合症	成人	突發性，急性進行性加重的氣促及呼吸困難	呼吸窘迫，呼吸急促，大量出汗，呼吸困難，紫紺
自發性氣胸	不一定	突發性氣促及呼吸困難 可能有肺氣腫、肺結核等病史	突發胸痛、氣促，嚴重者進行性呼吸困難、紫紺、休克
肺栓塞	老年人或長期臥床患者	有靜脈血栓或骨科手術史 突發性氣促	胸痛，呼吸困難，紫紺，劇烈咳嗽、咯暗紅色或鮮血痰
支氣管哮喘	幼兒、少年兒童	多伴隨哮喘發作，突發性反覆發作性氣促	氣促、心悸、無力
肺炎球菌性肺炎	青少年	發作性氣促，伴咳嗽劇烈	胸痛，氣促、紫紺、乏力等。
肺膿腫	不一定	發病急劇，往往有上呼吸道感染、肺炎、支氣管炎以及口腔病灶等經過	伴有胸痛，氣促、咳血、乏力等
肺結核	不一定	發作性氣促，氣促劇烈	伴有盜汗、消瘦等症狀
肺吸蟲病	不一定	有在肺吸蟲病流行區進食未煮熟的石蟹或蝲蛄史	多發病緩慢、輕度發燒、盜汗、疲乏、食慾不振、氣促、胸痛及咳棕紅色果醬樣痰
肺癌	多發生於四十歲以上及嗜煙者	發作性氣促，氣促劇烈	常有乾咳、咳聲呈高調金屬音；咯血，長期胸痛，發燒
肺水腫	不一定	有心臟病史，或急性肺損傷史，勞累後或夜間發作	伴有胸痛，氣促、咳血、乏力等
慢性支氣管炎	老年好發	氣促、咯痰晨間起床後及睡前氣促多，白天較少 伴有喘息或氣短，痰為白色泡	沫樣，偶帶血絲，起床後或體位變動時排痰較多
支氣管擴張	中年、老年多發	反覆氣促、咳膿痰，繼發感染時加劇，每日痰量可達100~400毫升，可反覆咯血，血量不一	可能引起發燒、盜汗、食慾減退、消瘦等全身症狀
慢性阻塞性肺氣腫	老年人多發	氣促緩而持久，活動後氣促加劇	伴呼吸困難、胸悶、呼氣不暢及進行性呼吸困難，多數患者痰咯出後覺舒適
急性咽喉炎	不一定	發作性氣促，伴咽喉疼痛	伴咽喉痛，吞嚥困難

（續前頁）

疾病名稱	好發族群	氣促時間節律及重要病史	伴隨症狀及身體徵狀
喉水腫	不一定，可能有喉白喉、喉外傷等病史	急驟發病，病情危急	可能有喉內異物感，吞嚥困難，乾咳，聲嘶，重者有呼吸困難
肋膜炎	不一定	發病急，常同時患有肺部或肋膜疾病	有發燒、全身不適、胸痛、乾咳等症狀。大量胸腔積液時有氣促
呼吸道異物	少年兒童、幼兒好發	有明確的異物進入呼吸道病史，突發性氣促	可能伴嗆咳，氣急、氣促
百日咳	多見於兒童，未接種百日咳疫苗	有陣發性痙攣性氣促，夜間加重	可能伴有眼瞼浮腫、結膜出血、舌繫帶潰瘍
腫瘤	老年多發	發作性氣促，氣促逐漸加重	可能有呼吸困難、嗆咳等症狀
聲帶水腫或潰瘍	不一定	多有上呼吸道感染病史，發作性氣促	可能有咽喉疼痛、氣促、嗆咳等症狀
左心衰竭	老年多發，多有心臟病史	反覆發作，勞累後加重	體力活動受限，常出現陣發性呼吸困難
右心衰竭	老年多發	多有心臟病史，反覆發作，緩而持久	可出現浮腫，肝腫大，腹水，呼吸運動受限等
中毒	不一定	急性發病，可能有一氧化碳或藥物等中毒史	伴隨噁心，嘔吐，昏迷等中毒症狀

塞性肺氣腫病人；胸前傾呼吸見於急性心包膜炎患者。

根據以上各點，可以大致判斷一下導致氣促的幾種可能疾病（如表4-1）。

三、氣促的進一步明確診斷

1.需要急診的氣促（圖4-1）

如前所述，一些嚴重威脅生命的疾病，例如：急性呼吸窘迫綜合症、肺炎球菌性肺炎、肺膿瘍、肺水腫、肋膜炎、呼吸道異物、喉頭水腫、中毒等，都可能嚴重威脅生命，所以當發現類似狀況，應該在安慰病患的同時，立刻送醫院急診，並了解和觀察病患的併發症狀，如呼吸困難、噁心嘔吐。口唇紫紺，脈搏快慢等症狀，準確及時的向醫師提供有關病史、發病經過及伴隨症狀情況，以便醫師根據情況進一步確診和搶救。

2.需要盡速就診的氣促（圖4-2）

除了會在短時間內威脅生命的疾病之外，其他一些疾病例如：左心臟衰竭、肺吸蟲病、肺癌、支氣管擴張、肺氣腫、急性咽喉炎、百日咳、腫瘤等，也需要趕緊找專科醫師就診，以盡快透過輔助檢查明確診斷後，給予適當的治療，免得延誤病情的診斷治療。

四、氣促的自我救治

病人取半坐姿勢，休息保暖，避免煙霧刺激，減少活動。並視情況可讓病人立即吸取氧氣。

氣促是由呼吸道阻塞引起，應盡快解除阻塞。注意及時清理口、鼻腔中的分泌物，保持呼吸道暢通。

氣促如不及時救護，會很快出現窒息和呼吸停止，應盡快送醫院急救。及時聯繫醫院交由醫師等專業人士進行急救。

支氣管哮喘給予氨茶鹼、支氣管擴張劑、氣喘噴霧劑等相關藥物治療。

心臟衰竭者，尤其是左心臟衰竭可給予舌下含硝酸甘油或心痛錠，以減輕心臟的負擔。然後送醫院做強心、利尿、鎮喘治療。

如有外傷應先止血包紮。若呼吸停止時，應口對口人工呼吸。進食以流質或半流質飲食為佳。小心不要嗆到。

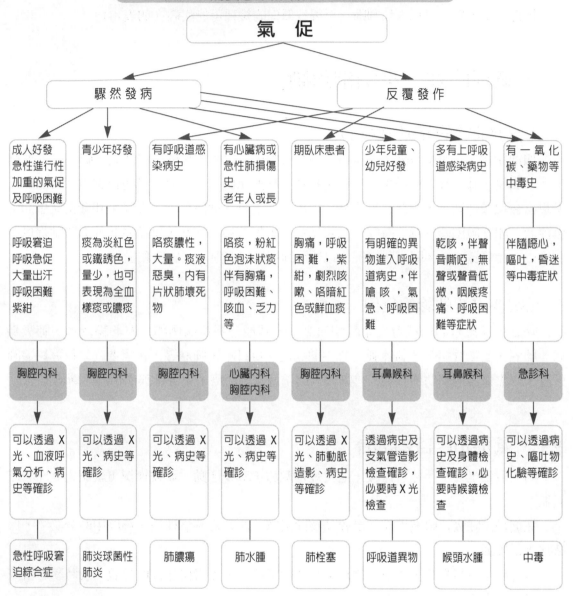

圖 4-1 需要急診的氣促診斷過程圖示

氣 促

驟然發病　　反覆發作

成人好發 急性進行性 加重的氣促 及呼吸困難	青少年好發	有呼吸道感 染病史	有心臟病或 急性肺損傷 史 老年人或長	期臥床患者	少年兒童、 幼兒好發	多有上呼吸 道感染病史	有一氧化 碳、藥物等 中毒史
呼吸窘迫 呼吸急促 大量出汗 呼吸困難 紫紺	痰為淡紅色 或鐵銹色， 量少，也可 表現為全血 樣痰或膿痰	咯痰膿性， 大量。痰液 惡臭，內有 片狀肺壞死 物	咯痰，粉紅 色泡沫狀痰 伴有胸痛， 呼吸困難、 咳血、乏力 等	胸痛，呼吸 困難，紫 紺，劇烈咳 嗽、咯暗紅 色或鮮血痰	有明確的異 物進入呼吸 道病史，伴 嗆咳，氣 急、呼吸困 難	乾咳，伴聲 音嘶啞，無 聲或聲音低 微，咽喉疼 痛、呼吸困 難等症狀	伴隨噁心， 嘔吐，昏迷 等中毒症狀
胸腔內科	胸腔內科	胸腔內科	心臟內科 胸腔內科	胸腔內科	耳鼻喉科	耳鼻喉科	急診科
可以透過 X 光、血液呼 氣分析、病 史等確診	可以透過 X 光、病史等 確診	可以透過 X 光、病史等 確診	可以透過 X 光、病史等 確診	可以透過 X 光、肺動脈 造影、病史 等確診	透過病史及 支氣管造影 檢查確診， 必要時 X 光 檢查	可以透過病 史及身體檢 查確診，必 要時喉鏡檢 查	可以透過病 史、嘔吐物 化驗等確診
急性呼吸窘 迫綜合症	肺炎球菌性 肺炎	肺膿瘍	肺水腫	肺栓塞	呼吸道異物	喉頭水腫	中毒

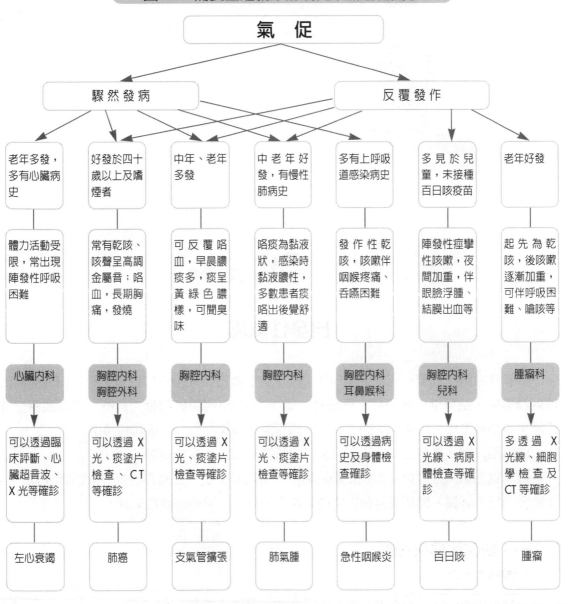

圖 4-2 需要盡速就診的氣促診斷過程圖示

氣 促

驟然發病 　　　　　　反覆發作

老年多發，多有心臟病史	好發於四十歲以上及嗜煙者	中年、老年多發	中老年好發，有慢性肺病史	多有上呼吸道感染病史	多見於兒童，未接種百日咳疫苗	老年好發
體力活動受限，常出現陣發性呼吸困難	常有乾咳、咳聲呈高調金屬音；咯血，長期胸痛，發燒	可反覆咯血，早晨膿痰多，痰呈黃綠色膿樣，可聞臭味	咯痰為黏液狀，感染時黏液膿性，多數患者痰咯出後覺舒適	發作性乾咳，咳嗽伴咽喉疼痛、吞嚥困難	陣發性痙攣性咳嗽，夜間加重，伴眼瞼浮腫、結膜出血等	起先為乾咳，後咳嗽逐漸加重，可伴呼吸困難、嗆咳等
心臟內科	胸腔內科 胸腔外科	胸腔內科	胸腔內科	胸腔內科 耳鼻喉科	胸腔內科 兒科	腫瘤科
可以透過臨床評斷、心臟超音波、X光等確診	可以透過X光、痰塗片檢查、CT等確診	可以透過X光、痰塗片檢查等確診	可以透過X光、痰塗片檢查等確診	可以透過病史及身體檢查確診	可以透過X光線、病原體檢查等確診	多透過X光線、細胞學檢查及CT等確診
左心衰竭	肺癌	支氣管擴張	肺氣腫	急性咽喉炎	百日咳	腫瘤

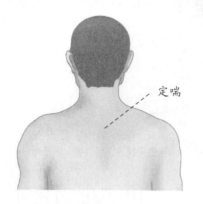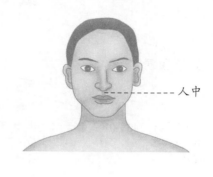

定喘

人中

圖 4-3

自發性氣胸

胸膜腔由胸膜壁層和胸膜臟層構成，是不含空氣的密閉潛在性腔隙。一旦有任何原因使胸膜破損，空氣進入胸膜腔，就稱為「氣胸」。此時胸膜腔內壓力升高，甚至負壓變成正壓，使肺臟壓縮，靜脈回心血流受阻，而產生不同程度的心、肺功能障礙。

由胸部外傷、針刺治療等情況所引起的氣胸，稱為外傷性氣胸。

最常見的氣胸是因肺部疾病使肺組織和臟層胸膜破裂，或者靠近肺表面的肺大泡、細小氣腫泡自行破裂，肺和支氣管內的空氣逸入胸膜腔，稱為自發性氣胸。

一、病因和發病機制

1.特發性氣胸

指經常規胸部 X 光檢查未發現病變者發生的氣胸，多見於青年男性。自發性氣胸的發病一般是因肺尖部位的胸膜下肺大泡破裂所導致。

2.繼發性氣胸

指有明顯肺部疾病患者發生的氣胸，常見於慢性氣管炎、肺結核、塵肺引起的肺氣腫，及肺炎、肺囊腫。其發病原因是肺部疾病而形成的肺氣腫、肺大泡破裂或直接損傷胸膜所致。

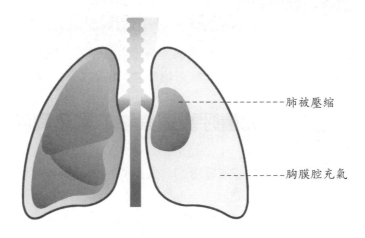

------------------------------ 肺被壓縮

------------------------------ 胸膜腔充氣

圖 4-4 左側氣胸時胸部透視圖

二、臨床表現

依氣胸發生快慢、肺部萎縮程度、肺臟及身體原來健康情況，以及有無併發症而不同。

1.**胸痛**。90% 的病人患側有不同程度的胸痛。這是由於胸膜牽拉、撕裂的結果。突然發生的胸痛可向肩背部、腋側或前臂放射，深吸氣或咳嗽使之加重。

2.**呼吸困難**。常與胸痛同時發生，肺萎縮小於 20%，原來肺功能良好者，可能沒有明顯的呼吸困難；反之，原有肺功能不全或肺氣腫、肺纖維化患者，即使肺萎縮 10% 以下，呼吸困難也很明顯；張力性自發性氣胸常呈進行性嚴重呼吸困難，有窒息感，不能平臥，甚至呼吸衰竭。

3.**休克**。見於嚴重的張力性氣胸或自發性血氣胸，偶見於劇烈胸痛者。患者除呼吸困難，可能還出現血壓下降、紫紺、大汗淋漓、四肢末端冰冷、脈搏弱且快（大於 140 次／min）和大小便失禁等，若不及時搶救可很快昏迷死亡。

4.**咳嗽**。因胸膜反射性刺激引起，多為乾咳，合併氣管肋膜瘺管者可能有膿性痰，且常與體位改變有關。

三、診斷

有突發呼吸困難、胸痛，應該考慮到自發性氣胸的可能，若想準確診斷則須依靠 X 光檢查確診。因此，遇到上述症狀也應立刻至醫院就診。

四、治療及自我救治

氣胸量較大，有呼吸困難，特別是張力性氣胸，應該盡快排氣。用大注射器在患側肋間消毒後穿刺抽氣，直至患者氣急緩解。有時需反覆多次抽氣，或持續引流。

發病時患者應臥床休息，可視狀況讓患者吸取氧氣，不要用力咳嗽。

兒童呼吸道異物的緊急清除

1.呼吸道內進入異物是非常危險的。大的異物會把氣管完全堵住，幾分鐘內就可能讓小孩窒息而死。

2.對嬰幼兒，可以倒提其兩隻腳，讓孩子頭朝下，輕拍其背部。或讓患者腰彎下來，頭部低於腹部；救護者用手掌在患者的背部正中猛拍4~5次。（如圖4-5）

3.用「哈姆立克急救法」，將橫膈向上擠壓，借橫膈向上時胸腔壓力增加，肺內空氣呼出的力量把異物衝頂出來。操作時病人的體位同上，家長一手扶在病人背部，另一隻手平頂住病人上腹部，快速向上擠壓，腹壓增高會使橫膈上移。操作時注意力量要適度，一次無效的話應多重複幾次。

4.如果異物已經出來，病人呼吸也已經正常，應安靜地觀察一段時間，或是送到醫院做進一步的檢查和治療。

5.如果異物不完全阻塞呼吸道，卻也無法自行排出，也應立即去醫院用氣管鏡將異物取出。

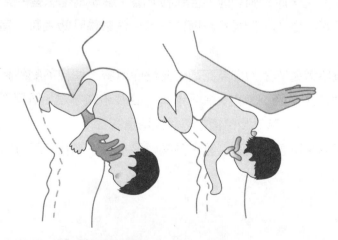

圖4-5 小兒呼吸道異物拍背法

話說 SARS（嚴重急性呼吸道症候群）

SARS（嚴重急性呼吸道症候群）是一種新發現的嚴重傳染病。典型性肺炎是由革蘭氏陽性球菌和革蘭氏陰性桿菌引起的。一般傳染性較低。SARS（嚴重急性呼吸道症候群）的病原體被認為是屬於變異的冠狀病毒。

SARS 以發燒為首發症狀，多為高熱，同時有頭痛、關節酸痛、乏力。有呼吸道症狀：咳嗽、少痰，部份病人出現氣促。肺部病徵不明顯，只有部份病人聽診有囉音等雜音。血白血球不升高，甚或減少。X 光檢查肺部會有片狀和斑塊狀發炎陰影。嚴重者持續高熱、氣促、發紺、心悸、極度衰竭。使用抗菌藥物效果多不明顯。治療主要是讓病人休息，補充液體，適當增加營養；減輕病人的咳嗽及發燒等症狀；使用抗病毒藥物 Ribarerin 配合腎上腺皮質荷爾蒙。繼發的細菌感染則應使用抗菌藥物；呼吸困難者可用面罩或鼻罩加壓吸氧，嚴重時須氣管內插管。病者一般 10~14 天可恢復，肺部發炎較重者，則需 3~4 週或更長時間。

SARS 可能為吸入性感染，即透過人與人之間近距離的飛沫傳染。但也可能透過分泌物或排泄物傳染。因此，為了預防 SARS，在該病流行期間，盡量少到人潮擁擠的公共場所。出門最好戴口罩，外出回來要用肥皂與清水洗淨雙手；並自我測量及記錄體溫，若有不明原因之發燒，應即就醫診治。

第 5 章

心悸

　　心悸是一種常見症狀。患者自覺心跳或心慌，伴有前胸區不適感，當心搏率緩慢且常感到心臟搏動強烈，心搏率加快時可感到心臟跳動，甚至可感到前胸區振動。一般認爲與心臟過度活動有關，當心律不整、心搏量不正常時，都可能會引起心悸。

　　正常人的心跳每分鐘爲 60~100 次。過快、過慢、跳動不整齊都會引起心悸。

　　心悸與患者的精神因素有關。身心健康者在安靜的狀態下並不會感覺到自己的心臟在跳動，但有時在情緒激動或激烈活動後也常會感覺到心悸。不過這些都爲時短暫，安靜休息片刻心悸即會消失。但神經較爲敏感者則不然，他們在一般的心搏率突然加快或偶發的過早搏動也會感到心悸。

　　心悸的感覺常與患者的注意力有關，也與心律紊亂持續時間的長短有關。當患者注意力集中時，如夜間臥床入睡前或在安靜的環境中，心悸往往較易出現而明顯。而許多慢性心搏率失常者，由於逐漸適應而常不感到明顯的心悸。而重度心功能不全的患者，由於較明顯的症狀如呼吸困難的存在，致注意力分散，也常不感到心悸。

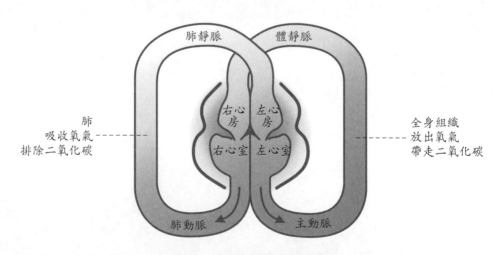

圖 5-1 血液循環示意圖

一、心悸的病因及機理

1.心臟搏動增強

心臟收縮力增強可引起心悸。心悸可分為生理性或病理性。

生理性者可見於健康人在激烈活動或精神過度緊張時，但也可見於大量抽菸、飲酒、飲濃茶或咖啡，或應用某些藥物如麻黃素、咖啡因、氨茶鹼、腎上腺素類、苯丙胺、阿托品、甲狀腺素等的人。而且它常常和攝入量大小及身體的個別敏感性有關。

病理性心臟搏動增強所致心悸的產生原因不同。

後天性心臟病如高血壓性心臟病、風濕性主動脈瓣閉鎖不全、梅毒性或其他原因所致的主動脈瓣閉鎖不全、風濕性二尖瓣膜閉鎖不全等，由於左心室肥大、心臟收縮力增強，而引起心悸。

引起心臟排血量增加的其他病變如貧血、高熱、甲狀腺機能亢進等均可引起心搏率加快，心搏動加強而引起心悸。貧血時血液攜氧量少，器官與組織缺氧，所以主要的代償機能就是透過加快心搏率、增加心排出量以增加供氧。急性失血性貧血所導致的心悸尤為明顯。高熱時人體基礎代謝率增高、組織的耗氧量增加，因而透過加快心搏率以保證足夠的供氧，心搏率加快導致心悸。甲狀腺機能亢進由於基礎代謝率增高與交感神經興奮性增高，也常常會引起心悸。

活動性肺結核患者雖無明顯發燒也容易發生心悸，且是結核中毒的症狀之一，主要和交感神經興奮性增高有關。此外在風濕性心臟病、感染性心內膜炎、布魯氏菌病、低血糖發作時等均易引起心悸的現象。

當嗜鉻細胞瘤發生陣發性血壓升高時，也會出現心悸的情況，這與血中兒茶酚胺含量突然升高、興奮交感神經有關。

2.心律失常

心跳過快：各種原因所致的竇性心跳過快、心跳過快型心房顫動或心房撲動等，特別是突然發生者，均容易引起心悸。

心跳過慢：高度房室傳導阻滯、房室性交界性心律、自發性室性心律、病態竇房結綜合症、迷走神經興奮性過高等，由於心搏率緩慢、舒張期延長、心室充盈度增加，致心搏強而有力，故即有可能引起心悸。但心悸多見於心搏率突然轉慢之時。

心律不整如過早搏動（期前收縮）、心房顫動等，均可引起心悸。偶發性過早搏動通常不致於引起自覺症狀，但患者會因心臟突然跳動而感到心悸，有時也可出現心臟突然停

跳的感覺（早搏後代償性的間隔會較長）。

3.心臟精神官能症

心臟精神官能症是由於自主神經功能失調所引起的一種臨床綜合症候群，患者以年輕及中年女性為多。患者除感心悸之外，常有心跳加快、前胸區刺痛或隱痛、呼吸不暢，並常伴隨有頭痛、頭暈、失眠、容易疲勞、注意力不集中等精神官能症的症狀。發病常與精神因素有關，每每會因情緒激動而導致發作。

二、心悸的自我初步診斷

心悸發生的時間、與活動的關係及伴隨症狀對於各個疾病的鑑別診斷較為重要：

1.心悸伴胸痛可見於冠狀動脈缺血、心肌炎、心臟精神官能症等。

2.心悸伴發燒可見於風濕熱、心包膜炎、心肌炎、甲狀腺機能亢進、感染性心內膜炎及其它發燒疾病等。

3.心悸伴有昏厥、抽搐可見於高度房室傳導阻滯、心室顫動或陣發性室性心跳過快、心室顫動引起的心源性腦部缺氧症候群。

4.心悸伴隨呼吸困難可見於急性心肌梗塞、心功能不全、重症貧血等。

根據以上各點，可以大致判斷導致心悸的幾種可能疾病（如表 5-1）。

三、心悸的進一步明確診斷

1.需要急診的心悸（圖 5-2）

如前所述，一些嚴重威脅生命的疾病，例如：心包膜腔積液、心肌缺血、心肌梗塞、心室停止搏動或心跳過慢、肺栓塞、腦動脈狹窄或阻塞等，都可能嚴重威脅生命，所以當發現類似狀況，應該在安慰病患的同時，立刻送醫院急診，並了解和觀察病患的併發症狀，如噁心、嘔吐、大量出汗、呼吸困難、口唇紫紺，脈搏快慢等症狀，準確及時地向醫師提供有關病史、發病經過及伴隨出現的症狀等各種情況，以便醫師根據情況進一步確診和搶救。

表 5-1 心悸的自我診斷速查表

疾病名稱	好發族群	病史及發病形式	發作時體位	發作持續時間	伴隨症狀及身體徵狀
生理性心臟搏動增強	不一定	在劇烈活動或精神激動之後、飲酒及服用麻黃素、咖啡因或腎上腺素等藥物影響下	站立或活動時	時間較短	可能伴隨氣促、無力、短暫呼吸困難等症狀
風濕性心臟病	中青年	可能急性發作，也可能緩慢形成，多在勞累後發生	站立或活動時	不一定伴隨出現風濕性關節痛	呼吸困難、臉色蒼白、紫紺、上腹脹痛、浮腫等情況
冠心病	中老年	有心臟病史，過於激動或運動後發生	站立或活動時	較長時間	可能伴有心絞痛及短暫呼吸困難、無力、呼吸短促
高血壓性心臟病	中老年	有高血壓病史，過於激動或運動後發生	站立或活動時	較長時間	可能伴有頭昏、頭痛、噁心等
心肌炎	青少年	1~2 週前有感冒史，休息和活動期間都會發作，無心臟病史	不一定	時間較長	可能伴心跳、出汗、眩暈、頭昏及噁心
心包膜炎	不一定	多有心臟手術史，或肺結核、尿毒症、風濕熱、敗血症等病史	安靜休息時或活動後	時間較長	可能伴有心慌及呼吸困難、無力、呼吸短促
貧血	不一定	多有出血史或造血、凝血功能障礙	安靜休息時	時間較長	可能伴有心慌、無力、呼吸短促及呼吸困難
感染性心內膜炎	中青年	多有心臟瓣膜病史，或有手術、感染病史	不一定	不一定	可能伴有寒顫、高熱、肌肉關節疼痛、乏力多汗
心功能不全	不一定	多有心臟病史、高血壓或嚴重疾病史	安靜休息時或活動後	時間較長	伴有煩躁不安，大汗淋漓、皮膚濕冷、臉色灰白、紫紺等症狀
風濕熱	兒童	咽炎、扁桃腺炎常為該病誘發之病因	安靜休息時或活動後	不一定	可能伴有發燒、關節疼痛、關節炎、皮下結節、環形紅斑、舞蹈症等
高熱	不一定	多在感染、中暑或嚴重的免疫系統疾病後併發	安靜休息時	時間較長	可能伴有頭昏、口渴、煩躁，嚴重時會出現痙攣
甲狀腺機能亢進	中青年婦女	多有甲狀腺疾病史	安靜休息時	時間較短	可能有怕熱、心悸、激動、甲狀腺腫大、凸眼症等情況

（續前表）

疾病名稱	好發族群	病史及發病形式	發作時體位	發作持續時間	伴隨症狀及身體徵狀
活動性肺結核	不一定	有與肺結核病人接觸史	安靜休息或活動後	時間較長	伴有低熱、盜汗、疲勞、食慾不振、體重減輕、女性月經不調，咳嗽、胸痛、氣短、咯血等情形
嗜鉻細胞瘤	中青年	陣發性發作，可因劇烈運動、體位變化、腹部擠壓等誘發	安靜休息或活動後	時間較短	伴有血壓升高、頭痛、噁心、出汗、臉色蒼白、皮膚潮紅、焦慮等
心跳過快	不一定	多有心臟病史	站立或活動時	時間較長	伴有突發性快且不規則的出汗、眩暈、頭昏及噁心
心跳過慢	老年	有心臟病史	安靜休息時	不一定	伴有出汗、眩暈、頭昏及噁心，可觸及脈搏減慢
心律不整	不一定	有心臟病史，正常年輕人也可能發作	安靜休息時或活動後	不一定	伴有心慌、乏力、頭昏等症狀，脈搏不規則
心臟精神官能症	青年婦女	無明確心臟病史，精神上稍受刺激或稍用力後發作	安靜休息時或活動後	時間較短	常有頭痛、頭暈、失眠、精神緊張、注意力不集中等其他精神官能症症狀

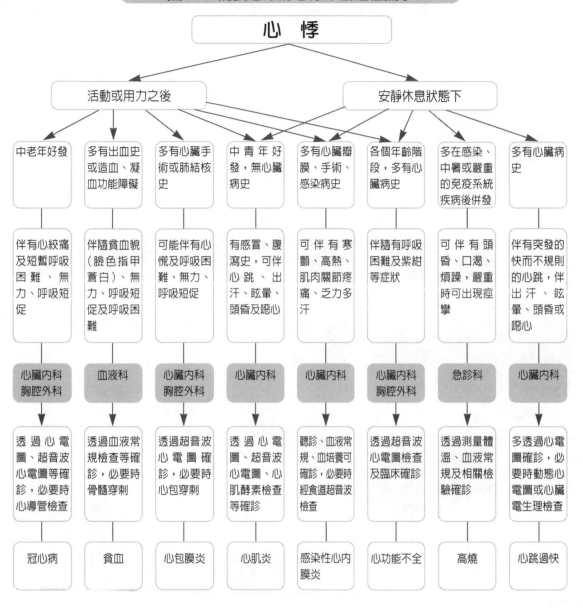

圖 5-2 需要急診的心悸診斷過程圖示

心 悸

活動或用力之後 / **安靜休息狀態下**

中老年好發	多有出血史或造血、凝血功能障礙	多有心臟手術或肺結核史	中青年好發，無心臟病史	多有心臟瓣膜、手術、感染病史	各個年齡階段，多有心臟病史	多在感染、中暑或嚴重的免疫系統疾病後併發	多有心臟病史
伴有心絞痛及短暫呼吸困難、無力、呼吸短促	伴隨貧血貌（臉色指甲蒼白）、無力、呼吸短促及呼吸困難	可能伴有心慌及呼吸困難、無力、呼吸短促	有感冒、腹瀉史，可伴心跳、出汗、眩暈、頭昏及噁心	可伴有寒顫、高熱、肌肉關節疼痛、乏力多汗	伴隨有呼吸困難及紫紺等症狀	可伴有頭昏、口渴、煩躁，嚴重時可出現痙攣	伴有突發的快而不規則的心跳，伴出汗、眩暈、頭昏或噁心
心臟內科胸腔外科	血液科	心臟內科胸腔外科	心臟內科	心臟內科	心臟內科胸腔外科	急診科	心臟內科
透過心電圖、超音波心電圖等確診，必要時心導管檢查	透過血液常規檢查等確診，必要時骨髓穿刺	透過超音波心電圖確診，必要時心包穿刺	透過心電圖、超音波心電圖、心肌酵素檢查等確診	聽診、血液常規、血培養可確診，必要時經食道超音波檢查	透過超音波心電圖檢查及臨床確診	透過測量體溫、血液常規及相關檢驗確診	多透過心電圖確診，必要時動態心電圖或心臟電生理檢查
冠心病	貧血	心包膜炎	心肌炎	感染性心內膜炎	心功能不全	高燒	心跳過快

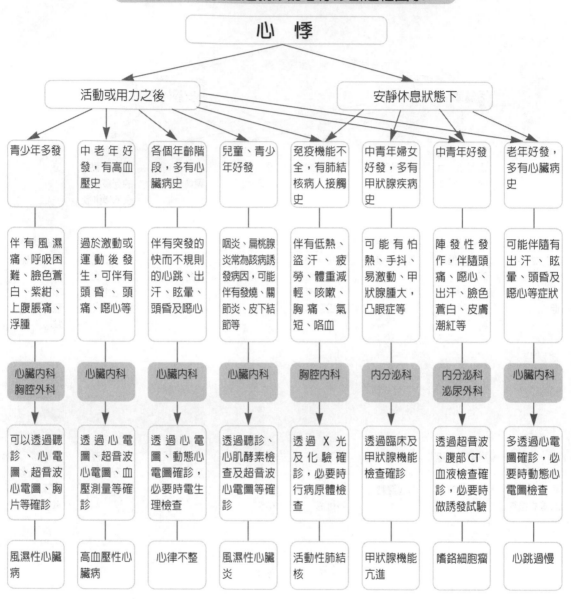

圖 5-3 需要盡速就診的心悸診斷過程圖示

心 悸

活動或用力之後　　　安靜休息狀態下

青少年多發	中老年好發，有高血壓史	各個年齡階段，多有心臟病史	兒童、青少年好發	免疫機能不全，有肺結核病人接觸史	中青年婦女好發，多有甲狀腺疾病史	中青年好發	老年好發，多有心臟病史
伴有風濕痛、呼吸困難、臉色蒼白、紫紺、上腹脹痛、浮腫	過於激動或運動後發生，可伴有頭昏、頭痛、噁心等	伴有突發的快而不規則的心跳、出汗、眩暈、頭昏及噁心	咽炎、扁桃腺炎常為該病誘發病因，可能伴有發燒、關節炎、皮下結節等	伴有低熱、盜汗、疲勞、體重減輕、咳嗽、胸痛、氣短、咯血	可能有怕熱、手抖、易激動、甲狀腺腫大、凸眼症等	陣發性發作，伴隨頭痛、噁心、出汗、臉色蒼白、皮膚潮紅等	可能伴隨有出汗、眩暈、頭昏及噁心等症狀
心臟內科 胸腔外科	心臟內科	心臟內科	心臟內科	胸腔內科	內分泌科	內分泌科 泌尿外科	心臟內科
可以透過聽診、心電圖、超音波心電圖、胸片等確診	透過心電圖、超音波心電圖、血壓測量等確診	透過心電圖、動態心電圖確診，必要時電生理檢查	透過聽診、心肌酵素檢查及超音波心電圖等確診	透過 X 光及化驗確診，必要時行病原體檢查	透過臨床及甲狀腺機能檢查確診	透過超音波、腹部 CT、血液檢查確診，必要時做誘發試驗	多透過心電圖確診，必要時動態心電圖檢查
風濕性心臟病	高血壓性心臟病	心律不整	風濕性心臟炎	活動性肺結核	甲狀腺機能亢進	嗜鉻細胞瘤	心跳過慢

2.需要盡速就診的心悸（圖5-3）

除了短時間內即會威脅生命的疾病之外，其他一些疾病例如：嚴重的心瓣膜狹窄、肥厚性心肌病、心房黏液瘤或球樣血栓、心肌炎、原發性肺動脈高壓、先天性心臟病、中樞性自主神經功能障礙等，也需要趕緊找專科醫師就診，以盡快透過輔助檢查明確診斷後，給予適當的治療，以免延誤病情的恢復。

四、心悸的自我救治

1.臥床休息，取半臥姿勢或坐姿。對於心臟衰竭的病人，這常常是最簡單但又是最有效的方法。這時血液多分布於下肢，回流減少，心衰減輕。

2.精神放鬆，做深呼吸運動。對於不是器質性的病變引起的心悸，深呼吸是一個很有效的方法。具體的做法是，閉上雙眼，緩慢深吸氣，吸氣後稍稍憋氣，再輕輕呼出。連續做10~15分鐘，心境就會靜下來，心悸也會消失。

3.陣發性搏動過快患者在心悸發作時，可自行使用手指刺激咽喉部，引起噁心；或用手指輕輕按壓眼球（近視眼或青光眼等眼疾禁用）5~10分鐘，有時可終止發作。但按壓眼球應在醫師指示下進行。

4.停止吸菸、飲酒及咖啡濃茶等。

5.盡早去醫院查明病因。

急性左心衰竭的自我救治

疾病概述：急性心臟衰竭係指由於急性的心臟病變引發心排血量顯著、急劇降低，導致組織器官灌注不足和急性瘀血的綜合症。臨床上以急性左心衰竭較常見，表現為急性肺水腫，重者伴隨有心源性休克等情形。

病因病理：任何突發的心臟解剖或功能的異常，使心臟排血量急劇而顯著地降低和肺靜脈壓升高，均會導致急性左心衰竭的發生。原本正常的心臟或已有病變的心臟中均可能發生。常見的病因有：急性廣泛性心肌梗塞，急性瓣膜逆流（由感染性心內膜炎或急性心肌梗塞等原因引起的瓣膜穿孔、乳頭肌斷裂或功能不全、腱索斷裂等），高血壓危險現象，緩慢性（＜35次／min）或快速性（＞180次／min）心律不整，輸血、輸液過多或過快。原有瓣膜狹窄（二尖瓣膜、主動脈瓣膜）或左心室流出道阻塞突發心律不整或輸液過多時，可使肺靜脈壓顯著升高而導致發生肺水腫。

臨床表現：

急性左心衰竭主要表現為急性肺水腫：

◎病人常突發重度呼吸困難，每分鐘呼吸達 30~40 次（正常成人約為 16 次左右）。

◎鼻孔擴張，吸氣時肋間隙和鎖骨上窩內陷。

◎患者常採取坐姿，兩腿下垂，兩手抓住床沿以協助呼吸。

◎同時頻頻咳嗽，咳出粉紅色泡沫狀痰。

◎患者常極度煩躁不安，大汗淋漓，皮膚濕冷，臉色灰白、紫紺。

◎因急性心肌梗塞引起者，患者常伴有劇烈胸痛。

預防與自我救治：

急性肺水腫是危重急症，應積極且迅速地搶救，並需有數人協助，因很多搶救措施需同時進行。首先應立即向醫護中心求救，在專業救護人員到來之前，病人及家屬應該積極採取以下救治措施：

1.病人採取坐姿，雙腿下垂，可將病人扶持坐在靠背椅上，上身趴在椅背上，這樣可以減輕病人負擔及焦慮。雙腿自然下垂，以減少靜脈血回流到心臟。

2.家庭備有氧氣時，立即給予高流量氧氣吸入（10~20ml／分，經純氧鼻管或面罩吸入）。過氧氣的液體瓶中加入 30% 的酒精，可使肺泡中滲出的泡沫的表面張力降低而破裂，有利於肺泡通氣的改善。

3.給予病人安慰，使其保持鎮定。

4.根據病人原發病的性質及當時的狀況，可以繼續或加強原先醫囑藥物的服用。如血壓比平時高或很高時，可多吃一顆降血壓藥（是否合宜可於平時取藥時向醫師詢問），冠心病患者心絞痛明顯時，可舌下含化硝酸甘油 1 片。

第 6 章
眩暈

醫學上將感到自身或周圍環境有旋轉或搖動的一種主觀感覺，並常伴有不能站立、不能維持平衡等表現稱為「眩暈」。眩暈時，一般來說自己都是清醒的，能夠清楚的描述出自身的感覺。可能引起眩暈的疾病很多，主要由人體控制平衡結構的病變有關，或其他全身病變影響到平衡機構的功能所誘發導致。

一、人體的平衡結構

人體的正常平衡是透過平衡中樞對周圍平衡感受器不斷傳入的位置信號進行整合分析後再予以傳出，並對人體肌肉和關節的位置進行不斷調整的過程。

平衡中樞包括小腦、腦幹等結構。

周圍平衡感受器包括：內耳的半規管和前庭感受器、眼睛、肌肉及關節的本體感受器等。

內耳半規管和前庭是體內最重要的平衡感受器。內耳半規管的結構是三個互相垂直的

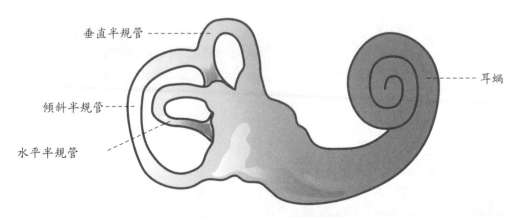

垂直半規管

傾斜半規管

水平半規管

耳蝸

圖 6-1　人體平衡系統

半圓形管狀結構，可以感受頭部在三度空間三個方向的旋轉活動；內耳前庭的結構是一個圓錐形的柱狀結構，可以感受頭部和軀幹在三個方向的直線活動。小腦和腦幹等平衡中樞則接受內耳等周圍平衡感受器傳入的感覺神經傳動，經過整合分析，形成位置感覺，並透過傳出的運動神經傳動，不斷調整肌肉的舒縮，以維持人體的平衡狀態。

二、眩暈的病因

1.周圍感受器的疾病（周圍性眩暈）

主要包括內耳迷路半規管、前庭感受器的病變，例如：梅尼爾氏症、迷路炎、前庭神經炎等疾病，主要是因上呼吸道感染或由內耳周圍組織發炎感染侵犯而引起內耳迷路的發炎或水腫。其他較常見的是內耳藥物中毒，例如某些抗生素藥物，這些抗生素具有一定的耳毒性，對內耳迷路內的位置感受器同樣也有毒害作用。

2.平衡中樞的疾病（中樞性眩暈）

可能影響到平衡中樞小腦和腦幹結構的所有病變，包括顱內的血管疾病：椎基底動脈供血不足、腦動脈硬化、高血壓腦病、腦出血等，顱內的佔位病變：聽神經瘤、小腦腫瘤等；顱內感染：腦膜炎、腦炎等，還有神經脫髓鞘病變等。老年人常見的是顱內的血管疾病，主要由於血管阻塞或血管破裂導致平衡中樞的缺血或出血性損傷。兒童和青年常見的是顱內的佔位性病變和感染性病變，腫瘤對平衡中樞的壓迫損傷及感染病變的發炎損傷也會影響到平衡中樞的功能。

3.其他原因的眩暈

老年人還常可見心血管疾病引發顱腦供血障礙，例如陣發性心跳過快、房室傳導阻滯等等。這些心血管疾病會影響到顱腦的血液供給，引起平衡中樞的缺血性損傷。另外，青年人還常見有青光眼、屈光不正等眼部疾病而引起的眩暈。

三、眩暈的自我初步診斷

1.眩暈發作的時間、誘發因素

梅尼爾氏症的發作多半是短暫的，很少超過兩週，但卻具有容易復發的特點。

迷路炎多與中耳炎併發，發作的情況與梅尼爾氏症相似。

前庭神經炎多在發燒或上呼吸道感染後出現，持續時間較長，可達六週，痊癒後很少復發。

動暈症多見於乘車、乘船時出現。

內耳藥物中毒大多是在使用耳毒性抗生素等藥物後不久發作，眩暈症狀會呈逐漸加重的趨勢。

椎基底動脈供血不足多是急性發作，病程大多短暫，常會有反覆性的發作。

腦動脈硬化可能出現眩暈症狀，多反覆發作，常受情緒、氣候變化影響。

小腦腫瘤出現眩暈症狀後，病程大多較長，不易緩解，症狀會逐漸加重。

腦炎多發生在嚴重的上呼吸道感染之後，出現眩暈後多不易恢復。

房室傳導阻滯在眩暈發作時心跳減慢，可能會多次反覆發作，並自行緩解。

高血壓腦病出現眩暈症狀，多與血壓升高有關，血壓控制後眩暈症狀即可緩解。

2.眩暈的伴隨症狀

梅尼爾氏症、內耳藥物中毒、迷路炎、前庭神經炎等前庭器官的疾病、聽神經病變或腫瘤常伴隨出現有聽力下降和耳鳴等症狀。

梅尼爾氏症、前庭神經炎或動暈症可能會伴隨有噁心、嘔吐等症狀。

迷路炎可能併發中耳炎，並出現外耳道流水、鼓膜破裂等表現。

房室傳導阻滯發作時會伴有心跳變慢或不整，眩暈發作則會隨著心跳的恢復正常而自行緩解。

根據以上各點，讀者可以大致判斷自己所患眩暈的幾種可能疾病（如表 6-1）。

四、眩暈的進一步明確診斷

1.需要急診的眩暈（圖 6-2）

高血壓腦病、腦梗塞、腦炎，其發病早期可能僅僅表現為頭昏眩暈，但其結果卻可能是很嚴重的。而嚴重的心律不整的最重要症狀就是頭昏眩暈。因此，患有動脈硬化的老人出現上述症狀或孩童不適且出現頭昏眩暈等症狀時，都應該及時至急診處看診。

表 6-1 眩暈的自我診斷速查表

疾病名稱	好發年齡	眩暈發作的誘因	眩暈發作的時間	伴隨症狀
梅尼爾氏症	中老年	上呼吸道感染	病程很少超過兩週 多反覆發作	聽力下降、耳鳴等症狀
迷路炎	兒童 中老年	中耳炎	多反覆發作 病程較短	聽力下降、耳鳴、外耳道流水、鼓膜破裂等症狀
前庭神經炎	中老年	上呼吸道感染	持續時間較長，可達六週，痊癒後很少復發	可能伴隨有聽力下降 耳鳴、噁心和嘔吐等症狀
動量症	兒童 老年人	多乘車時發作	下車休息多可以恢復	可能伴隨噁心、嘔吐等症狀
內耳藥物中毒	兒童 老年人	多於使用耳毒性藥物後出現	眩暈呈逐漸加重的趨勢停用藥物後多可以恢復	多伴隨發燒、聽力下降、耳鳴等症狀
椎基底動脈供血不足	中老年	多扭頭、轉頸時發作	急性發作，病程短，反覆發作	可能伴耳鳴、噁心、嘔吐等症狀
腦動脈硬化	老年	情緒變化或天氣等變化	急性發作，病程短，休息就可以恢復	可能伴隨耳鳴、噁心、甚至出現一過性暈厥等症狀
小腦腫瘤	不一定	無明顯誘因	慢性發作，逐漸加重，休息等不能緩解	伴隨有共濟失調、手足震顫、噁心、嘔吐等症狀
聽神經瘤	老年	無明顯誘因	慢性發作，逐漸加重，休息等不能緩解	伴隨有耳鳴、聽力下降等症狀
腦梗塞	老年	多與情緒及天氣變化有關	急性發作，逐漸加重，不能緩解	伴隨頭暈、頭痛、噁心、嘔吐、肢體麻木、運動障礙，嚴重時可能出現意識障礙、昏迷等情況
腦炎	兒童	嚴重的上呼吸道感染後	急性發作，多不容易緩解	可能伴隨頭痛、意識障礙及噁心、嘔吐等症狀
高血壓性腦病	中老年	情緒及天氣變化	急性發作，逐漸加重，不容易緩解	可能伴隨血壓升高、噁心、嘔吐及意識改變等情況

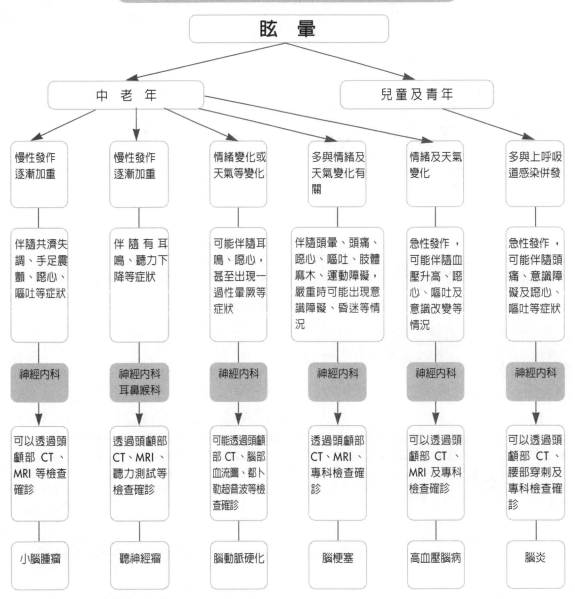

圖 6-2　需要急診的眩暈診斷過程圖示

眩 暈

中 老 年 ─────── 兒童及青年

慢性發作逐漸加重	慢性發作逐漸加重	情緒變化或天氣等變化	多與情緒及天氣變化有關	情緒及天氣變化	多與上呼吸道感染併發
伴隨共濟失調、手足震顫、噁心、嘔吐等症狀	伴隨有耳鳴、聽力下降等症狀	可能伴隨耳鳴、噁心，甚至出現一過性暈厥等症狀	伴隨頭暈、頭痛、噁心、嘔吐、肢體麻木、運動障礙，嚴重時可能出現意識障礙、昏迷等情況	急性發作，可能伴隨血壓升高、噁心、嘔吐及意識改變等情況	急性發作，可能伴隨頭痛、意識障礙及噁心、嘔吐等症狀
神經內科	神經內科耳鼻喉科	神經內科	神經內科	神經內科	神經內科
可以透過頭顱部 CT、MRI 等檢查確診	透過頭顱部 CT、MRI、聽力測試等檢查確診	可能透過頭顱部 CT、腦部血流圖、都卜勒超音波等檢查確診	透過頭顱部 CT、MRI、專科檢查確診	可以透過頭顱部 CT、MRI 及專科檢查確診	可以透過頭顱部 CT、腰部穿刺及專科檢查確診
小腦腫瘤	聽神經瘤	腦動脈硬化	腦梗塞	高血壓腦病	腦炎

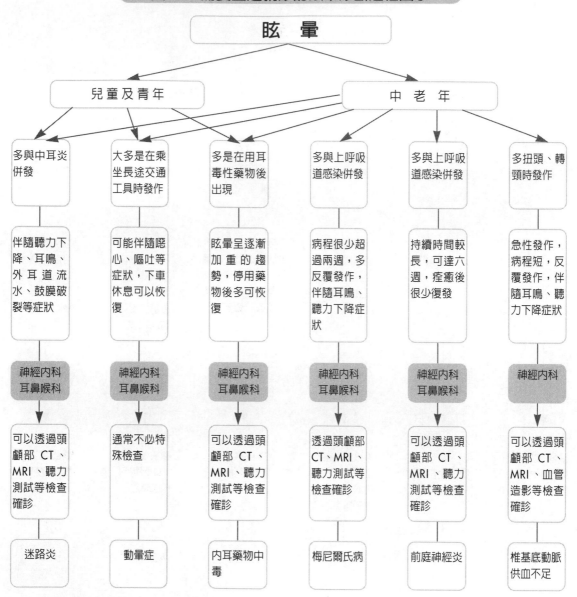

圖 6-3 需要盡速就診的眩暈診斷過程圖示

眩暈

兒童及青年 / 中老年

多與中耳炎併發
伴隨聽力下降、耳鳴、外耳道流水、鼓膜破裂等症狀
神經內科 耳鼻喉科
可以透過頭顱部 CT、MRI、聽力測試等檢查確診
迷路炎

大多是在乘坐長途交通工具時發作
可能伴隨噁心、嘔吐等症狀，下車休息可以恢復
神經內科 耳鼻喉科
通常不必特殊檢查
動暈症

多是在用耳毒性藥物後出現
眩暈呈逐漸加重的趨勢，停用藥物後多可恢復
神經內科 耳鼻喉科
可以透過頭顱部 CT、MRI、聽力測試等檢查確診
內耳藥物中毒

多與上呼吸道感染併發
病程很少超過兩週，多反覆發作，伴隨耳鳴、聽力下降症狀
神經內科 耳鼻喉科
透過頭顱部 CT、MRI、聽力測試等檢查確診
梅尼爾氏病

多與上呼吸道感染併發
持續時間較長，可達六週，痊癒後很少復發
神經內科 耳鼻喉科
可以透過頭顱部 CT、MRI、聽力測試等檢查確診
前庭神經炎

多扭頭、轉頭時發作
急性發作，病程短，反覆發作，伴隨耳鳴、聽力下降症狀
神經內科
可以透過頭顱部 CT、MRI、血管造影等檢查確診
椎基底動脈供血不足

2.需要盡速就診的眩暈（圖6-3）

較常見的眩暈多爲梅尼爾氏症和動暈症等疾病，這些疾病多可以透過休息和對症治療等處理後自行緩解。如果眩暈經過休息和熱敷等物理療法無明顯好轉，且有持續加重的趨勢，那就說明眩暈不僅僅是迷路、前庭等處的發炎病變或水腫引起。另外，這些病症長期反覆發作可能導致聽力下降，嚴重影響生活和工作，所以需要盡快尋求專業醫師的協助，並透過輔助檢查明確診斷，以給予適當的治療。

五、眩暈的自我救治

當患者和家屬具備一定的醫學常識，對自己的眩暈症狀經過分析診斷後，在接受專業醫療救護的同時，對某些嚴重的疾病應當展開一定的自我救治：

對眩暈最基本的方法是臥床休息，平臥於柔軟舒適的床上，枕頭稍微墊高，頭自然放正，雙眼輕閉。打開窗戶，自然通風。可飲用少許溫水或薑湯。盡快弄清發病原因，如爲藥物引起者應立即停用；如爲暈車暈船所致，應在搭乘交通工具前服用暈車藥，同時雙眼視前方，即可防止嘔吐和眩暈的發生。

眩暈發作時可口服：

保耐暈（Bonamne）每次一錠，一日二至三次。

針刺（針灸）風池、百會、頭椎、內關、足三里等穴位。

慢性病變應提高警惕，以防止病變逐漸進展或加重，在疾病的早期盡早發現和治療，以期獲得較好的控制。

高血壓危險現象的自我救治

1.高血壓危險現象的基本治療策略：主要降壓治療是透過降壓藥物，將患者的血壓控制在一定範圍內，減少其他作用器官的損傷，如腦水腫、心肌缺血、心臟衰竭、腎功能衰竭等情況。

2.一般處理：當患者感到突然頭暈、視物不清、噁心、嘔吐、心慌、氣短等症狀，嚴重時可能會出現暫時性癱瘓、失語，甚至抽搐、昏迷，此時家人應立即攙扶患者，讓病人安靜休息，頭部抬高，取半臥姿勢，盡量避免光線，並安慰患者保持平靜呼吸，禁忌搬動患者、禁忌到處走動及用力大小便。

3.常備藥物的使用：家庭常備的急救藥物主要包括利尿劑和其他降血壓藥物。

4.**少飲水，並盡快送病人到醫院救治**。在往醫院的路上，行車要盡量平穩，以免因過度顛簸而造成腦溢血。

5.**立即尋求專業醫療的救護支援**：向專業醫護人員提供病人以往病史及本次發病情況、以往治療及口服藥物與有無糖尿病及高血壓病等各種資訊。

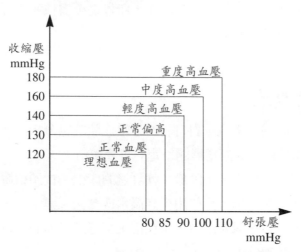

圖 6-4 國際高血壓聯盟血壓標準

高血壓病人的自我保健

　　高血壓會引起腦、腎、心及動脈的損害，嚴重時可危及生命。得了高血壓要及時就醫，並根據醫囑酌情用藥，且需長期堅持，不可半途而廢。除此之外，日常生活中還應注意適當的飲食及運動健身。

　　1.限制食鹽的攝入，每日以不超過8克為宜；戒菸酒；不要吃太多的動物脂肪；肥胖者應控制飲食，減少體重。少食刺激性食物如濃茶，咖啡等。

　　2.充分攝取食物纖維，預防便秘，因為便秘很容易使血壓升高，患者應多吃含纖維多的蔬菜、薯類、豆類、菌類、藻類、黑木耳、牛奶、乳製品、豆製品等。

　　3.介紹幾種降壓食譜：

◎柿子葉洗淨，用鍋蒸2~3分鐘，冷卻後曬乾，切碎，裝入容器，泡茶喝，切忌用金屬茶具泡，同時不要飲其他茶葉。柿子果實也有降血壓的功效。

◎海帶晾乾（注意不要鹽分太多的），用研缽磨成粉，或用攪碎機攪碎再磨粉。裝入容器，1天3次，每次沖泡3克左右飲用。

◎洋蔥皮（淡茶色）5克，加水600克，煮水剩一半，撈去渣滓，分3次在每餐間飲用。

◎用茼蒿、胡蘿蔔、豌豆榨汁喝，均有作用。

4.運動健身需注意，高血壓病人既不能缺乏適當的運動，也不能運動過量，勞累過度，所以患者應每日持續輕鬆的運動，如太極拳、散步、體操、按摩等。但不宜做過度的運動如登山，快跑，甚至爬過高的樓梯等等。

第 7 章

暈厥

暈厥亦稱昏厥或昏倒。暈厥有如下的特點：

◎它是一種急性且短暫的意識喪失，一般歷時數秒至數分鐘，發作時全身肌肉張力降低，不能維持站立姿勢而昏倒。

◎通常在適當處理後或是不經任何處理，均可自行恢復。

◎通常清醒後不留任何後遺症狀。

暈厥應與下列症狀鑑別：

◎昏迷：意識喪失的持續時間較長，恢復慢而難。

◎眩暈：主要感到自身或周圍事物旋轉，而且無意識障礙。

◎癲癇小發作：主要表現為發作性短暫意識障礙，突然失神，持物落地，無明顯誘因和前兆，一般不倒地和無發作後的乏力感，腦電波圖檢查可發現異常。

◎休克：主要表現為臉色蒼白，脈搏細弱，出冷汗，血壓明顯下降或測不到血壓，早期意識清楚為其特點。是一種很嚴重的疾病症狀，不治療的話會有生命危險。

一、暈厥的病因及機理

1.心源性暈厥

心臟是全身血液的總幫浦，心臟的供血功能不足 3~4 秒鐘即可能引起暈厥。（1）急性心臟排血受阻：主要見於嚴重的心臟瓣膜狹窄、心包膜腔積液心包囊填塞、肥厚性心肌病左心室流出道梗塞、心房黏液瘤或球樣血栓堵塞二尖瓣膜。（2）心律不整：心室停止搏動、心跳過快（大於每分鐘 250 次）、心跳過慢（小於每分鐘 50 次）。（3）心肌病變心臟收縮無力：心肌炎、心肌缺血、心肌梗塞。（4）肺血流受阻：原發性肺動脈高壓、肺動脈栓塞、肺動脈狹窄。

2.反射性暈厥

由於迷走神經張力增高，導致心臟搏動抑制和全身周圍血管擴張，心臟輸出量降低而引起，常發生在恐懼、焦慮、針灸過度刺激、情緒緊張，外傷，通氣不良，長時間站立等情況下。

直立性低血壓性暈厥：由蹲、臥等姿勢而直立時，因重力吸引而使大約300~800毫升血液滯留於下肢導致暈厥；體位性暈厥，多在臥姿轉成直立時發生，常見於使用某些藥物之後，例如三環類抗抑鬱藥，強利尿劑，降血壓藥等等。

頸動脈竇過敏性暈厥。頸動脈竇過敏者可發生竇性心跳過慢、心臟收縮力減弱或周圍血管擴張，多爲頸動脈竇部位血管硬化，鄰近部位的發炎、外傷或腫物等因素有關，此類昏厥可能自行發生，也會因衣領過緊或是轉頭時衣領、頸椎橫突等刺激到頸動脈竇而被誘發。

中樞性自主神經功能障礙也可能會引發暈厥。

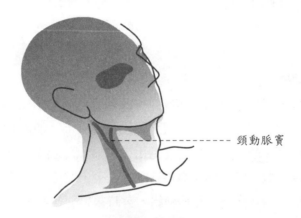

------ 頸動脈竇

圖 7-1 頸動脈竇位置圖

3.排尿性暈厥

在排尿時或排尿後突然發生，多見於男性，尤其容易在夜間起床排尿或憋尿過久時出現。夜間睡眠時，肌肉鬆弛，血管擴張，心跳緩慢，身體突然從臥姿到站立時，加之排尿使得腹壓急劇下降，而血管運動調節反射功能遲緩時就會導致血壓下降，進而發生暈厥。

4.腦源性暈厥

因爲顱內外腦血管病變或血管運動中樞本身受損引致的暈厥。（1）腦血管疾病：包括腦動脈硬化、腦動脈狹窄或阻塞、暫時性腦缺血發作、腦血管痙攣、蛛網膜下腔出血

等；（2）椎基底動脈供血不足；（3）頸椎病：由於骨質增生，當轉頭時受到椎骨刺或外界壓力的突然壓迫，以及頸內動脈扭曲的突然加劇亦可致病。

5.血管功能障礙暈厥

血管減壓性暈厥最常見，由外周血管突然擴張而造成血壓急劇下降所致，多見於年輕體弱女性，因情緒緊張、悲傷、驚嚇、疼痛、饑餓、疲勞、悶熱擁擠、站立過久等情況而發生。

6.血液化學失常性暈厥

血液中的二氧化碳分壓改變：包括二氧化碳過低（過度換氣），血液二氧化碳分壓過高（呼吸功能不全）；缺氧及紫紺性先天性心臟病等及低血糖症。

7.歇斯底里性暈厥

情緒障礙，焦慮發作，歇斯底里症發作時即可能出現。

8.其他暈厥

常見於有慢性阻塞性肺部疾病或伴有肺氣腫者，在劇烈咳嗽之後意識喪失，當呼吸重新恢復後即可清醒。這是因咳嗽引起胸腔內壓力升高，使靜脈回流不夠順暢，心臟的輸出量下降而導致暈厥。憋氣性暈厥，持續用力憋氣也可產生暈厥，原理同上。有的人在吞嚥冷、硬、酸、苦、鹹、辣食物或劇烈咳嗽、大笑、哭泣時亦可能出現暈厥。

以上病因常會相互影響、互相交錯，有時很難斷然判別。

二、暈厥的自我初步診斷

以下幾個因素對於各個疾病的鑑別診斷較為重要：

1.發病形式

若開始幾秒鐘後有暈厥發作，則應考慮頸動脈竇過敏、體位性低血壓、突發第三度房室傳導阻滯；若幾分鐘後暈厥，則應考慮過度換氣或低血液黏度；於用力期間或之後發生暈厥，則可能是主動脈狹窄或突發性肥大性主動脈下狹窄，老年人則應聯想到體位性低血壓，用力性暈厥偶見於主動脈狹窄和嚴重的腦動脈閉塞。

2.發作時的體位

　　癲癎和因低血糖、過度換氣或心臟傳導阻滯所導致的暈厥，似乎與體位無關。另外，伴隨有血壓下降（包括頸動脈竇過敏）和陣發性心室性頻脈等情況的暈厥則常是發生於坐或立。體位性低血壓則常由臥姿改為站姿後不久發生。

3.發作持續時間

　　歷時幾秒鐘到幾分鐘的可能是頸動脈竇過敏或體位性暈厥。歷時幾分鐘到一小時者可能是低血糖或過度換氣所導致。

4.伴隨症狀

　　焦慮、過度換氣、陣發性心搏過速或低血糖性暈厥常伴隨有心悸出現。過度換氣則常見手和臉部麻木、刺痛。心臟傳導阻滯、心室停止搏動或是心房纖顫的暈厥期間，常會出現原發性抽搐。

5.發作時的身體徵狀

　　因心臟功能障礙導致腦部血流減少而產生暈厥時，常伴隨出現有蒼白或紫紺。腦部循環障礙時，病人可能臉部潮紅，呼吸慢，且有鼾聲。於暈厥發作時，脈搏在 150 次／ min 以上，可能是陣發性心搏過速，當心率 40 次／ min 以下，則可能是完全性心臟傳導阻滯。

　　根據以上各點，可以大體判斷導致暈厥的幾種可能疾病（如表 7-1）。

三、進一步明確暈厥的診斷

1.需要急診的暈厥（圖 7-2）

　　如前所述，一些嚴重威脅生命的疾病，例如：心包膜腔積液、心肌缺血、心肌梗塞、心室停止搏動或心跳過慢、肺栓塞、腦動脈狹窄或阻塞等，都可能嚴重威脅生命，所以當發現類似狀況，應該在安慰病患的同時，立刻送醫院急診，並了解和觀察病患的併發症狀，如噁心、嘔吐、大量出汗、呼吸困難、口唇紫紺，脈搏快慢等症狀，準確及時地向醫師提供有關病史、發病經過及伴隨症狀情況，以便醫師根據情況進一步確診和搶救。

表 7-1 暈厥的自我診斷速查表

疾病名稱	好發族群	病史及發病形式	發作時體位	發作持續時間	伴隨症狀及身體徵狀
嚴重的心瓣膜狹窄	中年 老年	有瓣膜病史,多在勞累、緊張或用力後數分鐘之內發生	站立或活動時	不一定	頭暈、頭痛、心悸、無力,有些可能伴有心絞痛及短暫呼吸困難。暈厥後會出現無力、呼吸短促、心絞痛
心包膜腔積液	中年 老年	可能急性發作,也可能緩慢形成,多在勞累後發生	不一定	不一定	前胸疼痛,呼吸困難及其他心包囊填塞症狀,如臉色蒼白、紫紺、上腹脹痛、浮腫、乏力等
肥厚性心肌病	中年	有心肌病史,過於激動或運動後發生	站立或活動時	不一定	前胸區疼痛,呼吸困難
心房黏液瘤或球樣血栓堵塞二尖瓣膜	中年 老年	多發生於由睡臥姿勢坐起或起立時,急性發作	由臥姿坐起或起立時	不一定	嚴重時可出現痙攣
心室停止搏動或心跳過慢	老年	竇房結功能不全史	不一定	發作時意識喪失的時間較短	可能發生抽搐及尿失禁
心跳過快	不一定	發生暈厥前常有心跳、出汗、眩暈、頭昏及噁心等前兆	站立或活動時	意識喪失時間較長	突發的快而不規則的心跳、出汗、眩暈、頭昏及噁心
心肌炎	青少年 青年	有感冒史,發生暈厥前常有心跳、頭昏等前兆	站立或活動時	不一定	心跳、出汗、眩暈、頭昏及噁心
心肌缺血	中年 老年	有冠心病史,常伴隨有嚴重的心絞痛	站立或活動時	意識喪失時間較長	心絞痛嚴重
心肌梗塞	中年 老年	有冠心病史,常發生在嚴重心肌梗塞的早期	平臥	意識喪失時間較長	前胸疼痛,呼吸困難、臉色蒼白、紫紺、浮腫、乏力
原發性肺動脈高壓	中年 老年	常在心悸、氣促、乏力、胸痛等症狀明顯時發作	站立或活動時	不一定	心悸、氣促、乏力、胸痛、紫紺
肺動脈栓塞	中年 老年	長期臥床、手術史,急性發作	平臥或體位變化後	意識喪失時間較長	劇烈胸痛、心悸、氣促、乏力、紫紺

疾病名稱	好發族群	病史及發病形式	發作時體位	發作持續時間	伴隨症狀及身體徵狀
迷走神經張力增高	中青年女性	常發生在恐懼、焦慮、暈針、情緒緊張、外傷、通氣不良、長時間的站立等	站立或活動時	意識喪失的時間較短	心跳、出汗、眩暈、頭昏及噁心
直立性低血壓性暈厥	老年	應用某些藥物，例如用利尿劑、三環類抗抑鬱藥、抗焦慮藥和抗高血壓藥	臥姿轉成直立時發生	意識喪失的時間較短	體位性頭暈和輕度神志模糊
頸動脈竇過敏性暈厥	不一定	因衣領過緊、轉頭時衣領或頸椎橫突刺激到頸動脈竇而被誘發	站立或活動時	意識喪失的時間較短	可發生竇性心跳過慢（竇房性徐脈）、心臟收縮力減弱或周圍血管擴張
中樞性植物神經功能障礙	老年	中樞神經系統疾病史	不一定	不一定	各種神經系統疾病的表現
排尿性暈厥	中老年男性	於夜間起床排尿或憋尿過久時出現	排尿時	意識喪失的時間較短	一般無症狀
腦動脈硬化	老年	多有高血壓病或糖尿病史	體位變化時	意識喪失的時間較短	頭痛、頭昏、注意力不集中、記憶力減退、情緒不穩定、工作能力減退
腦動脈狹窄或阻塞	中年老年	多有高血壓病或糖尿病史	體位變化時	意識喪失的時間較長	頭痛、頭昏、注意力不集中、記憶力減退、眩暈、耳鳴、記憶障礙或意識朦朧狀態
暫時性腦缺血發作	中年老年	腦動脈硬化，高血壓史，發病突然	不一定	意識喪失的時間較短	一過性眼前發黑、對側輕微癱瘓、口吃、失語、一過性單側肢體麻木、無力
蛛網膜下腔出血	青年或中老年	外傷、腦部血管畸形或腦動脈硬化，發病急驟	不一定	意識喪失的時間較長	頭痛、噁心、嘔吐
椎基底動脈供血不足	老年	動脈粥樣硬化，有高血壓病史，發病突然	體位變化時	意識喪失的時間較短	頭痛、頭昏、注意力不集中、眩暈、耳鳴
頸椎病	中年老年	長期低頭工作史，發病突然	體位變化時或轉頭時	意識喪失的時間較短	頭痛、頭昏、眩暈、耳鳴

（續前表）

疾病名稱	好發族群	病史及發病形式	發作時體位	發作持續時間	伴隨症狀及身體徵狀
血管功能障礙暈厥	青年女性	因情緒緊張、悲傷、驚嚇、疼痛、饑餓、疲勞、悶熱擁擠、站立過久等而發生	站立時	意識喪失的時間較短	出汗、眩暈、頭昏及噁心
過度換氣	不一定	過度呼吸及換氣2~3分鐘後發作	不一定	意識喪失的時間較短	胸前區有壓迫感、氣悶、頭暈、面部及四肢麻木、發冷、手足抽搐
呼吸功能不全	老年	呼吸困難後發作	不一定	意識喪失的時間較長	胸前區有壓迫感、氣悶、頭暈、呼吸困難
先天性心臟病	嬰幼兒 兒童少年	活動後出現	站立或活動時	意識喪失的時間較長	伴有呼吸困難及紫紺
低血糖症	不一定	饑餓或降血糖治療後出現，飯前發作	不一定	不一定	無力、心悸、出汗、臉色潮紅、饑餓感、頭昏、抽搐
歇斯底里性暈厥	中青年女性	歇斯底里症病史，焦慮發作，多有誘因，多人在場時突然發作	不一定	意識喪失的時間較短	可出現各種症狀主訴

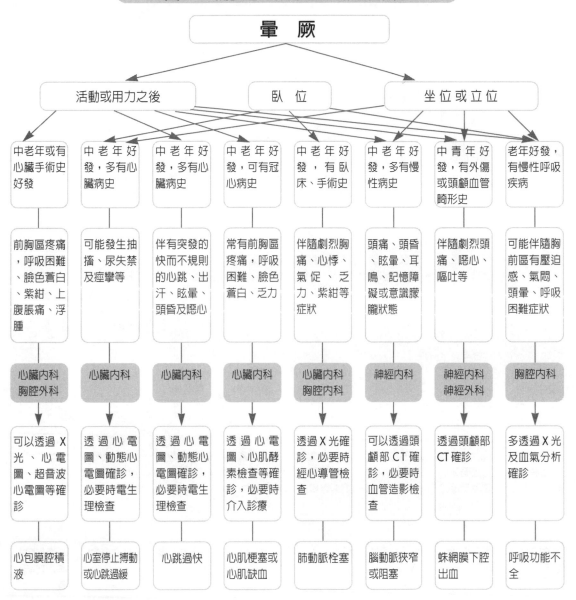

圖 7-2 需要急診的暈厥診斷過程圖示

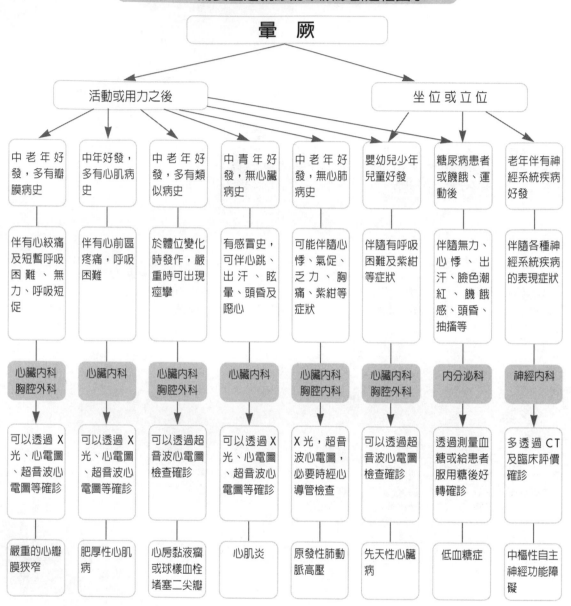

図 7-3 需要盡速就診的暈厥診斷過程圖示

暈 厥

活動或用力之後

坐位或立位

| 中老年好發，多有瓣膜病史 | 中年好發，多有心肌病史 | 中老年好發，多有類似病史 | 中青年好發，無心臟病史 | 中老年好發，無心肺病史 | 嬰幼兒少年兒童好發 | 糖尿病患者或饑餓、運動後 | 老年伴有神經系統疾病好發 |

| 伴有心絞痛及短暫呼吸困難、無力、呼吸短促 | 伴有心前區疼痛，呼吸困難 | 於體位變化時發作，嚴重時可出現痙攣 | 有感冒史，可伴心跳、出汗、眩暈、頭昏及噁心 | 可能伴隨心悸、氣促、乏力、胸痛、紫紺等症狀 | 伴隨有呼吸困難及紫紺等症狀 | 伴隨無力、心悸、出汗、臉色潮紅、饑餓感、頭昏、抽搐等 | 伴隨各種神經系統疾病的表現症狀 |

| 心臟內科 胸腔外科 | 心臟內科 | 心臟內科 胸腔外科 | 心臟內科 | 心臟內科 胸腔內科 | 心臟內科 胸腔外科 | 內分泌科 | 神經內科 |

| 可以透過 X 光、心電圖、超音波心電圖等確診 | 可以透過 X 光、心電圖、超音波心電圖等確診 | 可以透過超音波心電圖檢查確診 | 可以透過 X 光、心電圖、超音波心電圖等確診 | X 光，超音波心電圖，必要時經心導管檢查 | 可以透過超音波心電圖檢查確診 | 透過測量血糖或給患者服用糖後好轉確診 | 多透過 CT 及臨床評價確診 |

| 嚴重的心瓣膜狹窄 | 肥厚性心肌病 | 心房黏液瘤或球樣血栓堵塞二尖瓣 | 心肌炎 | 原發性肺動脈高壓 | 先天性心臟病 | 低血糖症 | 中樞性自主神經功能障礙 |

2.需要盡速就診的暈厥（圖7-3）

除了短時間內即會威脅生命的疾病之外，其他一些疾病例如：嚴重的心瓣膜狹窄、肥厚性心肌病、心房黏液瘤或球樣血栓、心肌炎、原發性肺動脈高壓、先天性心臟病、中樞性自主神經功能障礙等，也需要趕緊找專科醫師就診，以盡快透過輔助檢查明確診斷後，給予適當的治療，以免延誤病情的恢復。

四、暈厥的自我救治

1.昏厥發作時的急救處理

◎病人立即平臥，解開衣領和褲帶，片刻後常可自行清醒。

◎如意識恢復較慢，血壓過低，心跳過慢者可用指尖掐壓「人中」穴道（鼻子下方嘴唇上方中點）。

◎有條件時給予吸氧。

◎血壓低時，應盡快送醫院。

◎當患者臉色蒼白、出冷汗、神志不清時，立即協助患者蹲下，再使其躺下，以防跌撞造成外傷。

◎可讓病人聞聞醋或氨水，使其甦醒。

◎患者意識恢復後，可給少量水或茶。

◎經自救不見效果，務必立刻送至醫院。

2.病因治療及預防

◎查明病因，盡早針對病因治療。

◎血管性暈厥易感者平時應加強身體的鍛鍊，以增強體質，出現前兆症狀時應立即平臥，以免發作。

◎直立性低血壓性暈厥者在改變身體姿勢時應放慢速度。

◎頸動脈竇性暈厥重點在免除各種誘因，如突然轉動頭部位置或是穿著的衣領過緊。

◎排尿性暈厥患者的預防措施是取蹲姿排尿姿勢，並且呼吸必須平緩。

低血糖症

　　正常人的血糖水平穩定於一個較小範圍。當人體血液中葡萄糖過低（靜脈血漿葡萄糖低於 2.8mmol ／ L 或 50mg ／ dL）引致一系列的症狀時，就稱之為低血糖症。人體內大腦是「吃糖」大戶，葡萄糖是腦組織活動的主要能源。腦組織活動需依賴源源不絕的血糖供應，因此反覆發作低血糖或低血糖持續時間較久的話，都會引起大腦的功能障礙。低血糖症狀輕微者可能會覺得有頭昏，出冷汗，心跳加速，心慌；臉色蒼白，虛弱，手足震顫，饑餓感。嚴重者說話含糊，語無論次，昏昏欲睡，行為怪異，精神失常，暈厥。更嚴重者可能全身抽搐，狀似癲癇發作，甚至昏迷死亡。老人低血糖時易誘發心律不整，心絞痛，心肌梗塞死亡，腦血管意外等併發症，尤其要特別小心。

　　引起低血糖的常見原因有：

　　1.糖尿病患者在使用降血糖藥（胰島素或口服降血糖藥）時不進食或進食過少，或者是進食不規律，不按時進餐如忘記或延遲進餐等。

　　2.長時間劇烈運動，尤其是在空腹的情況下進行劇烈運動。

　　3.糖尿病患者降血糖藥物（包括胰島素和口服降血糖藥）用量過大，或增加劑量前後沒有及時監測血糖。

　　4.飲酒過量，特別是空腹飲酒。

　　低血糖反應是暈厥的重要原因和糖尿病治療不當的併發症之一。它並不可怕，只要早期發現，及時治療，可以迅速緩解。但延誤治療將導致嚴重的後果。因此，所有病人（特別是糖尿病人及其家屬）都應警惕低血糖反應，並熟識其症狀以及自救方法。

　　1.在醫師指示下每日使用適量的降血糖藥治療。並定時檢測血糖，及時調整藥物劑量，切不可隨意自行增減降血糖藥量。

　　2.按時定量進餐，保持生活起居有規律。當不得已需延遲進餐時，應預先進食適量的餅乾或水果等。

　　3.保持每日運動時間及運動量基本不變。盡量安排在餐後 1~2 小時進行運動，因此時血糖較高不易發生低血糖。一般不宜在空腹時運動，如確有清晨運動的習慣，也應在運動前適當進食。當進行較長時間的活動如遠足、郊遊等，在活動結束後可適當增加飯量或適當減少胰島素（或口服降血糖藥）用量。

　　4.盡量戒酒。若非飲不可（如出席重要宴會等）也只能在血糖處於良好控制下飲少

許，而且飲酒前應進食一些食物。

5.易發生低血糖者應隨身攜帶含糖食品如硬糖或方糖數顆，餅乾數塊等，以備低血糖發作時立即服用。記錄低血糖發生的時間、次數，與藥物、進餐或運動的關係、症狀體驗等，以便及時聯繫醫師，調整治療的方法。

6.低血糖性昏厥時，按暈厥處理的同時給予糖水服用或進食適量的餅乾或水果等，即可以很快地緩解症狀。嚴重的低血糖反應，應即送醫院急診治療。

糖尿病併發腦血管病時有哪些前兆跡象？

臨床發現，約有70%的糖尿病患者發病前或多或少地出現近期（指發病前數分鐘、數小時或數日內）前兆跡象；約有30%的糖尿病患者在發病前沒任何前兆，可能與病變性質、程度、感覺及敏感性等因素有關。

糖尿病性腦血管病的前兆跡象是多種多樣的，多數患者表現為：

1.近期前兆跡象：①頭暈突然加重。②頭痛突然加重或由間斷性頭痛變為持續性劇烈頭痛。頭暈、頭痛多為缺血性腦血管病的早期跡象。③肢體麻木或半側臉部麻木，或舌麻、口唇發麻，或一側肢體麻木。④突然一側肢體無力或活動失靈，且反覆發生。⑤突然性格改變或出現短暫的判斷力或智力障礙。⑥突然或暫時性講話不靈活，吐字不清。⑦突然出現原因不明的跌跤或暈倒。⑧出現昏昏沈沈的嗜睡狀態。⑨突然出現一時視物不清或自覺眼前一片黑暗，甚者一時性突然失明。⑩噁心、打嗝或噴射性嘔吐，或血壓波動。⑪流鼻血，尤其是頻繁性流鼻血，常為糖尿病性高血壓腦出血的近期前兆跡象。

2.遠期（指腦血管病早期或萌芽期）前兆跡象：①劇烈的頭痛或頸項部疼痛。②眩暈或昏厥。③運動或感覺障礙。④流鼻血。⑤無視乳頭水腫的視網膜出血。從預防糖尿病性腦血管病發生來考慮，遠期前兆跡象的警報對早期治療更有意義。

上述這些前兆跡象雖然無特異性，但千萬不要忽視，應及時就診，以免耽誤治療。

第 8 章

胸痛

人的胸部結構由內到外分別為胸壁、胸腔及胸部臟器。

胸壁就像一個由皮膚、肌肉和骨胳組成的鐘型帳篷，支撐胸腔及保護胸部臟器。

胸腔則是兩層薄膜：壁層胸膜和臟層胸膜構成。一層鋪在胸壁表面，一層鋪在胸部臟器表面。這兩層胸膜之間相互連接，構成一個狹小的空腔，就是胸膜腔。

胸部臟器包括：心臟、主動脈、肺臟、食道及氣管等器官。

因此，所有影響到胸腔各臟器的疾病、胸腔內的發炎、積液及腫瘤和胸壁上皮膚發炎病變、骨折及肌肉損傷都會引起胸痛。

除此之外，還有些胸痛不一定是胸部結構本身疾病引起，像是消化系統膽囊、胰臟的疾病也會出現放射到胸部的疼痛。

一、胸痛的病因

1.心臟疾病

兒童和年輕人多見的是心臟發炎，類似「感冒」（病毒感染或細菌感染）的症狀之後，沒有注意休息和治療，就有可能出現心內膜炎、心肌炎或心包膜炎等；中老年人多見的是心肌缺血，供應心臟血液的血管出現動脈粥樣硬化，使心肌細胞的血流供應出現障礙，就會引起心絞痛，嚴重的可能導致心肌細胞的壞死，那就是心肌梗塞了。

2.動脈的疾病

年輕人多見的是外傷和馬方氏症候群導致的主動脈剝離症（血管壁內膜和中膜間的撕裂，血液進入內膜和中膜之間的夾層中）；而老年人多見的是動脈硬化所導致的。

3.氣管、支氣管和肺臟的疾病

兒童和年輕人多見的是急性氣管炎、支氣管炎和肺炎，多是由各種呼吸道細菌和病毒

感染引起的。老年人常見慢性支氣管炎、肺氣腫、肺結核、肺栓塞和肺癌等，反覆多次的支氣管炎急性發作沒有控制，就會慢慢轉為慢性發炎，這些慢性發炎會進一步破壞支氣管的管壁，導致其塌陷，堵塞了氣體進出肺臟的通道，進而導致肺氣腫；同樣地，當這些發炎不斷地刺激支氣管的黏膜細胞，進而出現細胞癌變，即有可能導致肺癌了。吸菸就是這些細菌和病毒的幫凶，對氣管、支氣管和肺臟都會形成破壞，它與慢性支氣管炎、肺氣腫和肺癌的發生都有密切的關係。長期臥床的老年人還要警惕肺栓塞的發生，它是下肢靜脈的血栓形成後，脫落栓塞在肺動脈，導致肺臟組織壞死的急性病症。

4.胸膜腔內的疾病

年輕人中多見的外傷性和自發性氣胸，導致胸壁或肺臟破裂使空氣進入了原本密閉的肋膜腔內，還有結核或細菌性肋膜炎導致的胸膜腔內出現較多的滲出體液，老年人還需要考慮胸壁或肺臟的腫瘤導致大量的胸膜腔積液。

5.食道、胃、膽囊和胰臟的疾病

兒童和年輕人多見的是食道炎、胃炎、胃潰瘍和胰臟炎，不良的飲食習慣和生活習慣是導致胃炎和胃潰瘍的主要原因，而暴飲暴食則是胰臟炎發作的主要誘因。老年人則要小心食道癌和胃癌的發生。

6.其他原因引起的胸痛

還有胸壁上皮膚發炎病變、肌肉損傷、肋間神經痛、肋軟骨炎及胸肋關節功能紊亂；多發性骨髓瘤等血液系統的腫瘤和白血病對肋間神經的壓迫導致的胸痛等，另外更年期婦女還常見到心臟精神官能症引起的胸痛。

二、胸痛自我初步診斷

1.胸痛的部位

對於發生在胸壁上的疾病，疼痛多可以準確地感覺定位在胸壁上。

帶狀疱疹是成簇的水泡沿著肋間空隙分布在體表一側，不超過體表中線，疼痛也定位在起水泡的局部病灶上。

肋軟骨炎多侵犯第一和第二肋軟骨，引發病變的肋軟骨會局部劇烈疼痛。

胸腔內部臟器的疼痛大多不能明確地感覺出確切疼痛部位。

食道炎及主動脈剝離症等，疼痛多出現在背部。

心絞痛和心肌梗塞多位於前胸區或胸骨後。

肋膜炎和自發性氣胸等多位於患側的腋下或肋緣。

胃炎、胃潰瘍、膽囊炎或胰臟炎多出現上腹部或劍突下部的疼痛。

2.胸痛的性質

帶狀疱疹的疼痛為針刺樣或燒灼樣疼痛。

食道炎則多為燒灼痛。

心絞痛多感到重物壓迫感並有窒息感，心肌梗塞則窒息感更加明顯且有瀕死感，疼痛還向左肩背和左臂內側放射。

肋膜炎常呈尖銳的刺痛或摩擦痛。

肺癌常有胸部的悶痛。

肺栓塞則是突然發生的劇烈刺痛或絞痛。

胃炎、胃潰瘍多為隱隱的燒灼痛或絞痛。

膽囊炎和胰臟炎發作時則為陣發性劇烈絞痛，膽囊炎疼痛向右側背部放射，而胰臟炎多向左背心部放射。

3.伴隨症狀

肺部疾病，如支氣管炎、肺炎、肺結核或肺癌等多伴有咳嗽、咳痰或咯血等症狀。如果伴有呼吸困難則有可能是大葉性肺炎、自發性氣胸、大量胸腔積液、肺栓塞或心肌梗塞等情況。

另外心肌梗塞還伴大量出汗、噁心、嘔吐等症狀。

胸痛伴有吞嚥困難或吞嚥時疼痛症狀加重，多與食道疾病有關。

胸痛伴有胃酸逆流、腹脹、噁心等症狀多與胃炎、胃潰瘍有關。

膽囊炎多伴黃疸、發燒；胰臟炎多伴隨有劇烈噁心、嘔吐、疼痛敏感（輕碰就很痛）等症狀。

4.疼痛影響因素

帶狀疱疹發作多為春秋季節變化或壓力事件時，一般可以自行痊癒，疼痛出現在皮膚水泡前，持續性疼痛，陣發性加重。

肋軟骨炎和胸肋關節功能紊亂多有外傷性的誘因，相同方向用力或運動將使疼痛加劇。

勞累、體力活動及精神緊張亦會誘發心絞痛的發生，含服醫師處方藥物可使疼痛緩解，但某些藥片對心肌梗塞則無效。

心包膜炎、肋膜炎及氣胸的胸痛多在呼吸末出現，深呼吸或咳嗽時情況則加劇。

食道炎、胃炎和胃潰瘍等的燒灼痛，多在空腹時疼痛加劇，服用抗酸劑等相關藥物後可以減輕。

根據以上各點，可以大致判斷自己所患胸痛的幾種可能疾病（如表 8-1）。

三、進一步明確胸痛的診斷

1.需要急診的胸痛（見圖 8-1）

如前所述，一些嚴重威脅生命的疾病，例如：心絞痛、心肌梗塞、心肌炎、氣胸、肺栓塞、大量胸腔積液等，都可能嚴重威脅生命，所以當發現類似狀況，應該在安慰病患的同時，立刻送醫院急診，並了解和觀察病患的併發症狀，如噁心、嘔吐、大量出汗、呼吸困難、口唇紫紺，咳痰及咯血等症狀，準確及時地向醫師提供有關胸痛的部位、性質及伴隨出現的各種症狀與情況，以便醫師根據情況進一步確診和搶救。

2.需要盡速就診的胸痛（見圖 8-2）

除了短時間即會威脅生命的疾病之外，其他一些疾病例如：帶狀疱疹、急性支氣管炎、急性肺炎、肺癌、食道炎、食道癌、胃炎等，也需要趕緊找專科醫師就診，以盡快透過輔助檢查明確診斷後，給予適當的治療，以免延誤病情的恢復。

四、胸痛的自我救治

當患者和家屬具備一定的醫學常識，對自己的胸痛經過分析診斷後，在尋求專業醫療救護的同時，對某些嚴重的疾病應當展開一定的自我救治，才能有助於延緩疾病的進展速度，加上配合專業治療，爭分奪秒，獲得及時的治療，以期達到最佳恢復效果。

1.臥床休息，採取自由體位，如為肋膜炎所致者，朝患側躺臥可減輕疼痛。

2.局部熱敷。

表 8-1 胸痛的自我診斷速查表

疾病名稱	好發年齡	疼痛部位	疼痛性質	伴隨症狀
帶狀疱疹	兒童 老年	定位在起水泡的局部	持續性針刺樣或燒灼樣疼痛	成簇的水泡沿著肋間隙分布在一側,不超過體表中線
肋間神經炎	老年 青少年	多沿肋間隙分布	連續刺痛	局部可能有紅腫等發炎症狀的反應及表現
肋軟骨炎	老年 青少年	多侵犯第一和第二肋軟骨	持續性疼痛	沿肋軟骨呈單個或多個結節隆起
多發性骨髓瘤	中老年	多侵犯胸骨和肋骨	持續性刺痛或脹痛	沿肋骨單個或多個結節隆起、胸骨壓痛、腎功能障礙等
結核性肋膜炎	兒童 老年	腋下、肋緣等處	呼吸末或用力呼吸末刺痛	可伴隨咳嗽、咳痰、乏力、午後輕度發燒、盜汗等症狀
自發性氣胸	青年 老年	腋下、肋緣等處	呼吸末刺痛	可能伴隨呼吸困難、口唇青紫
急性支氣管炎	兒童 青年	胸骨後上段	咳嗽後疼痛,灼熱痛	可能伴隨發燒、咳嗽、咳痰等症狀
急性肺炎	兒童 青年	患側胸部	持續性悶痛	可能伴隨發燒、咳嗽、咳痰、呼吸困難等症狀
慢性支氣管炎	老年 長期吸菸者	患側胸部	持續性悶痛	可能伴隨咳嗽、咳痰、喘息、呼吸困難等症狀
肺栓塞	老年 長期臥床者	胸骨後	劇烈、持續性悶痛	伴隨呼吸困難、血痰、咳嗽、大量出汗、臉色蒼白等症狀
肺結核	老年	患側胸部	持續性悶痛	伴隨症狀有咳嗽、咳痰、咯血、發燒、盜汗等
肺癌	老年 長期吸菸者	患側胸部	持續性悶痛	咳嗽、咳痰、血痰、發燒等
心肌炎	兒童、青年,多感冒後出現	前胸區	持續性鈍痛	胸悶、心悸、發燒、乏力等症狀
風濕性心內膜炎	青少年,多發生在細菌性咽喉炎後	前胸區	持續性悶痛	胸悶、心悸、發燒、關節炎等症狀

（續前表）

疾病名稱	好發年齡	疼痛部位	疼痛性質	伴隨症狀
心包膜炎	青年	前胸區	持續性摩擦痛	胸悶、心悸、發燒、呼吸困難等症狀
心絞痛	中老年	前胸區	間歇發作性壓榨性悶痛	多勞累、情緒激動後出現，伴隨心悸、胸悶等症狀，通常休息可緩解
心肌梗塞	中老年	前胸區	持續性壓榨性疼痛	多伴隨左肩背部、左臂內側放射痛、心悸、胸悶、大量出汗、瀕死感等，休息無法緩解
主動脈剝離症	青年老年	胸骨後、頸項部、腰背部等	持續劇烈撕裂性疼痛	多伴隨高血壓、大量出汗、臉色蒼白等症狀
食道炎	中老年	上腹部前胸部	劇烈燒灼痛	伴隨胃酸逆流、噁心、嘔吐等症狀
食道癌	中老年	上腹部胸背部	持續性鈍痛	伴隨吞嚥困難、吞嚥時疼痛加劇等症狀
胃炎	青年	上腹部	持續性鈍痛	伴隨胃酸逆流、打嗝、噁心、嘔吐等症狀
急性胰臟炎	中青年多於飲酒或油膩飲食後發作	左脅肋部上腹部	持續性絞痛	伴左肩背放射痛、發燒、噁心、嘔吐等症狀
急性膽囊炎膽結石	中老年，多於油膩飲食後發作	右脅肋部	持續性絞痛	發燒、黃疸等症狀

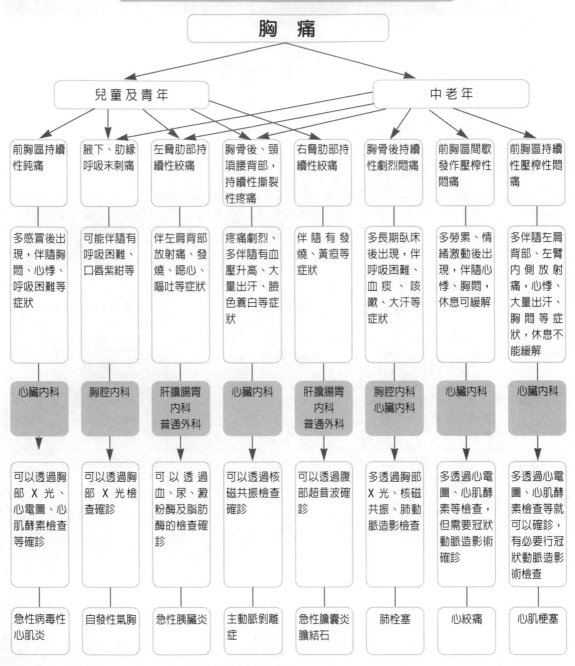

図 8-1 需要急診的胸痛診斷過程圖示

胸 痛

兒童及青年　　　　**中老年**

| 前胸區持續性鈍痛 | 腋下、肋緣呼吸末刺痛 | 左脅肋部持續性絞痛 | 胸骨後、頸項腰背部,持續性撕裂性疼痛 | 右脅肋部持續性絞痛 | 胸骨後持續性劇烈悶痛 | 前胸區間歇發作壓榨性悶痛 | 前胸區持續性壓榨性悶痛 |

| 多感冒後出現,伴隨胸悶、心悸、呼吸困難等症狀 | 可能伴隨有呼吸困難、口唇紫紺等 | 伴左肩背部放射痛、發燒、噁心、嘔吐等症狀 | 疼痛劇烈、多伴隨有血壓升高、大量出汗、臉色蒼白等症狀 | 伴隨有發燒、黃疸等症狀 | 多長期臥床後出現,伴呼吸困難、血痰、咳嗽、大汗等症狀 | 多勞累、情緒激動後出現,伴隨心悸、胸悶,休息可緩解 | 多伴隨左肩背部、左臂內側放射痛,心悸、大量出汗、胸悶等症狀,休息不能緩解 |

| 心臟內科 | 胸腔內科 | 肝膽腸胃內科普通外科 | 心臟內科 | 肝膽腸胃內科普通外科 | 胸腔內科心臟內科 | 心臟內科 | 心臟內科 |

| 可以透過胸部 X 光、心電圖、心肌酶素檢查等確診 | 可以透過胸部 X 光檢查確診 | 可以透過血、尿、澱粉酶及脂肪酶的檢查確診 | 可以透過核磁共振檢查確診 | 可以透過腹部超音波確診 | 多透過胸部 X 光、核磁共振、肺動脈造影檢查 | 多透過心電圖、心肌酶素等檢查,但需要冠狀動脈造影術確診 | 多透過心電圖、心肌酶素檢查等就可以確診,有必要行冠狀動脈造影術檢查 |

| 急性病毒性心肌炎 | 自發性氣胸 | 急性胰臟炎 | 主動脈剝離症 | 急性膽囊炎膽結石 | 肺栓塞 | 心絞痛 | 心肌梗塞 |

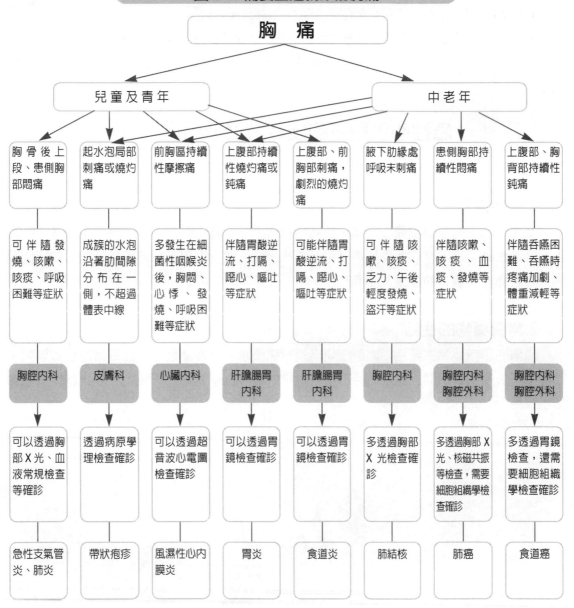

図 8-2 需要盡速就診的胸痛

胸 痛

兒童及青年

中老年

胸骨後上段、患側胸部悶痛	起水泡局部刺痛或燒灼痛	前胸區持續性摩擦痛	上腹部持續性燒灼痛或鈍痛	上腹部、前胸部刺痛，劇烈的燒灼痛	腋下肋緣處呼吸末刺痛	患側胸部持續性悶痛	上腹部、胸背部持續性鈍痛
可伴隨發燒、咳嗽、咳痰、呼吸困難等症狀	成簇的水泡沿著肋間隙分布在一側，不超過體表中線	多發生在細菌性咽喉炎後，胸悶、心悸、發燒、呼吸困難等症狀	伴隨胃酸逆流、打嗝、噁心、嘔吐等症狀	可能伴隨胃酸逆流、打嗝、噁心、嘔吐等症狀	可伴隨咳嗽、咳痰、乏力、午後輕度發燒、盜汗等症狀	伴隨咳嗽、咳痰、血痰、發燒等症狀	伴隨吞嚥困難、吞嚥時疼痛加劇、體重減輕等症狀
胸腔內科	皮膚科	心臟內科	肝膽腸胃內科	肝膽腸胃內科	胸腔內科	胸腔內科胸腔外科	胸腔內科胸腔外科
可以透過胸部 X 光、血液常規檢查等確診	透過病原學理檢查確診	可以透過超音波心電圖檢查確診	可以透過胃鏡檢查確診	可以透過胃鏡檢查確診	多透過胸部 X 光檢查確診	多透過胸部 X 光、核磁共振等檢查，需要細胞組織學檢查確診	多透過胃鏡檢查，還需要細胞組織學檢查確診
急性支氣管炎、肺炎	帶狀疱疹	風濕性心內膜炎	胃炎	食道炎	肺結核	肺癌	食道癌

3.口服止痛藥物，可選用阿斯匹林或其他非類固醇類止痛藥，如普拿疼等。

4.若疑爲心絞痛者，可舌下含服醫師開立之硝酸甘油錠。

5.若疑爲肋膜炎，積液過多者應往身體健康一側躺臥，以免肺萎縮和肺不張的發生。

經上述緊急處理後，不管疼痛是否緩解，特別是合併有呼吸困難時，應即刻送往醫院急救。

急性心肌梗塞的自我救治及治療方法

1.一般處理

當患者出現前胸區壓榨性疼痛，並向左肩背部、左臂內側放射，伴隨大量出汗、呼吸困難等症狀時，家人應立即攙扶患者平臥或半坐臥，並安慰患者保持平靜呼吸，禁止搬動患者或讓病人到處走動求醫、及用力大小便。

2.常備藥物的使用

常備的急救藥物主要包括硝酸酯類擴張冠脈藥物，例如硝酸甘油錠或其他長效製劑，此類藥物必須由醫師開立處方使用方法：硝酸甘油片 5mg 立即舌下含化；或依藥物說明書指示服用。

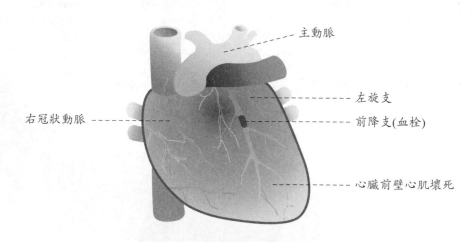

主動脈

左旋支

右冠狀動脈

前降支(血栓)

心臟前壁心肌壞死

圖 8-3 前壁心肌梗塞示意圖

3.即刻尋求專業醫療的救護支援

向專業醫護人員提供既往胸痛的情況、本次發病情況、以往的治療及口服藥物以及有無糖尿病及高血壓病史。

4.心肌梗塞的基本治療方法

溶栓治療：透過特定的藥物，將堵塞在心臟供血血管內的血栓溶解，使堵塞的血管恢復血液流通，挽救缺血的心肌。溶栓的成功率大約在 50~60% 左右，仍有很大一部份患者無法順利恢復血液的流動灌注。

經皮冠狀動脈成型術（PTCA）、支架放置術：透過股動脈將長鋼絲送入心臟供血的血管內，打通堵塞的血管，並放置合金支架支撐開狹窄的血管以防止血管再次出現堵塞。

冠狀動脈繞道手術（CABG）：透過外科手術，用靜脈或其他動脈將主動脈和堵塞的心臟供血血管遠端相連，建立新的血管通路，恢復心肌的血液灌注。

以上治療，均須經專業醫師確診後，根據病情需要酌情實施，以便得到及時有效的救治。

主動脈剝離

主動脈剝離，又叫主動脈夾層動脈瘤，並非真正是腫瘤。它是指循環的血液滲入主動脈夾層，形成血腫的一種致命性疾病。而主動脈中層退行性病變或中層囊性壞死是發病的基礎。

一般發病大多透過兩個途徑：一是主動脈滋養血管壓力升高，破裂出血導致主動脈內層分離；二是由於主動脈內壓升高，特別是老年人的主動脈彈性低，內膜破裂，血液從破裂口進入，進而使內膜分裂、積血而成血腫。

本病多見於 40~70 歲的中老年人，約有 70% 的病人有高血壓病史。

一、發病表現

1.胸痛：90% 病人首發症狀為突然發生的、持續性、進行性加重的劇烈胸痛，呈刺痛、撕裂樣或刀割樣疼痛，病人往往不能忍受，此時大汗淋漓，含服硝酸甘油無效。心電圖檢查可排除急性心肌梗塞。

2.休克：病人出現臉色蒼白，大量出汗，精神緊張或昏厥，四肢末端濕冷，但血壓多能維持高血壓範圍或略有下降，這時多見夾層血腫破潰到空腔臟器中。

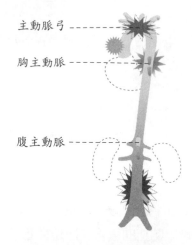

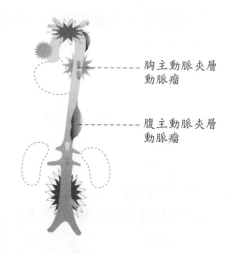

主動脈弓

胸主動脈

腹主動脈

胸主動脈夾層
動脈瘤

腹主動脈夾層
動脈瘤

圖 8-4 正常主動脈　　　　**圖 8-5 主動脈夾層動脈瘤**

3.**胃腸道症狀**：若夾層波及主動脈遠端，病人可能有腹痛，嘔吐，嘔血及便血，這為夾層血腫壓迫至腸繫膜動脈而引起缺血性結腸炎所致。

4.**精神神經系統症狀**：若血腫危及頸動脈或無名動脈開口處，可能出現一時性腦缺血，甚至腦中風。

5.**肢體無脈或脈搏減弱**：此為血腫危及無名動脈、左鎖骨下動脈，或腸總動脈，並壓迫其開口處所致。

6.**其他**：血腫壓迫臨近臟器而出現相應器官受壓的症狀，如聲音嘶啞、呼吸困難、咯血、哮喘等。

二、自我救治

1.穩定情緒，臥床休息，可預防血壓進一步上升引起主動脈剝離而致猝死。

2.降壓治療。治療的關鍵是控制血壓和降低心跳速率，有報導指出對急性 StanfordA（剝離性主動脈瘤的一種分類方法）型病人，在發病 24 小時的超急性期進行積極降壓治療，可提高生存率達 83%。應繼續服用以往降血壓藥物。將血壓控制於 130~140mmHg 之間，以防止病變的擴展。

3.緩解和消除疼痛。因為疼痛可引起休克。常用的止痛藥如止痛片可以試用，會有一定的效果。疼痛嚴重時應給予嗎啡類藥物止痛藥口服或注射。

三、醫師忠告

1. 主動脈剝離是一種發病突然，變化迅速，死亡率很高的疾病，不可掉以輕心。

2. 突然發生的、持續性、進行性加重的劇烈胸痛（有時延伸到腹部），是該病的主要特徵。

3. 鎮靜、制動、止痛、降壓，是內科治療的主要方法。及時送到醫院的加護病房，充分鎮痛、平穩降壓，是非常重要的。

4. 核磁共振（MRI）可以確定診斷該病，而且對治療方法和預後有指導意義，做此檢查是必要的。

5. 若內科治療不能控制高血壓和疼痛，或出現病變擴展、破裂、臟器缺血徵象時應積極手術治療。

6. 無論非手術治療或手術治療，搶救成功後仍應繼續服用降壓藥物和減弱心肌收縮力的藥物，以防止復發。減弱心肌收縮力的藥物主要是乙型交感神經阻斷劑，如倍他樂克（Betaloc-zok）。要將收縮壓控制在 130mmHg 以下，有可能避免分裂繼續發生，穩定病情。

第 9 章
腹痛

人的腹部結構與胸部結構相似，由內到外分別為腹壁、腹腔及腹部臟器。

腹壁同樣包括皮膚、皮下結締組織、肌肉。

腹腔是腹壁結構圍成的空腔，類似胸腔，亦由兩層薄膜組成：壁層腹膜和臟層腹膜構成。壁層腹膜鋪在腹壁內面，臟層腹膜鋪在腹腔臟器表面。

腹部臟器結構複雜，包括有消化系統、泌尿系統及生殖系統的器官；還包括一些大血管，有腹部主動脈、下腔靜脈、門靜脈等等。腹腔內臟器根據結構特徵也可分為兩種：一種是空腔臟器，如：胃、小腸、大腸及輸尿管等等，另一種是實質臟器，例如：肝、腎及脾等等。而生殖系統是一個特殊的系統，男性的生殖系統主要位於骨盆底及腹腔外，腹腔內主要包括前列腺、精囊等；女性生殖系統的大部份臟器都位於骨盆腔內，主要包括：卵巢、輸卵管、子宮等。

影響到腹腔各臟器的疾病、腹腔內的發炎、積液及腫瘤都會引起腹痛。除此之外，心臟、食道等胸腔內的臟器的疾病疼痛也會放射為上腹痛，而男性生殖系統位於腹部以外的部份，如睪丸、副睪丸、尿道等器官疾病的疼痛也會放射到下腹部。

一、腹痛的病因

1.食道、胃部及十二指腸疾病

兒童和年輕人多見的是逆流性食道炎、急性胃炎、胃十二指腸潰瘍。現代生活及工作節奏快、壓力高，多數年輕人不注意定時定餐，飽餓不定，久而久之，就會出現食道炎、胃炎、胃十二指腸潰瘍等疾病，嚴重的還可能出現胃十二指腸穿孔等病症；中老年人還要嚴加防範食道癌、胃癌等疾病發生。

2.小腸、結腸、直腸的疾病

兒童和年輕人多見的是急性腸炎、腸套疊、腸阻塞、急性闌尾炎、急性結腸炎等，多

與不良的飲食習慣和生活習慣，如：不按時進餐、不注意餐飲衛生、暴飲暴食及餐後劇烈活動等有關。老年人則要嚴防潰瘍性結腸炎、腸結核、克隆氏症、結腸癌和直腸癌等疾病。另外，兒童、老年人因為腹壁組織薄弱，部份腹部器官組織，如小腸、結腸等可以從薄弱的腹壁處向外異常突出，出現「疝氣」，兒童多見腹部斜疝，老年人腹部直疝和斜疝發生率都較高，嚴重的可以出現嵌頓性疝氣，突出的腹部器官組織嵌頓在狹窄的疝環上，不能回復到腹腔內，因而導致缺血壞死。

3.肝、膽及胰臟的疾病

年輕人多見的是肝炎、膽囊炎及急性胰臟炎等疾病。肝炎是由Ａ型、Ｂ型及Ｃ型等肝炎病毒等感染引起，Ａ型感染多透過飲食傳播，而Ｂ型及Ｃ型肝炎感染則透過血液傳播或母體垂直感染；膽囊炎、膽管結石、膽囊結石則是膽道細菌感染所致。國人是肝炎、膽囊炎、膽管結石及膽囊結石的好發族群，主要與肝炎病毒易感性及膽道蛔蟲罹患率較高有關。暴飲暴食及膽道結石還可引起急性胰臟炎的發作，主要由於結石堵塞膽管和胰臟管的共同開口，使胰臟分泌的消化液逆流而破壞自身組織所致。老年人則常見慢性肝炎、慢性膽囊炎、慢性胰臟炎等疾病，還要注意肝癌、膽囊癌和胰臟癌的發生。

4.輸尿管及膀胱的疾病

兒童和年輕人多見的是急性腎炎、尿道炎、輸尿管結石、腎結石等疾病，而女性因尿道短直等特點，容易形成尿道的逆行感染，且不容易控制，多轉為慢性泌尿系統的感染。老年人多見慢性腎炎、腎結石、慢性尿道炎等，老年男性因前列腺肥大，引起排尿障礙，有時合併前列腺炎、尿道炎等疾病。另外還要注意防治膀胱癌、腎癌等。

5.生殖系統疾病

年輕男性中多見急性非淋菌性尿道炎、急性輸精管炎、副睪丸炎等，女性多見卵巢及輸卵管炎、骨盆腔炎、子宮頸炎、子宮外孕、前兆流產等。老年男性多注意睪丸癌、陰莖癌等，老年女性要注意子宮頸癌、子宮內膜癌等。

6.其他原因引起的腹痛

還有腹壁上皮膚炎症病變及肌肉損傷，腹壁內肌肉和結締組織肉瘤等引起的局部疼痛；非典型發作的心絞痛有時也以上腹痛為主要表現；腹主動脈發炎、主動脈剝離形成等也可以形成上腹部和背部疼痛。

二、腹痛自我初步診斷

1.腹痛的部位（圖9-1）

腹腔內部臟器的疼痛大多與臟器的大體位置相近，可以根據疼痛的部位大致了解疾病發生的臟器部位。當發炎症狀或腫瘤侵犯了腹腔，形成腹膜病變後，疼痛的位置就更加明確。

劍突下及中上腹部疼痛多為食道、胃及十二指腸疾病，有時胰臟及膽囊病變也可引起中上腹疼痛，非典型的心絞痛也可以發生在劍突下。

膽囊炎、肝炎、肝癌、右腎發炎或積水等病變疼痛多位於右上腹部，並可以向右腰背部放射。

胰臟炎、胰臟癌及左腎病變等多位於左上腹部，並可以向左腰背部放射。

腹主動脈瘤的疼痛多在劍突下，可以向胸部、腰背部放射。

肚臍周圍及中腹部疼痛多為小腸、盲腸及闌尾疾病，闌尾炎疼痛部位起始多位於肚臍周圍，隨後又轉移到右下腹。

右下腹痛多為闌尾、右側輸尿管、盲腸及升結腸疾病，如：闌尾炎、輸尿管結石、腸結核、克隆氏病等，左下腹疼痛則與直腸、降結腸、左側輸尿管等器官的疾病有關，如：潰瘍性結腸炎、左輸尿管結石。

女性中下腹疼痛多與子宮、輸卵管、卵巢有關，如子宮肌瘤、子宮癌、子宮附件炎（指卵巢＋輸卵管）、卵巢囊腫、卵巢巧克力囊腫等，男性多於膀胱、前列腺、尿道和睪丸等器官有關，如膀胱炎、前列腺炎、尿道炎、副睪炎、睪丸癌等。

2.腹痛的性質

腹腔內臟器根據結構不同，疼痛的性質不同。空腔臟器發炎症狀或缺血導致疼痛多為痙攣痛，性質以絞痛為主，而實質臟器發炎症狀或腫瘤導致的疼痛，性質多以隱痛和鈍痛為主。

當發炎和腫瘤沒有侵犯到腹腔內，疼痛多可以忍受，用手壓迫局部可使疼痛有所緩解；如果侵犯到腹腔內，形成腹膜炎或腹腔轉移癌時，疼痛的性質較劇烈，用手壓迫疼痛局部會使疼痛明顯加劇。

食道炎、胃炎、胃潰瘍等則多為燒灼痛或絞痛。

心絞痛多感到重物壓迫感並有窒息感，心肌梗塞則窒息感更加明顯並有瀕死感，疼痛還向左肩背和左臂內側放射。

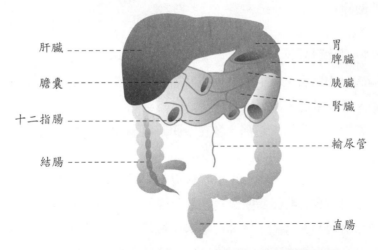

肝臟 - - - - - - - -

膽囊 - - - - - - -

十二指腸 - - - - - - -

結腸 - - - - - - -

胃

脾臟

胰臟

腎臟

輸尿管

直腸

圖 9-1 腹部主要結構及膽囊放射痛部位圖

雙側腎炎多為脹痛，疼痛可以沿輸尿管向下放射，扣擊腰部雙腎區會引起疼痛加劇。

肝炎多為隱痛或鈍痛，輕輕扣擊右脅肋區，疼痛明顯加劇。

膽囊炎和胰臟炎發作時則為陣發性劇烈絞痛，膽囊炎疼痛向右側背部放射，而胰臟炎多向左背心部放射。

小腸和結腸發炎症狀多為陣發性絞痛。

女性子宮、卵巢、輸卵管、尿道及男性睪丸、附睪、輸精管等器官發炎疼痛，多為痙攣痛或隱痛，會向會陰部放射。

3.腹痛的伴隨症狀

上消化道疾病，如食道炎、胃炎、胃潰瘍、十二指腸潰瘍等多伴有胃酸逆流、打嗝、噁心、嘔吐等等症狀。

如果伴有嘔血、柏油樣黑便則有可能是上消化道出血等。

腹痛伴有大便性狀及次數改變多與結腸及直腸疾病有關，如：潰瘍性結腸炎、腸結核、急性腸炎、克隆氏病等。

肝炎、膽囊炎、膽結石等除了腹痛外，還多伴隨黃疸、發燒等症狀。

胰臟炎多伴有劇烈噁心、嘔吐，嚴重時可以導致休克、昏迷等症狀。

腹痛伴隨尿少、血尿等多與腎炎、腎癌、腎結石、輸尿管結石等疾病有關。

膀胱炎、尿道炎多伴尿急、頻尿、解尿疼痛等症狀。

子宮肌瘤、子宮癌、卵巢炎、輸卵管炎、卵巢囊腫、卵巢巧克力囊腫等疾病，多可合

併月經量、性質的改變。

4.腹痛的疼痛影響因素

消化系統臟器病變的疼痛，多與飲食衛生及習慣不良有關，吃了不乾淨的食物、不及時就餐、飽餓不定、暴飲暴食、飽餐後劇烈運動等等。

食道炎、胃炎和胃潰瘍等的燒灼痛，多在空腹時疼痛加劇，服用抗酸劑和相關藥物後可以減輕病情。

急性腸炎、大腸炎、闌尾炎等與不注意飲食衛生，飯後劇烈運動等有關。

急性膽囊炎、急性胰臟炎則與暴飲暴食、進食較多脂肪、飲食油膩有關。

急性腎炎與鏈球菌咽喉炎有關，鏈球菌咽喉炎後沒有及時控制，反覆發作的鏈球菌咽喉炎會使人體內產生強烈的免疫反應，攻擊自身腎臟等臟器。

當腹腔內的臟器發炎及感染不能得到很好的控制時，感染或發炎症狀會擴散到整個腹腔，形成腹膜炎，整個腹部疼痛劇烈，不能按壓。

根據以上各點，可以大致判斷自己所患腹痛的幾種可能疾病（如表9-1）。

三、進一步明確腹痛的診斷

1.需要急診的腹痛（見圖9-2）

在腹部疼痛的所有疾病中，需要緊急行外科手術治療的突然發作的劇烈腹痛稱為「急性腹症」，這類疾病如果無法及時治療，將有生命危險，例如：胃十二指腸潰瘍穿孔、急性化膿性閉塞性膽管炎、急性胰臟炎、急性闌尾炎、腸阻塞、嵌頓性疝氣、女性的子宮外孕、卵巢囊腫扭轉等，所以當發現類似狀況，應該在安慰病患的同時，立刻送醫院急診，並了解和觀察病患的併發症狀，如噁心、嘔吐、大量出汗、嘔血、黑便等症狀，準確及時的向醫師提供有關腹痛的部位、性質及伴隨症狀情況，以便醫師根據情況進一步確診和搶救。

2.需要盡速就診的腹痛（見圖9-3）

除了短時間內即會威脅生命的疾病外，其他一些疾病例如：胃炎、胃癌、肝炎、肝癌、食道炎、食道癌、急性腸炎、大腸炎、大腸癌等，也需要趕緊找專科醫師就診，以盡快透過輔助檢查明確診斷後，給予適當的治療，以免延誤病情。

表 9-1 腹痛的自我診斷速查表

疾病名稱	好發年齡	疼痛部位	疼痛性質	伴隨症狀
急性胃炎	兒童 青年	中上腹部 劍突下	強烈的燒灼痛或脹痛，陣發性加劇	胃酸逆流、打嗝、噁心、嘔吐等症狀
胃、十二指腸潰瘍	老年 青年	中上腹部，劍突下，右上腹部	強烈的燒灼痛、鈍痛，陣發性加劇	胃酸逆流、噁心、嘔吐、嘔血、黑便等症狀
急性膽囊炎、膽管炎、膽結石	中老年 青年	多為右上腹部，有時向右側背心放射	陣發性加重的絞痛	多伴隨發燒、黃疸、嘔吐等症狀
急性胰臟炎	中青年 暴飲暴食者	多為左上腹部，有時向左側背心放射	陣發性加重的絞痛、燒灼痛等	可能伴隨有黃疸、發燒、噁心、劇烈嘔吐、休克等症狀
胰臟癌	老年	多上腹部，左側	持續性脹痛或悶痛	可以伴隨黃疸、噁心、嘔吐、營養不良等症狀
急性肝炎	青少年	多右上腹部	持續性脹痛	可能伴隨黃疸、發燒、噁心、嘔吐等症狀
肝癌	中老年	多右上腹部	持續性脹痛	可能有黃疸、噁心、嘔吐、吐血、腹水等合併症狀
急性腸炎	兒童 老年	多在肚臍周圍，並向多個方向竄動	陣發性加重的絞痛	可能伴隨噁心、嘔吐、腹瀉等症狀
急性大腸炎	青年 老年	腹部兩側	陣發性加劇的絞痛或脹痛	可能伴隨腹瀉和便意（裏急後重）
急性闌尾炎	兒童 青年	先為臍周，後轉到右下腹部	陣發性加劇的絞痛，牽拉疼痛感	可伴隨發燒、噁心、嘔吐等症狀
腸結核	不一定	下腹部右側	持續性悶痛，陣發性加劇	可伴隨盜汗、午後輕微發燒等症狀
克隆氏病	老年 青年	右側下腹部	持續性悶痛	可伴隨腹瀉和便意
潰瘍性結腸炎	老年 吸煙者	左側下腹部	劇烈、持續性悶痛	伴隨腹瀉、血便、便意盡感
結腸癌	老年	患側腹部	持續性悶痛、脹痛	伴隨血便、腹瀉、便秘等症狀

疾病名稱	好發年齡	疼痛部位	疼痛性質	伴隨症狀
急性腎炎	青少年、多感冒後	腰背部	持續性悶痛、脹痛	伴隨症狀有發燒、血尿、少尿等
輸尿管結石	中青年	患側腹部	持續性絞痛、陣發性加劇	伴隨血尿、排出小結石的情況
急性泌尿系統感染	兒童 老年	下腹部	持續性燒灼痛 向會陰部放射	伴隨膿尿、尿急、尿痛、排尿次數增多等
子宮附件炎（卵巢、輸卵管）	中老年婦女	下腹部	持續性墜脹痛	伴隨經血量、經色、白帶等方面的變化
卵巢囊腫扭轉、子宮外孕	青年婦女	患側下腹部	劇烈絞痛、陣發性加劇	經血量變化、陰道出血等症狀
子宮頸癌	中老年婦女	下腹部	下腹墜脹感	多伴隨陰道不正常出血、白帶變化等情況
前列腺炎	中老年	下腹部 向會陰部放射	持續性脹痛	多伴隨排尿困難、尿意感等症狀
睪丸癌	老年	患處 向會陰部放射	持續性脹痛	多伴隨患側睪丸沈重感
食道炎	中老年	上腹部 前胸部	劇烈燒灼痛	伴隨胃酸逆流、噁心、嘔吐等症狀
食道癌	中老年	上腹部 胸背部	持續性鈍痛	伴隨吞嚥困難、吞嚥時疼痛加劇等症狀

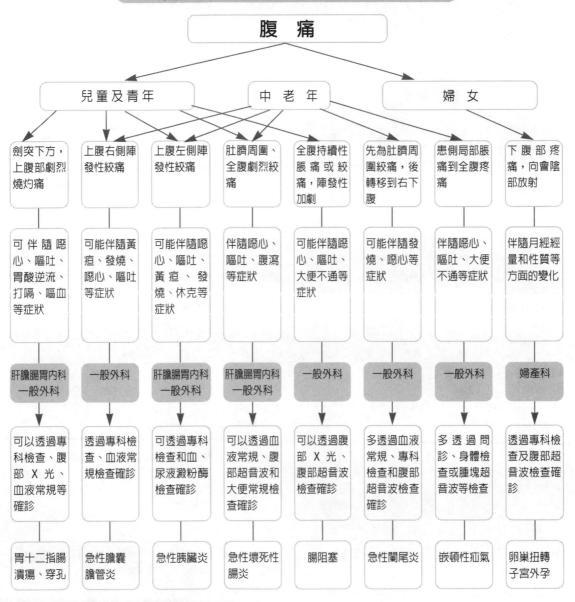

圖9-2 需要急診的腹痛診斷過程圖示

腹 痛

兒童及青年　　中老年　　婦女

劍突下方，上腹部劇烈燒灼痛	上腹右側陣發性絞痛	上腹左側陣發性絞痛	肚臍周圍、全腹劇烈絞痛	全腹持續性脹痛或絞痛，陣發性加劇	先為肚臍周圍絞痛，後轉移到右下腹	患側局部脹痛到全腹疼痛	下腹部疼痛，向會陰部放射
可伴隨噁心、嘔吐、胃酸逆流、打嗝、嘔血等症狀	可能伴隨黃疸、發燒、噁心、嘔吐等症狀	可能伴隨噁心、嘔吐、黃疸、發燒、休克等症狀	伴隨噁心、嘔吐、腹瀉等症狀	可能伴隨噁心、嘔吐、大便不通等症狀	可能伴隨發燒、噁心等症狀	伴隨噁心、嘔吐、大便不通等症狀	伴隨月經經量和性質等方面的變化
肝膽腸胃內科一般外科	一般外科	肝膽腸胃內科一般外科	肝膽腸胃內科一般外科	一般外科	一般外科	一般外科	婦產科
可以透過專科檢查、腹部X光、血液常規等確診	透過專科檢查、血液常規檢查確診	可透過專科檢查和血、尿液澱粉酶檢查確診	可以透過血液常規、腹部超音波和大便常規檢查確診	可以透過腹部X光、腹部超音波檢查確診	多透過血液常規、專科檢查和腹部超音波檢查確診	多透過問診、身體檢查或腫塊超音波等檢查	透過專科檢查及腹部超音波檢查確診
胃十二指腸潰瘍、穿孔	急性膽囊膽管炎	急性胰臟炎	急性壞死性腸炎	腸阻塞	急性闌尾炎	嵌頓性疝氣	卵巢扭轉子宮外孕

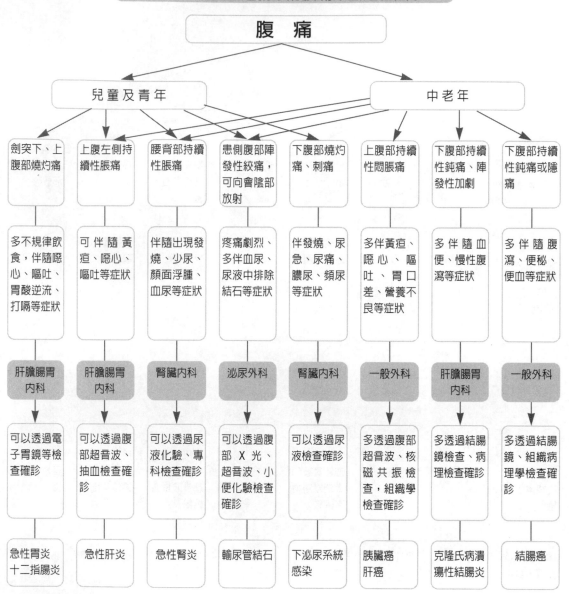

圖 9-3 需要盡速就診的腹痛診斷過程圖示

腹　痛

兒童及青年　　　　　　　　　**中老年**

劍突下、上腹部燒灼痛	上腹左側持續性脹痛	腰背部持續性脹痛	患側腹部陣發性絞痛，可向會陰部放射	下腹部燒灼痛、刺痛	上腹部持續性悶脹痛	下腹部持續性鈍痛、陣發性加劇	下腹部持續性鈍痛或隱痛
多不規律飲食，伴隨噁心、嘔吐、胃酸逆流、打嗝等症狀	可伴隨黃疸、噁心、嘔吐等症狀	伴隨出現發燒、少尿、顏面浮腫、血尿等症狀	疼痛劇烈、多伴血尿、尿液中排除結石等症狀	伴發燒、尿急、尿痛、膿尿、頻尿等症狀	多伴黃疸、噁心、嘔吐、胃口差、營養不良等症狀	多伴隨血便、慢性腹瀉等症狀	多伴隨腹瀉、便秘、便血等症狀
肝膽腸胃內科	肝膽腸胃內科	腎臟內科	泌尿外科	腎臟內科	一般外科	肝膽腸胃內科	一般外科
可以透過電子胃鏡等檢查確診	可以透過腹部超音波、抽血檢查確診	可以透過尿液化驗、專科檢查確診	可以透過腹部 X 光、超音波、小便化驗檢查確診	可以透過尿液檢查確診	多透過腹部超音波、核磁共振檢查，組織學檢查確診	多透過結腸鏡檢查、病理檢查確診	多透過結腸鏡、組織病理學檢查確診
急性胃炎十二指腸炎	急性肝炎	急性腎炎	輸尿管結石	下泌尿系統感染	胰臟癌肝癌	克隆氏病潰瘍性結腸炎	結腸癌

四、腹痛的自我救治

1.臥床休息，採取俯臥姿勢可使腹痛有所緩解，也可雙手適當壓迫腹部可使腹痛緩解。但不可用力揉搓，以免發炎症狀擴散。對明確的非發炎功能性病變，可用熱水袋熱敷。但對老人小孩，務必防止燙傷。

2.適當給予解除痙攣藥物，如補斯可胖（Buscopan），每日 2~3 次、每次一錠，可暫時緩解腹痛。

3.若是暴飲暴食所致腹痛、腹瀉者，可試用桐油按摩腹部，會有一定效果。

4.若疑是輸尿管結石，應該臥床休息，鼓勵病人多飲水，有利於排出結石。腎臟相關區域疼痛劇烈時可熱敷或口服補斯可胖，一日 3 次，有止痛和促進排石的作用。

5.若疑是腹主動脈剝離，應該臥床休息，準備送醫院搶救，立即口含硝苯吡啶 10 毫克或尼卡（一種鈣離子阻斷劑），有出血性休克、心包填塞導致猝死等嚴重併發症時，應迅速就地搶救並向醫院求救。

6 腹痛劇烈且伴有嘔吐、高熱、血便等症狀時，應速送醫院治療，不宜滯留家中以免耽誤病情。

急性出血壞死型胰臟炎

急性出血壞死型胰臟炎是急性胰臟炎中的一種危重情況，死亡率極高。

一、急性出血壞死型胰臟炎有什麼表現？

突發中上腹持續性疼痛，陣發性加重，疼痛可向左側胸及腰背部放射。伴隨有噁心嘔吐，嘔吐後疼痛無法緩解等症狀，可能出現高熱、臉色蒼白、呼吸急促、煩躁不安、血壓下降等休克表現。繼續發展即會出現精神恍惚、嘔血、黑便等各種臟器功能衰竭的表現。

二、懷疑為急性出血壞死型胰臟炎時如何處理？

當出現劇烈腹痛時，切勿緊張及情緒激動，家屬應盡量安慰患者保持安靜和平穩，有利於疾病的診斷和治療。急性胰臟炎的鑑別診斷不是很容易，去醫院急診前勿飲水或進食，以避免使病人的病情加重，如果需要緊急手術，進食後會增加麻醉的困難。再者勿給止痛藥，因為醫師診斷急腹症的病因主要是根據疼痛的部位、性質、程度及其進展情況，一旦使用止痛藥，掩蓋了症狀，會給醫師診斷時帶來干擾。

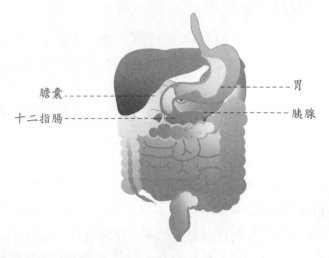

膽囊 ----------   ---------- 胃

十二指腸 ----------   ---------- 胰腺

圖 9-4

三、急性出血壞死型胰臟炎的確診方法是什麼？

除醫師的專科檢查之外，血液及尿液的澱粉酶升高，或是白血球等細胞升高，基本上可以確定胰臟炎的診斷。

家屬應向專業醫護人員提供腹痛發作的情況、發病的誘因、伴隨的症狀、口服藥物以及有無膽囊炎和胃十二指腸潰瘍的情況。

四、急性出血壞死型胰臟炎的基本治療策略是什麼？

禁食及保守治療：因為進食後，食物會刺激胰臟分泌胰液，使得胰管壓力增高，不利於消除發炎和人體康復，因此胰臟炎患者必須禁食，盡量力求停止胰臟的自身消化。透過禁食、全靜脈營養及胃腸減壓等，減少胰臟酶的分泌，防止繼發感染。還要給予解痙藥物和制酸劑，靜脈輸液。並且配合給予營養支援，主要透過全靜脈營養，以補充熱量及維持血容量。

手術治療：嚴重的胰臟炎因為局部的炎症不易消除或已經擴散，需要行手術治療將壞死或炎症胰臟組織切除，減少胰臟分泌的消化液對肌體及其他器官組織的破壞，盡可能地減少病痛，以挽救患者的生命。

五、急性出血壞死型胰臟炎如何預防？

急性胰臟炎的發生多為膽囊結石或膽管結石堵塞了胰膽管的共同出口，使胰臟分泌的消化液逆流進入胰臟，消化自身組織所導致。應預防膽囊結石和膽管結石的發生，飲食規

律、早餐豐富等，如果已經發現患有膽囊結石或膽管結石，最好盡早行手術或其他藥物治療。

急性胰臟炎多在進食大量脂肪飲食後發生。故切記不要暴飲暴食或大量飲酒等。

第 10 章
噁心、嘔吐

　　噁心與嘔吐是臨床常見症狀。噁心常為嘔吐的前驅感覺，也會單獨出現。常可見到上腹部特殊不適感，並伴有頭暈、流口水、脈緩、血壓降低等迷走神經興奮症狀。嘔吐是指胃內容物或一部份小腸內容物，通過食道而逆流出口腔的一種複雜的反射動作。嘔吐可將有害物質從胃排出，從而起保護作用，但持久而劇烈的嘔吐，會引起失水過多、電解質紊亂、代謝性鹼中毒及營養不良等情況。噁心與嘔吐不僅顯現出身體可能有胃腸疾病，而且還有顱內腫瘤等顱內疾病的可能性。因此，我們應仔細注意身體所出現的每一個信號。

一、噁心、嘔吐的病因

　　人在嘔吐之前，往往會先有噁心的感覺，同時伴有流口水與反覆的吞嚥動作，甚至出現蒼白、出汗、低血壓與心臟跳動過慢。繼而胃竇與幽門區、腸、腹肌突然強烈收縮，使腹內壓力驟增，隨即將胃內容物經食道排出體外。凡不伴有噁心，並缺乏上述協調運動者，稱為反食；胃內容物經反食進入口腔，再行咀嚼嚥下者，稱為反芻，這些都需與嘔吐加以區別。

1.胃腸病

　　胃黏膜受到細菌、化學物質、機械牽引等刺激而引發急性胃黏膜炎或慢性胃黏膜急性發作；在一些中老年人當中，由於胃的幽門端肌肉痙攣、疤痕狹窄、腫瘤等因素阻礙了胃的流出端，即會引起頑固性的嘔吐；另一較常見的疾病是腸阻塞，典型的症狀為嘔吐、腸絞痛、肛門停止排便排氣，還有一些病人可出現腹脹，腹壁還可看到腸蠕動。

2.腦神經疾病

　　在中老年人當中，本身已有高血壓，如有過度用力、情緒激動、跌倒後突然出現劇烈頭痛、眩暈、噁心、嘔吐，甚至抽搐、昏迷等症狀時，應考慮腦血管病變。

　　小孩在春季或夏季疑似感冒症狀後，出現高熱、寒顫、頭痛、噁心、嘔吐，嚴重的出

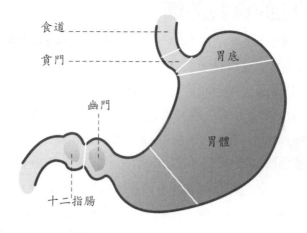

食道

賁門

幽門

胃底

胃體

十二指腸

圖 10-1 胃部

現抽搐、昏迷時，則有罹患腦炎、流行性腦膜炎的可能性。

40歲以上的人當中，如果出現不明原因的逐漸加重性嘔吐、頭痛、視力障礙；及某些人可能出現一側肢體麻木、不夠靈活時，也會有罹患腦腫瘤的可能。

當頭部受到外傷後出現頭痛、嘔吐、眩暈等症狀，可能是顱內出血，需及時住院治療。

3.耳源性疾病

小孩子如近期患有急慢性中耳炎，然後出現發作性眩暈、噁心、嘔吐、眼球震顫等現象，有可能是迷路炎；有一些中老年人，如突發旋轉性眩暈、耳鳴與耳聾，伴有臉色蒼白、出冷汗等症狀，有可能是美尼爾氏病；一些人在乘車、船途中出現噁心、嘔吐，那大多是動暈症。

4.神經性嘔吐

嘔吐可為胃部精神官能症或歇斯底里病症狀之一。其特點是嘔吐發作和精神刺激有關。嘔吐可在進食後發生，嘔吐時不費力，每口吐出量也不多，吐完又可再進食，雖長期反覆發作而營養狀況影響不大。常見的現象為嗅到不愉快的氣味，聽到震耳的噪音、或見到厭惡的食物而出現的嘔吐。該病多見於女性和精神敏感的人，其嘔吐中樞易興奮，故受各種刺激作用時易發生嘔吐。

二、噁心、嘔吐的自我診斷

當病人出現噁心、嘔吐，應多加注意如下情況，會對防治疾病很有幫助（表10-1）。

孕吐常發生於清晨；胃源性嘔吐多與進食、飲酒、服用藥物等有關，常伴有噁心，嘔吐後感輕鬆；嘔吐物如為大量，即有可能是幽門阻塞而導致胃滯留或十二指腸滯留，嘔吐物含有大量膽汁者，表示可能有膽汁逆流入胃，常為較頑固性嘔吐，可見於高位小腸阻塞、膽囊炎膽結石；嘔吐物帶有糞臭者，常見於小腸下段阻塞。

噴射性嘔吐常見於腦壓增高，常無噁心的前兆，吐後並不感輕鬆；腹腔疾病、心臟病、尿毒症、糖尿病酮酸血症、顱腦疾病或外傷等所致嘔吐，也有較多的病人。

與神經密切相關的嘔吐，表現無噁心，進食後可立即發生，嘔吐常不費力，每口吐出量不多，吐後可再進食，營養狀況無明顯改變，屬神經性嘔吐；嗅到不愉快的氣味或看到厭惡的食物而引起，也屬這類範疇。

吐瀉交替發作者，須注意食物中毒、霍亂或副霍亂、急性中毒等。嘔吐伴高熱者須注意急性感染；嘔吐伴耳鳴、眩暈者，須注意迷路疾病、動暈症。

三、進一步明確噁心、嘔吐的診斷

1.需要急診的噁心、嘔吐（圖10-2）

如前所述，一些嚴重威脅生命的疾病，例如：急性胃腸炎、食物中毒、腸阻塞、急性心肌梗塞、腦血管疾病、顱內感染等疾病，都可能嚴重威脅生命，所以當發現類似狀況，應該在安慰病患的同時，立刻送醫院急診，並了解和觀察病患的併發症狀，如發燒、腹痛、尿量變化等症狀，準確及時的向醫師提供有關噁心、嘔吐的時間、性質及嘔吐物氣味伴隨症狀情況，以便醫師根據情況進一步確診和搶救。

2.需要盡速就診的噁心、嘔吐（圖10-3）

除短時間內威脅生命的疾病，其他一些疾病如：幽門阻塞、胃癌、腎臟疾病、腹膜炎等，也需要趕緊找專科醫師就診，以盡快透過輔助檢查明確診斷後，給予適當的治療，以免延誤病情的恢復。

表 10-1 噁心、嘔吐的臨床表現

疾病名稱	好發年齡	發病部位	嘔吐特點	伴隨症狀
急性胃腸炎食物中毒	兒童、青少年、青年	胃小腸	進食後立即出現噁心、嘔吐	腹瀉、腹痛、可能有發燒
幽門阻塞	中年 老年	上腹部	嘔吐物為隔夜食物，嘔吐多發生在餐後、量多	頭痛、乏力、口渴、部分患者有手足抽搐
胃癌	中老年	左上腹部	嘔吐伴血液	上腹部持續疼痛、消瘦、黑便
腸阻塞	不一定	中、下腹部	嘔吐常劇烈，晚期嘔吐物帶糞臭氣的液體	腸絞痛與停止排便、排氣
腹膜炎	青壯年	中、下腹部	伴隨噁心，嘔吐較輕	發燒、腹痛、腹肌緊張
急性藥物性肝炎	青年	右上腹部	噁心，嘔吐較輕	黃疸、厭惡油膩、上腹痛、尿色深黃
膽石絞痛及膽道蛔蟲病	青少年 青年	右上腹部心窩處	嘔吐，但多不嚴重，嘔吐物為食物、胃液、膽汁，有時可見蛔蟲	上腹部絞痛，間斷發作
藥物性胃炎	青年 壯年	左上腹部	劇烈的噁心、嘔吐，停藥後可短期恢復	上腹痛或不適，嚴重的會嘔血或黑便
急性肺炎	兒童	肺	發病初期	發燒、咳嗽
腎臟疾病	兒童、青年	腎	嘔吐可能劇烈也會較輕，常伴噁心症狀	浮腫、高血壓、血尿、少尿或無尿
急性心肌梗塞	中老年	心臟	嘔吐常發生於疼痛劇烈時	休克、胸痛
早期妊娠	青年	子宮	停經後三月，晨起後嘔吐，嘔吐前常有噁心	月經未來 可能有水腫或高血壓
青光眼	中老年	眼	劇烈嘔吐	高血壓、頭疼、眼痛、視力障礙
腦血管病變	40歲以後	大腦	噴射性嘔吐，可能伴有血液	意識障礙、高血壓、癱瘓、失語
中樞神經感染	兒童	大腦、脊髓	嘔吐劇烈、可能無噁心	發燒、意識障礙、高血壓、癱瘓、失語
腦腫瘤	老年	大腦	初期嘔吐較輕，後期嘔吐頻繁	頭痛、視力障礙
頭部外傷	任何年齡	頭顱	噴射性嘔吐	頭痛、昏迷
迷路炎	兒童	耳部	發作性噁心、嘔吐	眩暈、眼球震顫
梅尼爾氏病	中年男性	耳部	突發噁心、嘔吐	臉色蒼白、冒冷汗、血壓下降、耳聾與耳鳴
動暈症	任何年齡	耳部	乘船、車	蒼白、出汗、流口水
神經性嘔吐	年輕女性	大腦	受條件刺激，吐後仍可進食	一般並不伴隨其他變化

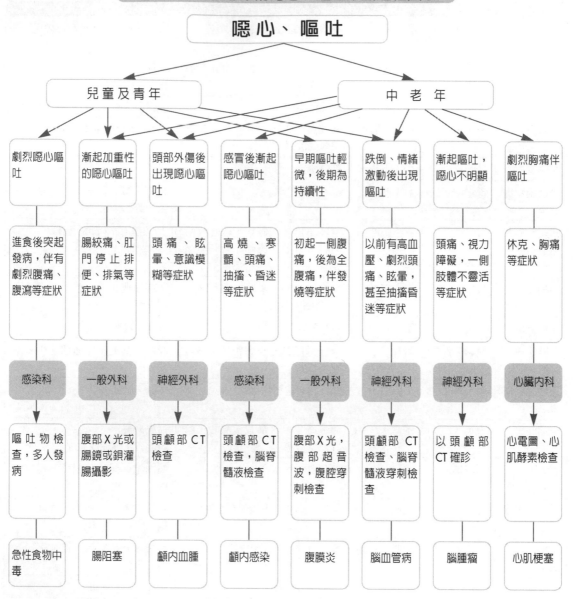

圖 10-2 需要急診的噁心、嘔吐診斷過程圖示

噁心、嘔吐

兒童及青年				中 老 年			
劇烈噁心嘔吐	漸起加重性的噁心嘔吐	頭部外傷後出現噁心嘔吐	感冒後漸起噁心嘔吐	早期嘔吐輕微，後期為持續性	跌倒、情緒激動後出現嘔吐	漸起嘔吐，噁心不明顯	劇烈胸痛伴嘔吐
進食後突起發病，伴有劇烈腹痛、腹瀉等症狀	腸絞痛、肛門停止排便、排氣等症狀	頭痛、眩暈、意識模糊等症狀	高燒、寒顫、頭痛、抽搐、昏迷等症狀	初起一側腹痛，後為全腹痛，伴發燒等症狀	以前有高血壓、劇烈頭痛、眩暈，甚至抽搐昏迷等症狀	頭痛、視力障礙，一側肢體不靈活等症狀	休克、胸痛等症狀
感染科	一般外科	神經外科	感染科	一般外科	神經外科	神經外科	心臟內科
嘔吐物檢查，多人發病	腹部X光或腸鏡或鋇灌腸攝影	頭顱部CT檢查	頭顱部CT檢查，腦脊髓液檢查	腹部X光，腹部超音波，腹腔穿刺檢查	頭顱部CT檢查、腦脊髓液穿刺檢查	以頭顱部CT確診	心電圖、心肌酵素檢查
急性食物中毒	腸阻塞	顱內血腫	顱內感染	腹膜炎	腦血管病	腦腫瘤	心肌梗塞

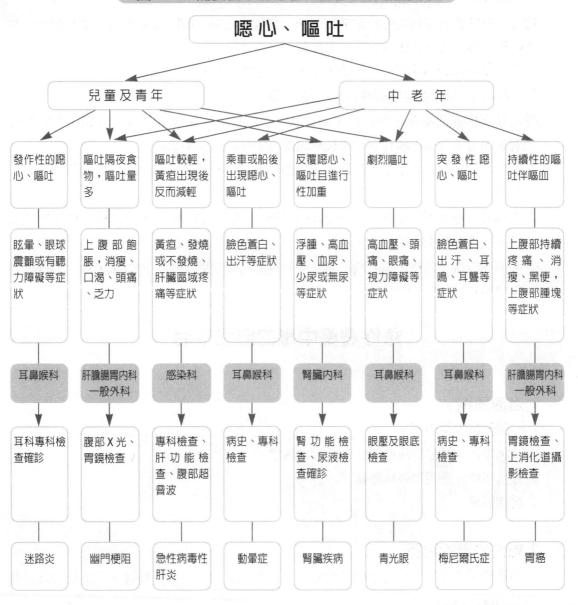

圖 10-3 需要就診的噁心、嘔吐診斷過程圖示

噁心、嘔吐

兒童及青年 ／ 中老年

發作性的噁心、嘔吐	嘔吐隔夜食物，嘔吐量多	嘔吐較輕，黃疸出現後反而減輕	乘車或船後出現噁心、嘔吐	反覆噁心、嘔吐且進行性加重	劇烈嘔吐	突發性噁心、嘔吐	持續性的嘔吐伴嘔血
眩暈、眼球震顫或有聽力障礙等症狀	上腹部飽脹，消瘦、口渴、頭痛、乏力	黃疸、發燒或不發燒、肝臟區域疼痛等症狀	臉色蒼白、出汗等症狀	浮腫、高血壓、血尿、少尿或無尿等症狀	高血壓、頭痛、眼痛、視力障礙等症狀	臉色蒼白、出汗、耳鳴、耳聾等症狀	上腹部持續疼痛、消瘦、黑便，上腹部腫塊等症狀
耳鼻喉科	肝膽腸胃內科 一般外科	感染科	耳鼻喉科	腎臟內科	耳鼻喉科	耳鼻喉科	肝膽腸胃內科 一般外科
耳科專科檢查確診	腹部X光、胃鏡檢查	專科檢查、肝功能檢查、腹部超音波	病史、專科檢查	腎功能檢查、尿液檢查確診	眼壓及眼底檢查	病史、專科檢查	胃鏡檢查、上消化道攝影檢查
迷路炎	幽門梗阻	急性病毒性肝炎	動暈症	腎臟疾病	青光眼	梅尼爾氏症	胃癌

四、噁心、嘔吐的自我救治

　　噁心、嘔吐的治療首先應確定病因，讓病情較重的病人即時住院治療。嘔吐較少、其他症狀較輕的患者可進行簡單治療在家休養。

◎對感染引起的嘔吐應積極治療，適當應用止吐藥物。

◎對腸阻塞引起的嘔吐應即時送至醫院治療。

◎心絞痛引起的嘔吐，疼痛是主要症狀，因此首要是止痛、鎮靜、擴張冠狀動脈血管，如舌下含服硝酸甘油。之後應隨即尋求醫院的專業治療。

◎對嘔吐伴隨有脫水症狀者，在家可口服補充淡鹽水並禁食其他食物，如無效應送住院治療。

◎對嘔吐伴隨有抽搐者，在聯繫醫院的同時，應保護好患者，避免病人抽搐倒地碰傷，或牙關緊閉咬破舌頭。

◎腦部外傷數小時後出現的噁心嘔吐，往往有可能是顱內出血的現象，病人須立即到醫院做 CT（電腦斷層）檢查。

急性農藥中毒的自我救治

1.治療原則

◎立即脫離中毒現場。

◎清除進入人體已被吸收或尚未吸收之毒物。

◎如有可能，選用特效解毒藥。

◎對症治療。

2.急性中毒的治療

◎中毒情況危重時，首先應迅速對呼吸、血壓和生命徵象進行監護，並採取有效的緊急治療措施。

◎毒物由呼吸道或皮膚侵入時，要立即將患者撤離中毒現場。立即脫去污染的衣服，清洗接觸部位的皮膚。毒物與皮膚接觸較久者，用肥皂水和大量溫水清洗皮膚和毛髮，不必用藥物中和。

◎如毒物濺入眼內，應立即用清水徹底沖洗。

◎毒物經口服者，如神志不清，應立即送就近醫院治療，密切觀察病情變化，如嘔吐

物、呼吸等。

◎患者神志清楚且能合作時，讓患者飲溫水 300~500ml，然後自己用手指或筷子刺激咽後壁或舌根誘發嘔吐。如此反覆進行，直到胃內容物完全嘔出為止。

◎洗胃後仍應密切注意患者的病情變化，若是病情出現惡化，應立刻送病人至醫院就診。洗胃時應將患者頭部轉於側位，以免胃容物吸入氣管導致窒息。

第 11 章
嘔血（吐血）

嘔血俗稱吐血，是上消化道出血的主要表現。上消化道出血是指食道、胃、十二指腸、胰臟、膽道的急性出血。一般講幽門以下出血時常只引起黑便，而幽門以上出血則往往兼有嘔血，如幽門以下部位出血量多，血液返流入胃，也會引起嘔血。又如幽門以上出血量少，血液在胃內不引起嘔吐反射，則全部血液流入腸內表現爲黑便。黑便者可能無嘔血，而嘔血者則均有黑便。嘔血的病狀主要取決於出血量及其在胃內停留的時間，嘔出鮮紅色血液或血塊者表示出血量大，在胃內停留的時間短。而出血量少而慢，在胃內停留時間長，血液經胃酸作用後嘔出的血液呈咖啡渣顏色。

一、嘔血的病因

1.肝硬化引起的門靜脈高壓

肝硬化是引起門靜脈高壓最常見的原因，門靜脈高壓的發展結果必然導致食道和胃底的靜脈曲張。這些曲張靜脈由不結實的黏膜下層組織所支援，曲張的靜脈壓力不斷增加而使靜脈壁變得很薄，並且經常受到較粗糙食物的摩擦和返流到食道的酸性胃液侵蝕，這些都是引起靜脈曲張破裂出血的原因。肝硬化病人在憋氣、用力解便等任何原因而引起腹壓增高時，均可能導致食道下段靜脈曲張破裂出血。

2.發炎症狀

急性糜爛性胃炎是引起嘔血與黑便的常見病變，故又稱急性出血性胃炎。一般由酗酒、治療關節炎及風濕痛用的類固醇、消炎片等藥物造成胃部黏膜上皮細胞損害，胃腔內的酸液腐蝕胃黏膜層，引起發炎症狀，以致於出現有充血、水腫、糜爛、出血、甚至潰瘍。類固醇類藥物會促使胃酸、胃消化酶的分泌，卻抑制胃黏液分泌，消弱了胃黏膜的保護作用，使得酸液損害胃黏膜，因此，胃病患者應注意用藥安全。

3.潰瘍

胃、十二指腸潰瘍也是引起嘔血常見的原因之一。消化性潰瘍一般特點是慢性發病，反覆發作；發作有週期性，病情好轉後又可能重新發病，交替發病；發作有季節性，多在秋冬和冬春之交發病；也會因精神不好或服用抗風濕藥而誘發致病；發作時上腹痛有一定的規律性，十二指腸潰瘍常在早餐後 1~3 小時出現腹痛，大多數人有夜間疼痛的情況；胃潰瘍的疼痛多發生於餐前 1~2 小時，進食後可好轉。潰瘍的出血容易被酒精、藥物、發炎所誘發。潰瘍活動侵蝕較大血管時，也會引起大量出血。

4.腫瘤

位於消化道的腫瘤較不易被人發現，但只要細心觀察身體的一些變化仍可發現早期腫瘤。例如：體表淋巴結腫大，食慾減退，體重減輕，貧血及黑便等症狀。引起吐血的惡性腫瘤以胃癌最常見，其次也見於食道癌、平滑肌肉瘤等，會因糜爛、潰瘍及壞死而出血。良性腫瘤常見於上消化道的血管瘤、平滑肌瘤、瘜肉等，常常因感染，糜爛或血管破裂而出血。

5.物理或化學損傷

物理損傷如食道賁門黏膜撕裂症（馬魏氏症候群），由於劇烈嘔吐致使腹內壓或胃內壓力突然升高，其他機械損傷如內視鏡檢查時操作不熟練或患者配合不好造成食道、胃或十二指腸損傷而引起出血。化學傷害如強酸、強鹼導致急性腐蝕性病變，黏膜發生充血、水腫、糜爛、潰瘍導致出血。

6.全身病變

白血病，血小板減少性紫斑，再生障礙性貧血常因血小板數量減少，品質不佳而導致嘔血，病人往往伴有其他部位出血。尿毒症病人也可能出現嘔血，這與代謝廢物刺激到胃黏膜有關，一般會有全身浮腫、高血壓、少尿或無尿等症狀。壓力性潰瘍（人體在受到強烈傷害時如嚴重燒傷、腦部外傷或出血等而誘發胃潰瘍病）發病機理主要是急性胃黏膜缺血與胃酸腐蝕。在這些病例中，潰瘍可發生在嚴重創傷或敗血症發病幾小時之內，最常見的表現是大出血。

二、嘔血的自我診斷（表11-1）

　　嘔血者應排除鼻咽部出血和咯血。黑便或褐色大便者應排除服鐵劑、鉍劑、活性碳、動物血液、草莓及乾草等攝入的影響，吞下的血及抗凝劑使用也有可能出現黑便。短期內胃內大出血者有可能先出現休克而尚無嘔血、黑便，應高度警惕。

1.上腹疼痛史

◎有慢性週期性節律性上腹疼痛史，表示出血最大可能部位來自於胃、十二指腸潰瘍。潰瘍病出血大都發生於潰瘍活動期，多見於冬春季節，出血後上腹疼痛緩解。上腹痛持續不癒，或呈進行性發展而無明顯節律性者，或開始有規律以後規律消失者，則應考慮潰瘍疾病的惡性變化。

◎有慢性肝病史或長期飲酒史，血吸蟲病史，且大量嘔血、黑便且不伴有腹痛或腹部不適者，應多考慮食道、胃底靜脈曲張破裂出血。

◎右上腹劇烈絞痛伴嘔血、黑便則要考慮膽道出血的可能性。

2.服藥及飲酒史

◎嘔血、黑便之前有服用阿斯匹林、酗酒、其他消炎止痛藥、類固醇藥物者，常會見到急性胃黏膜病變引起的出血。

◎酗酒或劇烈嘔吐後引起大量嘔血者，有可能是食道賁門黏膜撕裂傷所致。

◎如有誤服強酸、強鹼或其他有腐蝕性的液體者，應為急性腐蝕性食道炎、胃炎出血。

3.胃部手術史

◎做過胃大部切除術或食道手術者，應考慮出血來自吻合口潰瘍、吻合口發炎、膽汁逆流性胃炎或癌症切除術後復發。

4.合併吞嚥困難

◎吞嚥困難伴有嘔血、黑便者，一般見於晚期食道或賁門的腫瘤。

5.全身出血

◎嘔血、黑便同時伴有皮膚黏膜等出血者，應考慮是否為血液方面等疾病。

6.自身體格檢查

◎蜘蛛痣、肝掌（手掌紅紫斑）、脾腫大、腹壁靜脈曲張、腹水等症狀與肝硬化食道、胃底靜脈曲張破裂出血可能有關。若能觸及腫大的肝臟，質硬，表面不平，有結節感時，即可能為肝癌併發靜脈曲張破裂出血。

◎若上腹部可觸及腫物感，且伴有左鎖骨上淋巴結腫大，則有可能是胃癌出血。

◎嘔血、黑便、黃疸並可觸及腫大膽囊者，可見於胰頭癌或壺腹癌出血。

◎發燒、黃疸右上腹絞痛，可能是膽囊病變引起的膽道出血。

◎遺傳性毛細血管擴張症所導致的出血，往往可以發現皮膚與口腔黏膜毛細血管擴張。

三、嘔血的進一步明確診斷

1.首先，在觀察病狀時，要注意區別咳血還是嘔血

病　　因	咳　　　　血	嘔　　　血
	肺結核、肺癌、肺炎、肺膿瘍、心臟病等	消化性潰瘍、肝硬化、急性胃炎黏膜病變、膽道出血等
出血前症狀	喉部癢感、胸悶、咳嗽等	上腹部不適、噁心、嘔吐等
出血方式	咳出	嘔出、可為噴射狀
出血顏色	鮮紅	棕黑、暗紅、有時鮮紅
血中混合物	痰、泡沫	食物殘渣、胃液
黑便	除非將血嚥下，否則沒有	有，為柏油樣便，嘔血停止後仍持續數日
出血後痰的性狀	常有血痰數日	無痰

2.大量嘔血都需要急診救治 (圖11-1)

當出現大量嘔血時，就有可能出現休克、嘔血時神志不清而發生窒息，常見的病症有：食道胃底靜脈破裂出血、消化性潰瘍、出血性胃炎、食道潰瘍、壓力性潰瘍等，都可能嚴重威脅生命，所以當發現類似狀況，應該在安慰病患的同時，立刻送醫急診，同時也要了解和觀察病患的併發症狀，如嘔血量、尿量、呼吸困難、口唇紫紺等症狀，準確及時的向醫師提供有關嘔血時間、顏色、量、大便情況等相關症狀與情況，以便醫師根據情況進一步確診和搶救。

表 11-1 嘔血的自我診斷簡表

疾病名稱	好發年齡	發病部位	嘔血特點	伴隨症狀
食道與胃底靜脈曲張破裂	中年男性	心窩	出血量大、突然	休克循環衰竭黑便、黃疸
食道癌	老年	胸部	腫瘤糜爛、壞死出血、量少	惡病質、進行性的吞嚥困難
食道賁門黏膜撕裂傷	青壯年男性	心窩	食道賁門黏膜撕裂，出血量大	劇烈嘔吐
胃、十二指腸潰瘍	青壯年	左上腹中上腹	炎症出血、量大	節律性的上腹部不適
胃癌	老年	左上腹	腫瘤糜爛、壞死出血、量少	持續性消瘦
糜爛性出血性胃炎	青壯年	左上腹	吃藥後嘔血、量中等	胃痛
壓力性潰瘍	任何年齡	左上腹	病人患有嚴重疾病後嘔血、量大	常有其他器官嚴重病變
胰臟疾病	中年、老年	中上腹	嘔血量少、伴黑便	上腹部疼痛或腫塊
血液疾病	任何年齡	上腹部	嘔血、黑便	其他部位出血

3.需要盡速就診的嘔血（圖 11-2）

另外一些嘔血，雖然嘔血量不多，但也說明了身體存在較重的疾病，因此，見到類似情況也需要趕緊找專科醫師就診，以盡快透過輔助檢查明確診斷後，給予適當治療，以免延誤病情。

四、嘔血的自我救治

◎患者應安靜臥床休息，避免再次發生出血。

◎保持呼吸道通暢，避免嘔血時血液吸入氣管引起窒息。

◎應立即禁食。注意觀察有否低血壓及休克現象。

◎注意有無黑便，若合併黑便則表示出血量可能很大。

◎如生命徵象穩定，立即送醫治療。

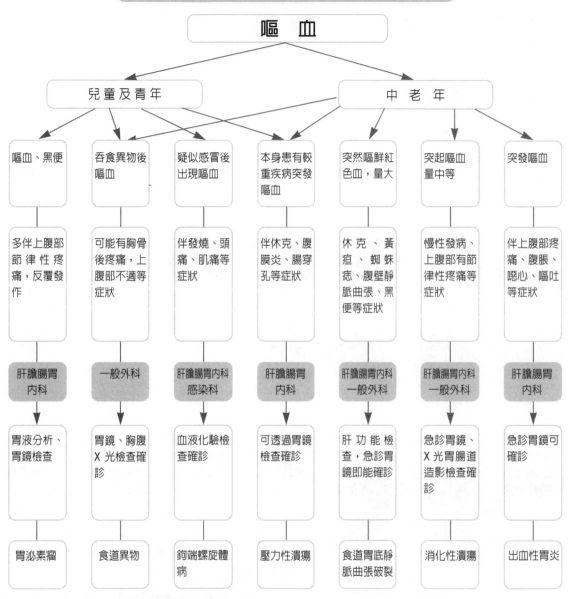

圖 11-1　需要急診的嘔血診斷過程圖示

嘔　血

兒童及青年　　　　中　老　年

| 嘔血、黑便 | 吞食異物後嘔血 | 疑似感冒後出現嘔血 | 本身患有較重疾病突發嘔血 | 突然嘔鮮紅色血，量大 | 突起嘔血量中等 | 突發嘔血 |

多伴上腹部節律性疼痛，反覆發作

可能有胸骨後疼痛，上腹部不適等症狀

伴發燒、頭痛、肌痛等症狀

伴休克、腹膜炎、腸穿孔等症狀

休克、黃疸、蜘蛛痣、腹壁靜脈曲張、黑便等症狀

慢性發病、上腹部有節律性疼痛等症狀

伴上腹部疼痛、腹脹、噁心、嘔吐等症狀

| 肝膽腸胃內科 | 一般外科 | 肝膽腸胃內科 感染科 | 肝膽腸胃內科 | 肝膽腸胃內科 一般外科 | 肝膽腸胃內科 一般外科 | 肝膽腸胃內科 |

胃液分析、胃鏡檢查

胃鏡、胸腹X光檢查確診

血液化驗檢查確診

可透過胃鏡檢查確診

肝功能檢查，急診胃鏡即能確診

急診胃鏡、X光胃腸道造影檢查確診

急診胃鏡可確診

| 胃泌素瘤 | 食道異物 | 鉤端螺旋體病 | 壓力性潰瘍 | 食道胃底靜脈曲張破裂 | 消化性潰瘍 | 出血性胃炎 |

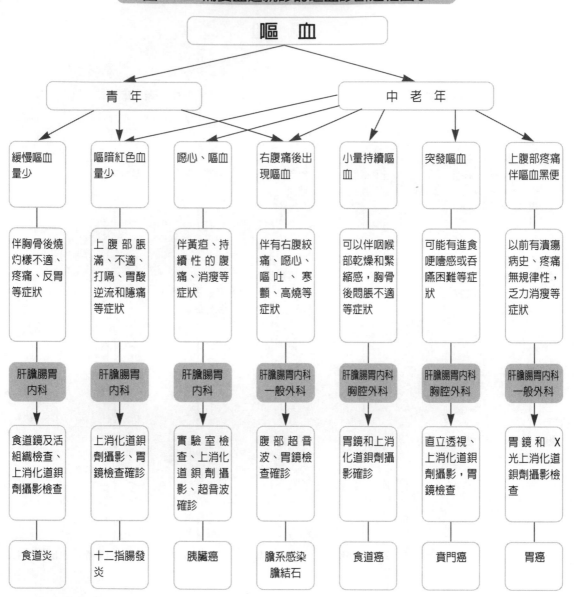

圖 11-2 需要盡速就診的嘔血診斷過程圖示

嘔　血

青　年 / 中　老　年

緩慢嘔血量少	嘔暗紅色血量少	噁心、嘔血	右腹痛後出現嘔血	小量持續嘔血	突發嘔血	上腹部疼痛伴嘔血黑便
伴胸骨後燒灼樣不適、疼痛、反胃等症狀	上腹部脹滿、不適、打嗝、胃酸逆流和隱痛等症狀	伴黃疸、持續性的腹痛、消瘦等症狀	伴有右腹絞痛、噁心、嘔吐、寒顫、高燒等症狀	可以伴咽喉部乾燥和緊縮感，胸骨後悶脹不適等症狀	可能有進食哽噎感或吞嚥困難等症狀	以前有潰瘍病史、疼痛無規律性，乏力消瘦等症狀
肝膽腸胃內科	肝膽腸胃內科	肝膽腸胃內科	肝膽腸胃內科一般外科	肝膽腸胃內科胸腔外科	肝膽腸胃內科胸腔外科	肝膽腸胃內科一般外科
食道鏡及活組織檢查、上消化道鋇劑攝影檢查	上消化道鋇劑攝影、胃鏡檢查確診	實驗室檢查、上消化道鋇劑攝影、超音波確診	腹部超音波、胃鏡檢查確診	胃鏡和上消化道鋇劑攝影確診	直立透視、上消化道鋇劑攝影，胃鏡檢查	胃鏡和 X 光上消化道鋇劑攝影檢查
食道炎	十二指腸發炎	胰臟癌	膽系感染膽結石	食道癌	賁門癌	胃癌

肝硬化上消化道出血的救治

　　肝硬化病人一般臉色暗沉無光澤，可能有浮腫等情況。食慾不振，甚至厭食，常有鼻出血、牙齦出血，合併貧血、營養不良。由於雄、雌激素平衡失調，在男性患者常有性慾減退、睪丸萎縮、毛髮脫落：女性有月經不調、閉經、不孕等。患者臉部、頸、上胸、肩背和上肢皮膚出現蜘蛛痣（皮膚小動脈末端分支擴張形成的血管痣，形似蜘蛛），用指尖或火柴棒壓迫蜘蛛痣中心，小血管網會褪去，鬆開後又恢復。在手掌兩側和指端掌面有紅紫斑，稱肝掌。腹壁靜脈曲張，以肚臍為中心向上及向下延伸。腹部膨隆。

　　肝硬化是個慢性病變。如果有上述症狀，應到醫院檢查確診。已經確診為肝硬化的病人，要做上消化道鋇劑攝影透視，了解食道及胃底動脈曲張情況。

　　已經有食道及胃底動脈曲張的病人，要把預防上消化道出血做為重點。

◎不吃硬的、大的、酸的食物。

◎吃飯時充分咀嚼，變成糊狀後再吞嚥。

◎加強心理修養，不急、不躁、不氣、不怒。

一旦發生上消化道出血，將會非常嚴重，有可能危及生命，千萬不能掉以輕心。

◎患者應臥床休息，保持安定。

◎保持呼吸道通暢，避免嘔血時血液吸入引起窒息。

◎禁食。

◎密切關注病情變化，嚴密監測患者生命體徵，如心率、血壓、呼吸、尿量及神志變化。

◎及時送往醫院進行治療。

第 12 章

腹脹

　　腹脹是一種腹部膨脹的感覺，常有腹部隆起脹大的情況。

　　成人腹脹比較容易感覺到，但小孩腹脹就要靠大人觀察。兒童腹脹在夏天容易被發現，冬天因衣著較多常會被忽略。首先要確定是否因為過食（包括食物及水分）而引起。營養不良的兒童，其腹部大多乾癟像一條船（稱為舟狀腹），但有時由於腸子蠕動力差，食物在腸中發酵產生氣體，所以腹部也可能是脹鼓鼓的。

一、腹脹的病因及機理

　　引起腹脹的常見疾病如下。

1.**胃腸道積氣**：如吞氣過多，胃腸道內產生氣體增多，腸子內容物排空障礙，腸壁對氣體的吸收減少等。

2.**腹腔內積液**：如肝硬化門靜脈高壓症，結核性腹膜炎，腹腔腫瘤等。

3.**腹腔內腫塊**：腹腔內的臟器因發炎、腫瘤等原因導致體積增大引起腹脹。

4.**後腹膜疾病**：如後腹膜腔腫瘤，腹膜後疝氣，腹膜後結核性淋巴結炎，腹膜後腔液體滲漏與出血，原發性腹膜後纖維化等。

5.**功能性腹壁肌張力增加**：精神官能症等。

6.**氣腹**：如人工氣腹，腹腔臟器穿孔，腸氣囊腫等。

二、腹脹的自我初步診斷（表 12-1）

1.按部位判斷

（1）**全腹腹脹**：常見於胃腸脹氣、腹水、氣腹等。

（2）**中上腹腹脹**：可見慢性胃炎、功能性消化不良、幽門阻塞、胃癌、胃下垂、胃黏

膜脫垂症及胰臟囊腫等。

（3）右上腹腹脹：常見於肝臟右葉腫大、結腸肝曲症候群、膽囊炎、結腸肝曲癌等。

（4）左上腹腹脹：常見於結腸脾曲症候群、脾腫大、結腸脾曲癌等。

（5）左右腰部腹脹：多見於腎臟疾病，如先天性多囊腎、腎臟腫瘤、巨大腎積水等。

（6）右下腹腹脹：可見於闌尾周圍膿瘍、腸結核、克隆氏症、迴盲部腫瘤、右側卵巢腫瘤及迴盲部血吸蟲性肉芽腫等。

（7）左下腹腹脹：常見於潰瘍性結腸炎、乙狀結腸癌、細菌性痢疾、乙狀結腸阿米巴肉芽腫、左側卵巢腫瘤及乙狀結腸克隆氏症等。

（8）下腹腹脹：常見於早期妊娠、尿滯留、膀胱腫瘤、子宮肌瘤等。

2.按腹脹的急緩判斷

（1）發病急：急性腹脹常常是由於外科情況引起，如腸阻塞、腹膜炎、胃腸穿孔等，此時除了腹脹以外，同時會有腹痛、嘔吐、發燒等，應立即送醫院診治。

（2）發病緩：慢性的腹脹，首先要問一下是否有便祕的習慣，即所謂「下面不通上面脹」。巨結腸症也會引起腹脹，同時伴有便祕，只有進行灌腸，排清積聚在腸腔中的大便，然後灌入稀釋的鋇劑進行攝影，才能明確診斷。此外，腹腔內有液體（腹水）、肝脾腫大或者腹內有腫瘤時，外觀上均會呈現「大腹便便」的樣子。

根據以上各點與伴隨出現的各種症狀，可以大致判斷導致腹脹的幾種可能疾病（如表12-1）。

三、腹脹的進一步明確診斷

1.需要急診的腹脹（圖12-1）

如前所述，一些嚴重威脅生命的疾病，例如：腸阻塞、低血鉀症、中毒性巨結腸症、消化道臟器穿孔、腹部外傷、幽門阻塞、細菌性痢疾等，都可能嚴重威脅生命，所以當發現類似狀況，應該在安慰病患的同時，立刻送醫院急診，並了解和觀察病患的併發症狀，如噁心、嘔吐、大量出汗、腹痛、腹瀉、是否解便等症狀，準確及時地向醫師提供有關病史、發病經過及伴隨症狀情況，以便醫師根據情況進一步確診和搶救。

表 12-1 腹脹的自我診斷速查表

疾病名稱	部位	病史及發病形式	伴隨症狀及身體徵狀
急性胃擴張	全腹	常見於腹部手術後、糖尿病、營養不良、尿毒症及暴飲暴食後	腹部脹滿難忍，腹痛，嘔吐
腸阻塞	全腹	可能有急性感染性疾病、瀰漫性腹膜炎及腹部手術史	劇烈腹痛，嘔吐，腹脹，無排便排氣
嚴重便祕	全腹	糞便排出障礙，數日無排便史	左下腹可按及較堅硬糞塊的腸道
低血鉀症	全腹	常有全身疾病或進食障礙史等	乏力，噁心，頭暈等
肝臟疾病	全腹	有急慢性肝衰竭、肝硬化等病史	乏力，食慾減退，黃疸
先天性巨結腸症	全腹	嬰幼兒多見，多有排便困難史	排便困難，腹部異常膨脹
中毒性巨結腸症	全腹	多見於潰瘍性結腸炎病人	毒血症狀明顯，鼓腸、腹部壓痛、腸鳴音消失，可伴隨有休克等嚴重病情
腹水	全腹	可能有肝硬化、結核性腹膜炎、腹腔腫瘤等病史	合併原發病的症狀，如食慾減退，盜汗，乏力，噁心等
氣腹	全腹	常發生於腹腔臟器穿孔之後，如消化性潰瘍穿孔、腸傷寒所致鼓腸與腸穿孔、纖維結腸鏡檢查術後	伴劇烈腹痛、腹脹，明顯鼓腸
慢性胃炎	中上腹	有消化不良的現象	上腹部飽脹不適，餐後無規律性上腹隱痛、打嗝、胃酸逆流、嘔吐等
功能性消化不良	中上腹	持續性或反覆發作性上腹部不適	餐後飽脹，上腹部脹氣，打嗝，早飽，厭食，噁心，嘔吐，燒心，胸骨後痛，反胃等消化功能障礙症狀
幽門阻塞	中上腹	多由胃及十二指腸潰瘍或胃竇癌引起	上腹部膨脹，噁心，嘔吐
胃癌	中上腹	慢性，進行性加重	上腹部飽脹不適，餐後加重
胃下垂	中上腹	無明確病史，可長期反覆發作	上腹部飽脹不適，厭食，噁心，打嗝等
肝腫大	中上腹 右上腹	有肝癌、肝膿瘍，或慢性右心功能不全等病史	乏力，食慾減退，黃疸及呼吸困難等
結腸肝曲症候群	右上腹	無明確病史	上腹脹痛、墜脹感

疾病名稱	部位	病史及發病形式	伴隨症狀及身體徵狀
膽囊炎	右上腹	多有急性膽囊炎病史	右肋緣下輕度隆起，脹滿，觸痛明顯
結腸癌	不一定	進行性加重	大便習慣改變，大便變形，可能有貧血，不全性腸阻塞等，局部可按及腫塊
結腸脾曲症候群	左上腹	無明確病史	上腹或左季肋部脹痛、墜脹感
脾腫大	左上腹	可能有肝硬化門脈高壓、晚期血吸蟲病、白血病、貧血等病史	左上腹脹痛、脹滿感
腎臟疾病	腰部	可能有腎臟病史，如囊腫、腫瘤、積水等	可能有患側的脹痛、血尿、蛋白尿等
闌尾周圍膿瘍	右下腹	多由急性闌尾炎穿孔後大網膜及腸段包裹而形成	局部常可按及腫塊、有壓痛及腹肌緊張
腸結核	右下腹	常有結核病史	乏力，盜汗，局部可按及腫塊，可能有不全性腸阻塞症狀
克隆氏症	右下腹 左下腹	反覆發作，時輕時重	腹部疼痛，腹脹，腹瀉，可於腹部局部按及腫塊
卵巢腫瘤	右下腹 左下腹	生長緩慢，逐漸加重	局部可見球狀隆起
潰瘍性結腸炎	左下腹	反覆發作，時輕時重	左下腹疼痛，發脹，黏液膿血便
細菌性痢疾	左下腹	可能有不潔飲食史	可能有畏寒、發燒、腹痛、腹脹，繼而出現腹瀉與裏急後重，並有黏液膿血便
阿米巴腸病	左下腹	反覆發作，時輕時重	左下腹痛及壓痛，腹脹，可能有腸阻塞、腸套疊、大出血、腸穿孔等
早期妊娠	下腹	孕齡婦女，有月經未來之情形	下腹部脹痛，妊娠嘔吐等
尿滯留	下腹	各種原因引起一定時間內小便未排出	下腹部飽脹
膀胱腫瘤	下腹	進行性加重	可能有排尿障礙、血尿等
子宮肌瘤	下腹	逐漸加重，生長較緩慢	可能有月經過多，經期延長或貧血，有頻尿、尿急、便祕等症狀

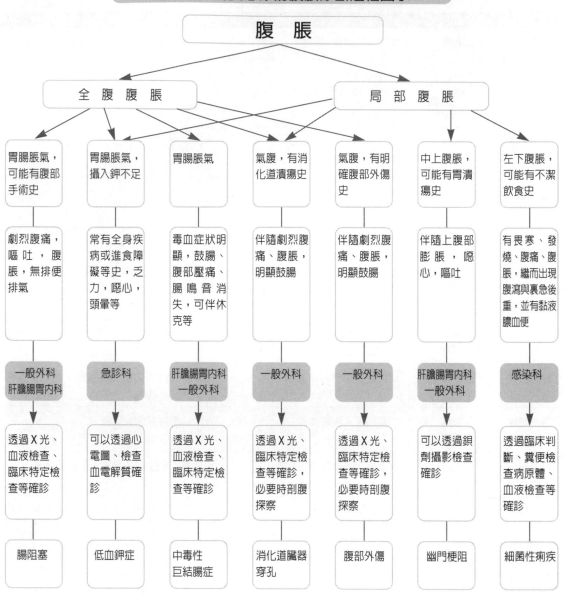

圖 12-1　需要急診的腹脹診斷過程圖示

腹　脹

全　腹　腹　脹　　　　　　　局　部　腹　脹

胃腸脹氣，可能有腹部手術史	胃腸脹氣，攝入鉀不足	胃腸脹氣	氣腹，有消化道潰瘍史	氣腹，有明確腹部外傷史	中上腹脹，可能有胃潰瘍史	左下腹脹，可能有不潔飲食史
劇烈腹痛，嘔吐，腹脹，無排便排氣	常有全身疾病或進食障礙等史，乏力，噁心，頭暈等	毒血症狀明顯，鼓腸、腹部壓痛、腸鳴音消失，可伴休克等	伴隨劇烈腹痛、腹脹，明顯鼓腸	伴隨劇烈腹痛、腹脹，明顯鼓腸	伴隨上腹部膨脹，噁心，嘔吐	有畏寒、發燒、腹痛、腹脹，繼而出現腹瀉與裏急後重，並有黏液膿血便
一般外科 肝膽腸胃內科	急診科	肝膽腸胃內科 一般外科	一般外科	一般外科	肝膽腸胃內科 一般外科	感染科
透過X光、血液檢查、臨床特定檢查等確診	可以透過心電圖、檢查血電解質確診	透過X光、血液檢查、臨床特定檢查等確診	透過X光、臨床特定檢查等確診，必要時剖腹探察	透過X光、臨床特定檢查等確診，必要時剖腹探察	可以透過鋇劑攝影檢查確診	透過臨床判斷、糞便檢查病原體、血液檢查等確診
腸阻塞	低血鉀症	中毒性巨結腸症	消化道臟器穿孔	腹部外傷	幽門梗阻	細菌性痢疾

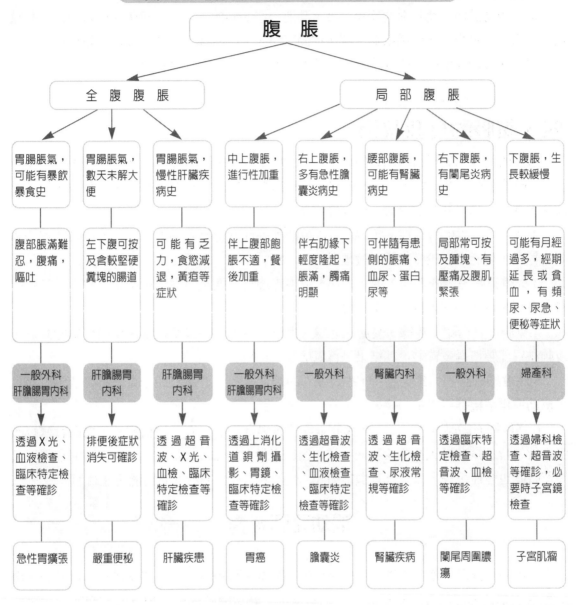

圖 12-2 需要盡速就診的腹脹診斷過程圖示

腹 脹

全 腹 腹 脹 　　　　　　 局 部 腹 脹

胃腸脹氣，可能有暴飲暴食史 → 腹部脹滿難忍，腹痛，嘔吐 → 一般外科 肝膽腸胃內科 → 透過X光、血液檢查、臨床特定檢查等確診 → 急性胃擴張

胃腸脹氣，數天未解大便 → 左下腹可按及含較堅硬糞塊的腸道 → 肝膽腸胃內科 → 排便後症狀消失可確診 → 嚴重便秘

胃腸脹氣，慢性肝臟疾病史 → 可能有乏力，食慾減退，黃疸等症狀 → 肝膽腸胃內科 → 透過超音波、X光、血檢、臨床特定檢查等確診 → 肝臟疾患

中上腹脹，進行性加重 → 伴上腹部飽脹不適，餐後加重 → 一般外科 肝膽腸胃內科 → 透過上消化道鋇劑攝影、胃鏡、臨床特定檢查等確診 → 胃癌

右上腹脹，多有急性膽囊炎病史 → 伴右肋緣下輕度隆起，脹滿，觸痛明顯 → 一般外科 → 透過超音波、生化檢查、血液檢查、臨床特定檢查等確診 → 膽囊炎

腰部腹脹，可能有腎臟病史 → 可伴隨有患側的脹痛、血尿、蛋白尿等 → 腎臟內科 → 透過超音波、生化檢查、尿液常規等確診 → 腎臟疾病

右下腹脹，有闌尾炎病史 → 局部常可按及腫塊、有壓痛及腹肌緊張 → 一般外科 → 透過臨床特定檢查、超音波、血檢等確診 → 闌尾周圍膿瘍

下腹脹，生長較緩慢 → 可能有月經過多，經期延長或貧血，有頻尿、尿急、便秘等症狀 → 婦產科 → 透過婦科檢查、超音波等確診，必要時子宮鏡檢查 → 子宮肌瘤

2.需要盡速就診的腹脹（圖 12-2）

除了短時間內威脅生命的疾病之外，其他一些疾病如：急性胃擴張、嚴重便祕、肝臟疾病、胃癌、膽囊炎、腎臟疾病、闌尾周圍膿瘍、子宮肌瘤等，也需要趕緊找專科醫師就診，以盡快透過輔助檢查明確診斷，給予適當的治療，以免延誤病情。

四、腹脹的自我救治

腹脹的治療主要以治療原發病為主，在治療原發疾病的同時，以下方法可減少腹脹：

1.避免過食高纖維食物。高纖維食物如馬鈴薯、麵食、豆類、高麗菜、花菜、洋蔥等蔬菜，都易在腸胃部製造氣體，最後導致腹脹。

2.不食不易消化的食物。像炒豆、硬煎餅等硬性食物不容易消化，在胃腸裏滯留的時間也較長，可能產生較多氣體引發腹脹。

3.改變狼吞虎嚥的習慣。進食太快，或邊走邊吃，連帶吞進不少空氣；常用吸管喝飲料也會讓大量空氣進入胃部，引起腹脹。

4.克服不良情緒。焦躁、憂慮、悲傷、沮喪、憂鬱等不良情緒都會使消化功能減弱，或刺激胃部製造過多胃酸，其結果是胃氣增多，腹脹加劇。

5.注意鍛鍊身體。每天堅持 1 小時左右的適量運動，不僅有助於克服不良情緒，而且可幫助消化系統維持正常功能。

6.適度補充纖維食物。高纖維食物並非只會導致腹脹，有時恰恰相反，反而有減輕腹脹之效，特別是在攝入高脂食物後。這是因為高脂食物難以被消化、吸收，因而在腸胃裏停留時間也往往較長，而一旦有纖維加入，受阻塞的消化系統即有可能迅速疏通。

嬰幼兒腸套疊

小腸異常蠕動，使小腸套入大腸造成的腸阻塞，稱為腸套疊。本病為部份腸道及其腸繫膜套入鄰近腸腔所致的一種絞窄性腸阻塞，是嬰幼兒時期最常見的急性腹症之一，以 4~10 個月嬰兒最為多見，2 歲以後逐漸減少。其發生常與腸道解剖特點（如盲腸活動度過大）病理因素（如瘜肉、腫瘤）以及腸功能失調、蠕動異常有關。

一、腸套疊有哪些類型？

1.**按病因分型**：可分為原發性與繼發性兩類。

絕大多數原發性腸套疊發生在嬰幼兒。一般認為兒童常有腸蠕動功能紊亂及腸痙攣發生，嚴重持續的痙攣段可被近側的蠕動力量推入相連的遠側腸段，特別是迴盲部呈垂直方向連續的位置更易套入。

繼發性腸套疊多見於成人患者，是由於腸壁或腸腔內器質性病變（如瘜肉、腫瘤、梅克耳氏憩室內翻及闌尾殘端翻入腸內等）被蠕動推至遠側而將腫瘤所附著的腸壁折疊帶入遠側腸腔。

2.按發病部位分型：分為迴腸一結腸型、迴腸盲腸一結腸型、小腸一小腸型與結腸一結腸型。

二、腸套疊有哪些症狀？

本病 80% 發生於二歲內兒童，發病突然，表現為腹痛、嘔吐、便血、腹部「香腸狀硬塊」。

1.陣發性腹痛：腹痛突然發生，疼痛時病人臉色蒼白，出汗，下肢屈曲，有些嬰兒並不啼哭，表現煩躁不安，持續數分鐘而突然安靜，遊戲如常，但不久後上述情況又重複出現。

2.嘔吐：腹痛發作以後即出現，一開始較為頻繁，但隨後可減輕，嘔吐物多為胃的內容物。病童常拒絕哺乳或拒食。到後期如果發展成為完全性腸阻塞時，常見嘔吐物為糞便樣帶有臭味。

3.便血：為腸套疊最重要症狀之一。發病後 4~12 小時，就可出現紫紅色或葡萄果醬樣「豬肝色」大便，並帶有黏液。直腸觸診指套上也會染上血跡，有時還可觸摸到套疊之頭部。

4.腹部硬塊：病童安靜或熟睡時，腹壁鬆弛情況下，在腹部可摸到「香腸」狀硬塊，如為迴盲型，則硬塊多在右上腹部或腹中部，表面光滑，稍可移動，腹痛發作時硬塊明顯，腸鳴音亢進，右下腹有「空虛感」。但較晚就診的病童，由於明顯腹脹或腹膜炎存在而使硬塊不易按到。

除上述急性腸套疊外，臨床尚有慢性復發性腸套疊，多見於成年人，其發生原因多與腸道本身病變有關，如小腸或迴盲部腫瘤。慢性復發性腸套疊多屬於部份性腸阻塞，臨床症狀不典型，主要為陣發性腹痛及腹部硬塊，嘔吐及便血很少見，常需進行 X 光鋇劑檢查方可確定診斷。

三、腸套疊怎樣治療？

1.非手術治療

◎臨床最常使用的為灌腸復位法。嬰兒急性腸套疊，早期可應用空氣或氧氣及鋇劑灌腸法促使已套疊的腸道復位。但發病已超過 48 小時，疑有腸壞死者或一般情況較差的病童，不宜採用此法。

2.手術治療

◎腸套疊晚期或經鋇灌腸攝影復位無效者，均應採取手術療法進行重定，避免延誤時機，造成腸壞死或穿孔。

◎手術中發現腸套疊部位後，可輕輕地、反覆地由腸套疊遠端向近端擠壓推出。切忌牽拉套疊腸道以免撕裂。

◎晚期腸套疊，常因腸道水腫不易重定，甚至有部份發生壞死，可將壞死部份切除，然後做腸吻合術。

四、自我救治

兒童腸套疊屬兒科急症，在安慰病童的同時，保持冷靜，盡快送醫院搶救，注意觀察病童的呼吸、脈搏、腹痛、嘔吐物、大便等情況，注意保暖及禁食。

第13章
腹部腫塊

腹腔內按到的深呼吸時能隨呼吸運動上下移動的塊狀物稱爲腹腔腫塊。腹腔腫塊不一定是病，例如妊娠的子宮、充氣或貯積糞便乙狀結腸和盲腸、消瘦人的脊椎和腹主動脈，在正常情況下有時也可能被摸到。

一、腹部腫塊的病因及機理

1.發炎性腫塊

2.腫瘤

3.外傷性腫塊

4.先天性腫塊

5.其他性質的腫塊

二、腹部腫塊的自我初步診斷

自己觸及腹部腫塊或因腹痛發現腫塊時，應從以下四個方面考慮：腫塊是否爲正常器官；腫塊位於腹部哪一層次；腫塊來源於哪一臟器；腫塊是什麼性質。

1.腫塊是否爲正常器官：

腹直肌腱劃：位於腹部正中肚臍的兩側，上下走行的兩條肌腱；腹直肌發達者，由於腱劃明顯，易被誤爲腫大肝臟下緣，用仰臥起坐方法可見「腫塊」更明顯。

劍突：在上腹部，有的人劍突較大而硬，向下突入上腹部，易被誤診。觸診時若腫塊與胸骨下端相連，呼吸時不能移動，則爲劍突。

第4、5腰椎或骶骨岬：消瘦體形仰臥時可以摸到堅硬、固定的骨性結構，位於腹部正中，其上方可感覺有主動脈搏動，則爲第4、5腰椎或骶骨岬。

內臟下垂或先天性移位：如腎下垂、遊走腎、遊走脾。

腸內糞塊，多見於左下腹乙狀結腸處，而充盈的膀胱，妊娠的子宮則可在下腹正中摸到。

2 腫塊位於腹部哪一層次：

腫塊可分別位於腹壁、腹腔內和腹膜後。

鑑別在腹壁還是腹內：可用腹壁緊張試驗，即仰臥起坐姿勢，但只需維持在抬頭而不必坐起。如腫塊在腹壁，應更爲明顯，如是在腹內，則因腹肌緊張而摸不到。

鑑別在腹腔內還是腹膜後：可用肘位俯臥檢查法，如腫塊在腹內，俯臥時腫塊下垂，觸診更爲清楚，如在腹膜後，則觸診反不如仰臥時清楚。

3.腫塊來源於哪一臟器：

可參考局部解剖，腹內臟器在體表投影的位置：

右上腹部：肝、膽囊、結腸肝曲、右腎等。

中上腹部：胃、十二指腸、肝、橫結腸、胰臟。

左上腹部：結腸脾曲、脾、胃、胰尾、左腎。

肚臍部：小腸和繫膜、大網膜、淋巴結。

右下腹部：迴盲部、闌尾、右卵巢和輸卵管。

中下腹部：膀胱、乙狀結腸、子宮。

左下腹部：乙狀結腸、左卵巢、輸卵管。

右腰部：右腎與腎上腺、升結腸。

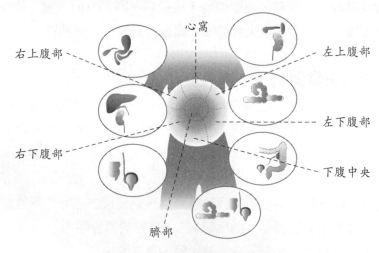

圖 13-1 常用腹部部位劃分

左腰部：左腎和腎上腺、降結腸。

4.腫塊是什麼性質：

◎**腫瘤**：腫塊發展快，質硬有結節感，活動度小，並伴有惡病質（Cachexia）、壓迫
　　症狀的多為惡性腫瘤；如果病情發展緩慢，腫塊表面光滑，邊界清楚，活動度大，
　　質較軟，全身情況良好的，為良性腫瘤。

◎**發炎性**：腫塊壓痛明顯，邊界不清，不能推動，並伴有畏寒發燒，白血球增高等全
　　身症狀。有時穿刺可抽出膿液。

◎**外傷性**：有外傷史，早期為血腫，後期機化變硬，形成無痛性實質腫塊。

◎**先天性**：多數在兒童時期發現，良性者病程緩慢，伴有病變所在器官的症狀，如先
　　天性膽總管囊腫；如為惡性腫瘤則發展迅速，例如小兒腎母細胞瘤。

◎**其他性質的腫塊**：內臟下垂或異位，如腎下垂、遊走腎；內臟病理性肥大，如脾腫
　　大；空腹臟器阻塞，如腸阻塞。

　　首先可以根據腫塊和臨床特點，可以大致分辨出腫塊的可能診斷（如表 13-1）；再根
據以上各點，可以大體判斷導致腹部腫塊的幾種可能疾病（如表 13-2）。

表 13-1 腹部腫塊的大致診斷速查表

腫塊的性質和伴隨的症狀	可能的診斷
短期內迅速出現和增大的腫塊，伴有發燒，觸及腫塊時疼痛並有肌肉緊張	炎性腫塊、血腫或膿瘍
膨脹性搏動的腫塊	腹主動脈瘤或其他血管瘤
腫塊生長快，觸及時感到高低不平，且不能移動，伴有顯著進行性消瘦，發燒	很可能是惡性腫瘤
生長緩慢而損害身體健康不明顯的腫塊	良性腫瘤
腫塊時而增大，時而縮小，甚至消失	幽門阻塞，不完全的腸阻塞
育齡婦女，下腹出現腫塊且月經未來	可能是妊娠
青春期前或停經期後女性的下腹腫塊，伴有子宮出血	可能是卵巢或子宮腫瘤
更年期婦女，月經量多，腹部有腫塊	大多屬子宮肌瘤

表 13-2 腹部腫塊的自我診斷速查表

疾病名稱	好發族群	病史及發病時間	腫塊部位	腫塊性質	伴隨症狀及身體徵狀
急性病毒性肝炎	不一定	短期內迅速出現和增大的腫塊	右上腹部腫塊	可移動，光滑，可能有觸痛	皮膚鞏膜發黃，小便色黃，食慾減退，腹脹、噁心嘔吐、不喜進食油膩，可伴有畏寒、發燒、乏力
肝硬化	中年老年	多有肝炎病史，緩慢形成和增大的腫塊	右上腹部腫塊	可移動，質硬，可能有結節及觸痛	腹脹，食慾減退，體重減輕，疲倦乏力，腹瀉；鼻血、牙齦出血、皮膚瘀斑、瘀點，臉色黝黑，蜘蛛痣，手掌發紅如豬肝色；發燒，皮膚鞏膜發黃，腹壁血管顯露，腹水
慢性膽囊炎膽結石	中年老年	有膽囊炎病史，多因飽餐或過食油膩引起或加重	右上腹部腫塊	囊性硬塊，有觸壓痛	反覆發作上腹疼痛，呈持續性隱痛或劇烈刀割樣疼痛，伴有噁心嘔吐，胃部灼熱，打嗝、胃酸逆流
慢性胰臟炎	中年老年	可能有急性胰臟炎病史，緩慢形成和增大的腫塊	左上腹或臍部可觸及硬塊	囊性硬塊，有觸壓痛	上腹部鑽痛或鈍痛，常較劇烈，迅速加重並持續較長時間，伴消化不良，食慾減退，厭食油膩，體重減輕
便祕	老年	多見於年老體弱者，可能有便祕或數日未排便史	左下腹部	條索狀或管狀硬塊，無壓痛	糞便乾結，排便費力，伴或不伴肛門疼痛、肛裂，可能有腹痛、腹脹、噁心，食慾減退，疲乏無力及頭痛、頭昏
心臟衰竭	中年老年	可能有心臟病史，腫塊可快速增大，也可以緩慢形成和增大	右上腹部腫塊	可移動，柔軟光滑，可能有觸痛	食慾不振，噁心嘔吐；呼吸困難，勞累後發生或端坐呼吸或夜間陣發性呼吸困難；口唇面部紫紺，倦怠乏力，胸悶心慌；雙下肢水腫或有腹水或全身浮腫
慢性肺源性心臟病	老年	有長期慢性咳嗽、咳痰、喘憋或哮喘史，緩慢形成和增大的腫塊	右上腹部腫塊	可移動，光滑，可能有觸痛	乏力、心慌、呼吸困難、臉色唇甲紫暗、腹痛，伴食慾不振，噁心嘔吐;顏面、下肢浮腫，尿少或有腹水
風濕性心臟病	中年老年	有風濕熱病史，緩慢形成和增大的腫塊	右上腹部腫塊	可移動，光滑，可能有觸痛及壓痛	呼吸困難，開始為勞累後呼吸困難，後發展為端坐呼吸；兩顴紫紅色，口唇輕度紫紺，杵狀指;咳嗽，多為乾咳，或咳出黏液樣或膿痰，可伴發燒；咳血，痰中帶血絲；皮下及下肢水腫和腹水等

疾病名稱	好發族群	病史及發病時間	腫塊部位	腫塊性質	伴隨症狀及身體徵狀
白血病	青少年	短期內迅速出現和增大的腫塊	上腹部硬塊，淺表淋巴結腫塊	腫塊生長快，觸及時感到高低不平，且不能移動	發燒、咽痛、咳嗽、心悸、胸痛；皮膚瘀斑、瘀點、鼻血、齒齦滲血、月經過多；食慾減退，乏力，消瘦，骨骼疼痛；頭痛、噁心、視力模糊、癱瘓
子宮肌瘤	中青年	緩慢形成和增大的腫塊	下腹部觸及硬塊	可移動，光滑，質硬，無觸壓痛	月經週期縮短、量多、經期延長、不規則陰道流血；白帶增多，腰酸、下腹墜脹、腹痛，或有頻尿、便祕、大便不暢、不孕
闌尾炎	不一定	可能有暴飲暴食史，迅速出現和增大的腫塊	右下腹部可能觸及硬塊	觸壓痛明顯	先有上腹或肚臍周圍疼痛，數小時後轉移至右下腹部，可伴有發燒，噁心嘔吐或有腹瀉
子宮外孕	中青年女性	育齡婦女，有停經史，緩慢形成和增大的腫塊	下腹出現腫塊	柔軟，可移動，無觸壓痛	月經未來、腹痛及陰道流血
先天性膽總管囊腫	青少年	無明確病史，可無意間發現腫塊，腫塊緩慢形成和增大	上腹中部或右上腹腫塊	囊性硬塊，柔軟，可移動，可無觸壓痛	有時絞痛，有時僅輕度脹痛；黃疸有波動，疼痛發作時明顯；症狀發作時常有發燒、嘔吐
先天性肥厚性幽門狹窄	嬰兒	出生後即可發現腫塊	上腹中部腫塊	腫塊成團，質軟	出生後進行性加重的噴射性嘔吐
胰臟囊腫	不一定	可在胰臟炎或外傷後出現上腹部腫塊，腫塊緩慢形成和增大	左上腹或臍部可觸及硬塊	囊性硬塊，柔軟，可移動，可能有觸壓痛	上腹持續性疼痛或不適，放射到腰背部，低熱，真性囊腫和腫瘤性囊腫明顯的疼痛較為少見；囊腫增大壓迫胃時，餐後腹脹、食慾不佳、噁心嘔吐、不耐油膩飲食，位於胰頭的囊腫可出現黃疸
腎下垂與遊走腎	青少年	無意間發現腫塊	腹部中部兩側觸及硬塊	團塊狀硬塊，質中，可移動，無觸壓痛	出現腹脹、腰酸、腰痛、神經衰弱等症狀。當繼發感染時可現尿痛、尿急
腎囊腫	青少年	無意間發現腫塊	腹部中部兩側觸及硬塊	團塊狀硬塊，無觸壓痛	可能無臨床症狀

疾病名稱	好發族群	病史及發病時間	腫塊部位	腫塊性質	伴隨症狀及身體徵狀
腎血管瘤	青少年	無意間發現腫塊，腫塊緩慢形成和增大	腹部中部兩側觸及硬塊	團塊狀硬塊，質中，可移動，無觸壓痛	較小腫瘤無臨床症狀，較大者可發生血尿、腰痛、腎區腫痛、上尿路阻塞，個別病人可併發高血壓。
腎積水	不一定	可能有腎結石史及腫瘤病史	腹部中部兩側觸及硬塊	團塊狀硬塊，質中，可移動，可能有觸壓痛	部分病人有噁心、嘔吐；尿量異常；腫瘤及結石引起的尿路阻塞可伴有血尿；繼發感染時有發燒，伴尿道刺激症狀
直腸癌	中老年	腫塊緩慢形成和增大	中下腹部腫塊形成	腫塊生長快，觸及時感到高低不平不能移動	最早出現的症狀是便血和大便習慣改變；左下腹隱痛，出現時已非早期症狀，伴有陣發性腹痛時多數是由癌腫塊造成了腸道阻塞
血吸蟲性肉芽腫	中青年	有疫區水源接觸史及疫區居留史，腫塊緩慢形成和增大	右上腹或左上腹部腫塊	質中，可移動，光滑，可能有觸痛	有腹瀉、腹痛、稀便或膿血便，常有肝脾腫大
阿米巴性肉芽腫	中青年	腫塊緩慢形成和增大	右上腹部及腹部中部可發現腫塊	質中，可移動，光滑，可能有觸痛	小的肉芽腫可能無症狀，嚴重的有腹痛、腹瀉、發燒、裏急後重或血便，部分人有腸阻塞症狀
畸胎瘤	青年女性	可無意間發現腫塊	中下腹部可發現腫塊	質中，可移動，光滑，無觸痛	最常見的症狀是腹部隱痛、腹部腫塊與腹脹，腫塊過大壓迫膀胱可能排尿困難、頻尿及性交困難
結核性腹膜炎	中青年	有結核病史，腫塊緩慢形成和增大	不一定	質中，可移動，可能有觸痛	慢性腹痛，持續性隱痛或鈍痛，粘連重時陣發性絞痛；腹瀉或腹瀉便祕交替出現；可能以腹水為主要表現；可能有腸阻塞症狀，乏力、潮熱、盜汗等結核中毒症狀
結腸憩室與憩室炎	青少年	腫塊可緩慢形成和增大	下腹部腫塊	質中，可移動，觸壓痛明顯	大多數憩室無症狀，有症狀者表現為：①左或右下腹反覆疼痛，伴有憩室炎時則出現急性左或右下腹持續痛或痙攣痛；②便祕或腹瀉，或者兩種均有；③左或右下腹有輕度壓痛。伴有發燒、白血球升高

三、進一步明確腹部腫塊的診斷

腫塊原因要結合腫塊的部位、性狀、與周圍器官的聯繫及臨床症狀來判斷。

1.需要急診的腹部腫塊（圖 13-2）

如前所述，一些嚴重威脅生命的疾病，例如：子宮外孕、心臟衰竭、病毒性肝炎、闌尾炎等，都可能嚴重威脅生命，所以當發現類似狀況，應該在安慰病患的同時，立刻送醫院急診，並了解和觀察病患的併發症狀，如腹痛、腹瀉、噁心、嘔吐、大量出汗、呼吸困難、口唇紫紺，脈搏快慢等症狀，準確及時的向醫師提供有關病史、發病經過及伴隨症狀情況，以便醫師根據情況進一步確診和搶救。

2.需要盡速就診的腹部腫塊（圖 13-3）

除了短時間內會威脅生命的疾病外，其他一些疾病例如：肝硬化、慢性膽囊炎、慢性胰臟炎、腎積水、阿米巴性肉芽腫等，也需要趕緊找專科醫師就診，以盡快透過輔助檢查明確診斷後，給予適當的治療，以免延誤病情。

四、腹部腫塊的自我救治

1. 經初步診斷，如有腫瘤可能，應立即轉送有條件醫院進一步採用 X 光、超音波、CT 等儀器檢查確診，切勿延誤。
2. 如為發炎性硬塊或血腫，可在抗生素控制下進行觀察和非手術療法，如短期內不見好轉，亦應及時轉送檢查。
3. 已確診為良性先天性疾病，可考慮擇期手術。
4. 如已確定為腎下垂或遊走腎，應避免劇烈運動，並可用寬腰帶固定。
5. 對慢性闌尾炎及術後腸粘連形成的硬塊，可用物理療法、熱敷等促其消散。
6. 腹壁上的良性腫瘤，如脂肪瘤，可手術，亦可觀察。但應避免刺激。

子宮外孕

受精卵在子宮腔外著床發育稱為異位妊娠，亦稱子宮外孕。而最常見的異位妊娠部位為輸卵管妊娠，占 95% 以上。

子宮以外的器官都不適宜受精卵的生長發育，如輸卵管很細，內膜較薄，胚胎長大到一定程度時孕囊包膜破裂發生流產，或受精卵絨毛穿破輸卵管發生腹腔內出血，導致病人腹痛甚至休克。

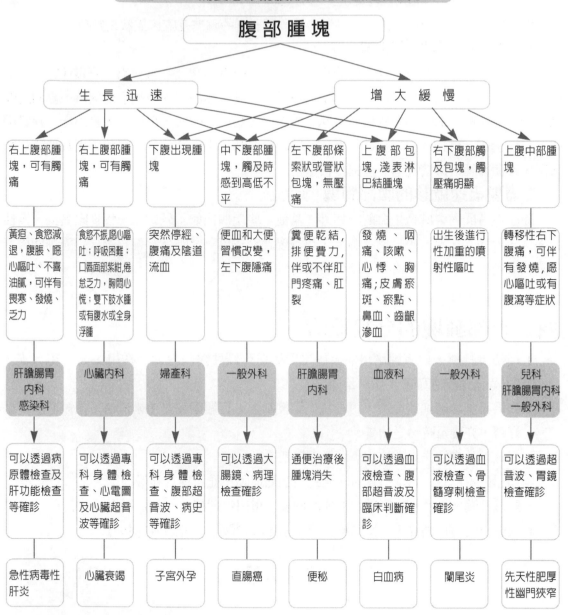

圖 13-2 需要急診的腹部腫塊診斷過程圖示

腹 部 腫 塊

生 長 迅 速 　　　 增 大 緩 慢

右上腹部腫塊，可有觸痛	右上腹部腫塊，可有觸痛	下腹出現腫塊	中下腹部腫塊，觸及時感到高低不平	左下腹部條索狀或管狀包塊，無壓痛	上腹部包塊，淺表淋巴結腫塊	右下腹部觸及包塊，觸壓痛明顯	上腹中部腫塊
黃疸、食慾減退，腹脹、噁心嘔吐、不喜油膩，可伴有畏寒、發燒、乏力	食慾不振,噁心嘔吐；呼吸困難；口唇面部紫紺,倦怠乏力,胸悶心慌；雙下肢水腫或有腹水或全身浮腫	突然停經、腹痛及陰道流血	便血和大便習慣改變，左下腹隱痛	糞便乾結,排便費力,伴或不伴肛門疼痛、肛裂	發燒、咽痛、咳嗽、心悸、胸痛；皮膚瘀斑、瘀點、鼻血、齒齦滲血	出生後進行性加重的噴射性嘔吐	轉移性右下腹痛，可伴有發燒，噁心嘔吐或有腹瀉等症狀
肝膽腸胃內科感染科	心臟內科	婦產科	一般外科	肝膽腸胃內科	血液科	一般外科	兒科肝膽腸胃內科一般外科
可以透過病原體檢查及肝功能檢查等確診	可以透過專科身體檢查、心電圖及心臟超音波等確診	可以透過專科身體檢查、腹部超音波、病史等確診	可以透過大腸鏡、病理檢查確診	通便治療後腫塊消失	可以透過血液檢查、腹部超音波及臨床判斷確診	可以透過血液檢查、骨髓穿刺檢查確診	可以透過超音波、胃鏡檢查確診
急性病毒性肝炎	心臟衰竭	子宮外孕	直腸癌	便秘	白血病	闌尾炎	先天性肥厚性幽門狹窄

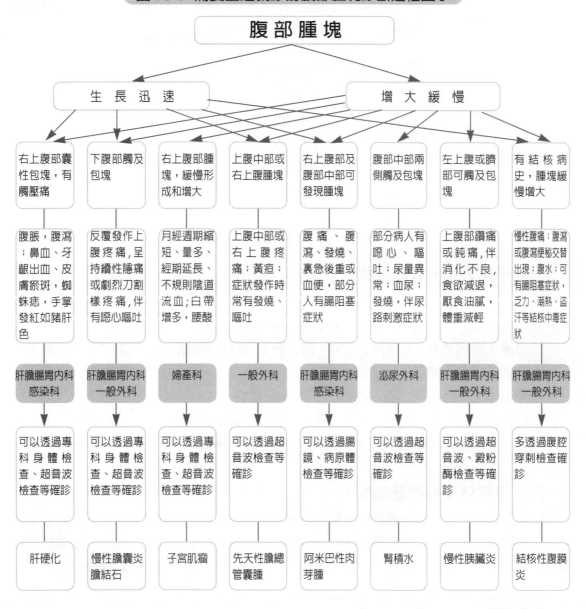

圖 13-3 需要盡速就診的腹部腫塊診斷過程圖示

腹 部 腫 塊

生 長 迅 速　　　　增 大 緩 慢

| 右上腹部囊性包塊，有觸壓痛 | 下腹部觸及包塊 | 右上腹部腫塊，緩慢形成和增大 | 上腹中部或右上腹腫塊 | 右上腹部及腹部中部可發現腫塊 | 腹部中部兩側觸及包塊 | 左上腹或臍部可觸及包塊 | 有結核病史，腫塊緩慢增大 |

| 腹脹，腹瀉；鼻血、牙齦出血、皮膚瘀斑，蜘蛛痣，手掌發紅如豬肝色 | 反覆發作上腹疼痛，呈持續性隱痛或劇烈刀割樣疼痛，伴有噁心嘔吐 | 月經週期縮短、量多、經期延長、不規則陰道流血；白帶增多，腰酸 | 上腹中部或右上腹疼痛；黃疸；症狀發作時常有發燒、嘔吐 | 腹痛、腹瀉、發燒、裏急後重或血便，部分人有腸阻塞症狀 | 部分病人有噁心、嘔吐，尿量異常；血尿；發燒，伴尿路刺激症狀 | 上腹部鑽痛或鈍痛，伴消化不良，食欲減退，厭食油膩，體重減輕 | 慢性腹痛；腹瀉或腹瀉便秘交替出現；腹水；可有腸阻塞症狀，乏力、潮熱、盜汗等結核中毒症狀 |

| 肝膽腸胃內科感染科 | 肝膽腸胃內科一般外科 | 婦產科 | 一般外科 | 肝膽腸胃內科感染科 | 泌尿外科 | 肝膽腸胃內科一般外科 | 肝膽腸胃內科一般外科 |

| 可以透過專科身體檢查、超音波檢查等確診 | 可以透過專科身體檢查、超音波檢查等確診 | 可以透過專科身體檢查、超音波檢查等確診 | 可以透過超音波檢查等確診 | 可以透過腸鏡、病原體檢查等確診 | 可以透過超音波檢查等確診 | 可以透過超音波、澱粉酶檢查等確診 | 多透過腹腔穿刺檢查確診 |

| 肝硬化 | 慢性膽囊炎膽結石 | 子宮肌瘤 | 先天性膽總管囊腫 | 阿米巴性肉芽腫 | 腎積水 | 慢性胰臟炎 | 結核性腹膜炎 |

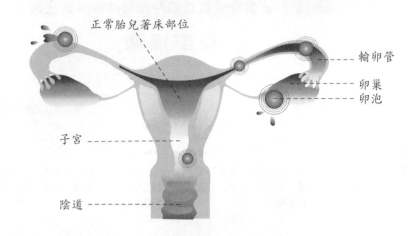

正常胎兒著床部位

輸卵管

卵巢

卵泡

子宮

陰道

圖 13-4 子宮外孕示意圖

一、子宮外孕有什麼症狀？

◎**停經**：一般都有6~8週月經未來，在7週左右即可出現少量不規則陰道流血，偶爾也出血較多，並伴有蛻膜血塊排出，常被誤認為流產。

◎**腹痛**：妊娠未發生流產或破裂時，為一側下腹隱痛或酸脹感；發生流產或破裂時，下腹有撕裂樣疼痛，伴隨有噁心嘔吐，肛門墜脹感，疼痛由下腹擴散到全腹。

◎**陰道出血**：胚胎死亡後，陰道常有不規則出血。

◎**昏厥或休克**：腹腔內的急性出血及劇烈疼痛，可使患者昏厥或休克。患者多表現無力，臉色蒼白，脈搏細弱，血壓下降而呈現休克狀態。

二、子宮外孕有什麼危險？

輸卵管妊娠後，由於輸卵管管壁薄，內壁的黏膜及黏膜下組織均很薄弱或不完整，受精卵發育到一定階段會引起輸卵管妊娠流產或輸卵管妊娠破裂而發生內出血。輸卵管肌肉薄弱，不能像子宮一樣收縮壓迫血竇，有效地止血，如大量出血，甚至會引起休克。

約三分之一的子宮外孕病人在入院時處於休克前或休克狀態，其休克的嚴重程度取決於內出血量的多少及失血速度，同陰道流血量不成正比。如為輸卵管向質部（在子宮壁內的一段輸卵管）妊娠，由於管腔周圍有子宮肌肉包繞，胎兒發育到3~4個月時才破裂。該處為子宮、血管與卵巢血管匯集部位，血管豐富，一旦破裂，在極短時間內就會發生大量腹腔內出血，不迅速搶救會有生命危險。

三、子宮外孕可以不開刀嗎？

子宮外孕開不開刀視具體情況而定。對未破裂無內出血，血壓、脈搏平穩，胚囊小於三點五公分的輸卵管妊娠，可考慮藥物治療。藥物治療期間需嚴密觀察脈搏、血壓、腹痛等情況，要經常測血紅蛋白、紅血球及做妊娠試驗，必要時改為手術治療。

四、如患子宮外孕還有生育希望嗎？

子宮外孕後能否再次妊娠要看治療的方法及雙側輸卵管的情況而定。若做了患側輸卵管切除術但對側輸卵管仍通暢，則多數有生育機會；如對側不通暢，則妊娠可能性很小。

近年來對輸卵管妊娠多做保守性手術，再次生育的機會大為增加。即不切除患側輸卵管而切開輸卵管挖出胚囊，再予以縫合。據某些報告，其再次妊娠率可達 80% 以上，比切除輸卵管高，更高於藥物治療。

五、子宮外孕術後會再得子宮外孕嗎？

一般來說，患側輸卵管切除後，對側輸卵管可以正常妊娠。可是當對側輸卵管有發炎症狀且通而不暢時會再次得到子宮外孕。據統計，子宮外孕術後 10% 的患者會再得子宮外孕；近年來隨著醫學技術的提高，施行保守性手術及對對側輸卵管的處理，再發的發生率已降低。要防止再得子宮外孕須注意兩個問題：

1.術後做輸卵管顯影檢查，如果通暢可放心懷孕；若通而不暢，應暫緩懷孕。

2.孕後早做超音波，檢查是否子宮外孕，以便早做處理。

胎教三法

　　大量的科學實驗證明，胎兒在母體內已經能夠感知外界環境的刺激，並且能夠對傳入子宮內的種種訊息做出應答反應，此階段的胎兒還具有一定的記憶能力。所以，科學地實施胎教是可行的。

　　目前，行之有效的胎教方法主要有以下幾種：

　　1.音樂胎教。音樂胎教是各種胎教方法中的首選措施。聲音做為一種能量和資訊，可以在母親及胎兒之間傳遞，當胎兒覺醒活動時，應經常給胎兒聽輕鬆舒緩的樂曲。有節奏的音樂可刺激生物體內的細胞分子發生一種共振，使原來處於靜止和休眠狀態的分子和諧地運動起來，發揮調節血液流量和神經細胞興奮的作用，改善胎盤供血狀況，使血液中的有益成分增多，以達到最佳的胎教效果。

　　2.對話胎教。有人主張胎兒期便給胎兒取一相應的乳名，經常隔著腹壁呼喚，並與之對話，或唱歌，或朗讀詩歌給胎兒聽，日久天長，胎兒便可銘記在心。這樣可以發揮溝通父母與胎兒間的情感作用，形成孕育、養育、教育的最佳氣氛。

　　3.撫摸胎教。自妊娠後半期開始，父母可透過孕婦腹壁輕輕撫摸或拍打背部和肢體，與之玩耍和鍛鍊，以促進胎兒肌肉的發育；並透過神經末梢傳遞到大腦，促進胎兒的發育成熟。

　　總之，努力為胎兒教育創造一個優雅和諧的理想環境，則有益於他們出生後擁有更加健康的體魄和聰明的頭腦。

第 14 章
腹瀉

　　正常人一般每日排便一次，個別人每日排便 2~3 次或每 2~3 日一次，若糞便的特點無異常也屬正常範圍。正常糞便一般成形，每日排出糞便的平均重量爲 150~200 克。腹瀉是指糞便稀薄、次數增加並含未消化食物、膿血、黏液或脫落細胞。在一般人看來，腹瀉不是病，也許只是有些受涼或是其他什麼不起眼的原因，吃點止瀉藥即可。其實不然，很多時候，腹瀉是其他病症的表現，若是疏忽大意，有可能會使其他病情加重。特別對中老年人，不常見的慢性腹瀉，可能就是直腸癌的早期唯一症狀。

一、腹瀉的病因

　　1.腹瀉最常見的原因是發炎。像是病毒或細菌感染性腸炎、發炎性腸疾、放射性腸炎等腸黏膜的傷害，會使吸收功能或腸黏膜吸收面積減少，便引起腹瀉。

　　2.功能性腹瀉也很常見。

　　精神刺激會引起腸蠕動增快而出現腹瀉，稱爲大腸激躁症。

　　某些疾病、藥物或胃腸道手術可使腸子蠕動增加，腸道的內容物通過過快，腸黏膜接觸時間過短而使吸收減少。

　　腹腔和骨盆腔內的發炎可反射性地引起腸子蠕動增快而致腹瀉。

　　胃大部切除術及腸道手術後，攝入食物過快通過胃腸道也會引起腹瀉。

　　胃腸道運動功能紊亂所致腹瀉的特點：①糞便稀爛或水樣，炎性細胞無或少；②腸鳴音加強，可能伴有腹痛。

二、腹瀉的自我診斷（表 14-1）

1.急性腹瀉

無論是成年人還是小孩感染病原體都可能出現急性腹瀉，一般都會有發燒、膿血便等

症狀，這類腹瀉可診斷爲感染性腹瀉。

疾病開始時出現一些全身性症狀，隨後出現急性腹瀉的表現。全身症狀包括高熱、全身不適、乏力等症狀。如有以上症狀應考慮全身疾病引起的腹瀉。

如吞食化學毒物或有毒的動植物後也可出現腹瀉，病情相對較重，可能有群體發病的情況，這時要考慮急性中毒的可能性。

服用某些藥物後也可引起急性腹瀉，但症狀要比前幾種輕，往往在停藥後症狀減輕。

2.慢性腹瀉

在一些成年人中，如已存在胃部疾病，或曾做過胃部手術，近期出現腹瀉，時間較久者應考慮胃源性腹瀉。

在成年人中如出現水樣便，內含有不消化的食物碎屑和黏液，或爲黏液便或膿血便，或伴有裏急後重等現象者應考慮腸源性腹瀉。

在中、老年人中，如患有甲狀腺機能亢進或糖尿病等疾病，多年未治癒，出現頑固性腹瀉，要考慮有內分泌性腹瀉的可能。

青年人當中，若是精神受到刺激後出現腹瀉，避免精神受到刺激後腹瀉即減輕或消失，且伴有失眠、心悸、煩躁等現象則考慮機能性腹瀉的可能。

其他如果患有慢性膽囊炎、慢性胰臟炎者，也會因脂肪消化吸收障礙而引起慢性腹瀉（脂瀉症）。

長期應用抗生素、激素導致腸道微生物失調也可能引起腹瀉。

中年以後，排便習慣改變，便祕腹瀉交替、便血等，伴有不明原因的貧血、乏力或體重減輕，要警惕是否爲直腸癌，注意腹部有無可觸及的腫塊。

三、腹瀉的進一步明確診斷

1.需要急診的腹瀉（圖 14-1）

如前所述，一些會影響生命的疾病，例如：細菌性痢疾、沙門菌屬性食物中毒等，都可能嚴重威脅生命，所以當發現類似狀況，應該在安慰病患的同時，立刻送醫院急診，並觀察病患的不良現象，如嘔吐、大量出汗、呼吸困難、口唇紫紺等症狀，準確及時地向醫師提供有關腹瀉次數、性狀及伴隨的症狀，以便醫師根據情況進一步確診和搶救。而霍亂與副霍亂屬於嚴重傳染病，處理不當甚至會致命，且需要隔離消毒，務必注意。

表 14-1 腹瀉的初步診斷表

疾病名稱	發病年齡	發病部位	腹瀉特點	伴隨症狀
細菌性痢疾	兒童多見	大腸	初為水樣，後期為膿血便，次數多	發燒、腹痛、噁心、嘔吐
阿米巴性痢疾	成年人	大腸 肝	量較多，常呈果醬樣，次數少	腹痛、肝腫大
沙門菌類食物中毒	任何年齡	胃 小腸	水樣便，深黃色或帶綠色，有惡臭	噁心、嘔吐、可能有脫水、發燒
病毒性胃腸炎	兒童	胃 小腸	水樣腹瀉、量少、次數多	有輕度的發燒、不適感、噁心、嘔吐
霍亂與副霍亂	任何年齡	胃 小腸	洗米水樣，排便量大而無糞質	劇烈嘔吐、脫水
偽膜性結腸炎	任何年齡	腸道	水樣便，很少為膿血便	發燒、腹痛
腸結核	青壯年	小腸 大腸	腹瀉與便祕交替出現	發燒、盜汗、消瘦、腹痛等症狀
潰瘍型腸結核	成年人	大腸	大便呈糊狀或水樣便，餐後發作	低熱、盜汗、消瘦
大腸癌	中老年	大腸	便祕腹瀉交替、便血	消瘦、可能有便祕、腹部腫塊
潰瘍性結腸炎	青壯年	大腸	血性黏液便、裏急後重	可能有肝脾腫大關節炎、結節性紅斑
克隆氏症	青壯年	小腸	腹瀉便祕交替出現，大便可能有膿血	腹痛、發燒、體重減輕、腸穿孔
胰源性吸收不良	青壯年	胰臟	大便日 3~5 次，量多，有惡臭，多氣	消瘦、脂肪瀉
大腸激躁症	青年 中年女性	大腸	腹瀉在清晨或早餐後出現，黏液便有些為水樣便	情緒激動
動物類食物中毒	兒童 成年人	胃腸道	食用魚膽或動物肝臟後引起腹瀉	噁心、嘔吐、腹痛、乏力

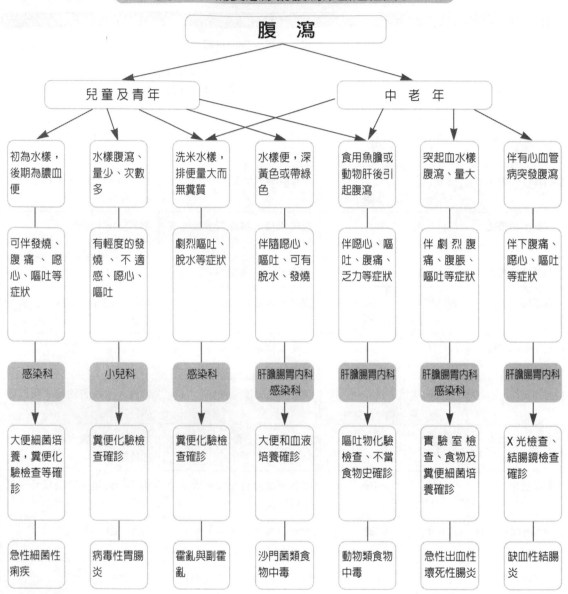

圖 14-1 需要急診的腹瀉診斷過程圖示

腹 瀉

兒童及青年

- 初為水樣，後期為膿血便
  - 可伴發燒、腹痛、噁心、嘔吐等症狀
  - 感染科
  - 大便細菌培養，糞便化驗檢查等確診
  - 急性細菌性痢疾

- 水樣腹瀉、量少、次數多
  - 有輕度的發燒、不適感、噁心、嘔吐
  - 小兒科
  - 糞便化驗檢查確診
  - 病毒性胃腸炎

- 洗米水樣，排便量大而無糞質
  - 劇烈嘔吐、脫水等症狀
  - 感染科
  - 糞便化驗檢查確診
  - 霍亂與副霍亂

中老年

- 水樣便，深黃色或帶綠色
  - 伴隨噁心、嘔吐、可有脫水、發燒
  - 肝膽腸胃內科 感染科
  - 大便和血液培養確診
  - 沙門菌類食物中毒

- 食用魚膽或動物肝後引起腹瀉
  - 伴噁心、嘔吐、腹痛、乏力等症狀
  - 肝膽腸胃內科
  - 嘔吐物化驗檢查、不當食物史確診
  - 動物類食物中毒

- 突起血水樣腹瀉、量大
  - 伴劇烈腹痛、腹脹、嘔吐等症狀
  - 肝膽腸胃內科 感染科
  - 實驗室檢查、食物及糞便細菌培養確診
  - 急性出血性壞死性腸炎

- 伴有心血管病突發腹瀉
  - 伴下腹痛、噁心、嘔吐等症狀
  - 肝膽腸胃內科
  - X光檢查、結腸鏡檢查確診
  - 缺血性結腸炎

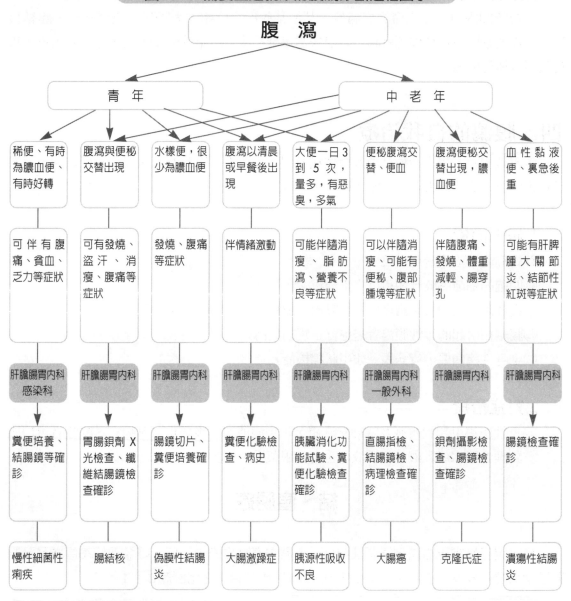

圖 14-2 需要盡速就診的腹瀉診斷過程圖示

腹 瀉

青年 → **中老年**

稀便、有時為膿血便、有時好轉	腹瀉與便秘交替出現	水樣便，很少為膿血便	腹瀉以清晨或早餐後出現	大便一日3到5次，量多，有惡臭，多氣	便秘腹瀉交替、便血	腹瀉便秘交替出現，膿血便	血性黏液便、裏急後重
可伴有腹痛、貧血、乏力等症狀	可有發燒、盜汗、消瘦、腹痛等症狀	發燒、腹痛等症狀	伴情緒激動	可能伴隨消瘦、脂肪瀉、營養不良等症狀	可以伴隨消瘦、可能有便秘、腹部腫塊等症狀	伴隨腹痛、發燒、體重減輕、腸穿孔	可能有肝脾腫大關節炎、結節性紅斑等症狀
肝膽腸胃內科 感染科	肝膽腸胃內科	肝膽腸胃內科	肝膽腸胃內科	肝膽腸胃內科	肝膽腸胃內科 一般外科	肝膽腸胃內科	肝膽腸胃內科
糞便培養、結腸鏡等確診	胃腸鋇劑X光檢查、纖維結腸鏡檢查確診	腸鏡切片、糞便培養確診	糞便化驗檢查、病史	胰臟消化功能試驗、糞便化驗檢查確診	直腸指檢、結腸鏡檢、病理檢查確診	鋇劑攝影檢查、腸鏡檢查確診	腸鏡檢查確診
慢性細菌性痢疾	腸結核	偽膜性結腸炎	大腸激躁症	胰源性吸收不良	大腸癌	克隆氏症	潰瘍性結腸炎

2.需要盡速就診的腹瀉（圖14-2）

除短時間內會威脅生命的疾病外，其他某些疾病例如：大腸癌、克隆氏症、腸結核等，也需要趕緊找專科醫師就診，以盡快透過輔助檢查明確診斷後，給予適當的治療，以免延誤病情的恢復。

四、腹瀉的自我治療

腹瀉是症狀，根本治療必須針對致病原因，一些患者腹瀉的疾病沒有良好控制，或缺乏特定治療，此時即需要支援療法和對症治療。

1.病因治療

針對病因的治療最爲有效。

◎明確的細菌感染應使用抗生素治療。

◎慢性阿米巴痢疾須請專科醫師醫治，療程要夠，以便徹底治癒。

◎腸結核引起的慢性腹瀉者需進行正規的抗菌治療。

◎全身性疾病要治療病因，如甲狀腺機能亢進。

2.對症治療

◎急性腹瀉引起脫水應及時補充液體，防止病情進一步惡化。無噁心、嘔吐者可口服
　生理食鹽水或乳酸林格氏液。也可口服荼湯、果汁等。

結、直腸癌

結直腸癌是常見的消化道惡性腫瘤，占胃腸道腫瘤的第二位。好發部位為直腸及直腸與乙狀結腸交界處，占60%。發病多在40歲以後，男女之比例為2：1。

一、結、直腸癌有什麼症狀？

1.排便習慣或糞便性狀的改變。多數表現為大便次數增多，不成形或稀便，大便帶血及黏液。有時便祕或腹瀉與便祕交替，大便變細。

2.中下腹部疼痛。程度輕重不一，多為隱痛或脹痛。

3.右半結腸癌患者常發現腹部腫塊。但發現腫塊時腫瘤已相當大。

4 可能有貧血、消瘦、乏力、水腫、低蛋白血症等全身症狀，腫瘤壞死或繼發感染時，患者常有發燒的情況。

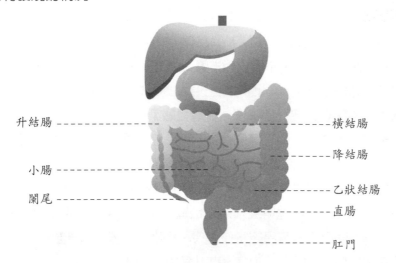

升結腸 ----------------- 橫結腸
小腸 ----------------- 降結腸
闌尾 ----------------- 乙狀結腸
----------------- 直腸
----------------- 肛門

圖 14-3

二、結、直腸癌怎樣檢查確診？

1.**肛指檢查**。就是醫師用手指伸入肛門觸摸，即可發現 70~80% 的腫瘤。

2.**大便潛血試驗持續陽性**。這種檢查既簡單又便宜，但要和其他引起便血的疾病有所區別。

3.**驗血**。血清癌胚抗原（CEA）陽性。

4.**結腸鏡檢查**能明確發現病變性質、大小，部份甚至發現早期病變。是目前最好的檢查方法。

三、得了結、直腸癌怎樣治療？

1.**手術治療**：是根治結、直腸癌的最有效方法，凡適合手術的患者，應及早行手術切除治療。

2.**化學藥物治療**：大腸癌根治術後，仍有 50% 的病例復發和轉移，因此術前、術後化療有可能提高術後 5 年存活率。

3.**放射治療**：術前放療，可縮小腫瘤，提高切除率；術後放療，可殺死殘留的腫瘤細胞。單純放射療法，僅用於晚期直腸癌病例，有止血、鎮痛、延長存活期的作用。

4.**內視鏡下治療**：對於早期黏膜層癌，可內視鏡下切除，晚期腫瘤，可在內視鏡下放置支架，以防狹窄及阻塞。

5.中醫中藥治療：可做為輔助及支援治療，改善症狀，延長生存期。

四、醫師建議

1.應進食低脂肪高纖維的食物，多吃新鮮蔬菜與水果。

2.有便血時應即到醫院檢查，不要自行判斷為痔瘡或痢疾。直腸位於大腸末端，與肛管相連而通向體外。直腸患癌後，早期可能出現大便習慣與性質的改變。最早的表現為便祕，隨著疾病進展，癌腫表面進一步潰爛，並繼發感染，於是大便次數增多，少時一天幾次，多時可達數十次。大便中會帶有膿血或黏液，若做大便化驗即可見到紅、白血球。此時，病人多去內科就診，這些症狀與痢疾極相似，經抗痢疾藥物治療後，症狀多不能好轉，即使暫時緩解，不久又會舊病復發。有的患者因為癌腫局部破潰，每次大便後就解出鮮紅或暗紅血液，這些症狀很像是痔瘡。痔瘡也是一種常見疾病，直腸癌患者同時兼有痔瘡的情況亦不少。因此直腸癌很容易被當作痢疾、痔瘡來治療。據統計，有70%左右的直腸癌患者在確診直腸癌前曾被誤為「痢疾」或「痔瘡」治療。

3.中、老年要高度警惕直腸癌。直腸癌早期診斷率是不高的，一般確診直腸癌多半病程已在半年以上。只要病人與醫務人員雙方努力是可以做出早期診斷和治療的。40歲以上的中、老年人，凡有下列表現者，應考慮有結、直腸癌的可能：由正常的排便習慣變為腹瀉或便祕交替出現；糞便帶黏液或血；近期出現持續性腹部不適、隱痛和腹脹；病因未明的貧血或體重減輕；可能有腹部腫塊。

4.直腸良性病變如瘜肉、腺瘤、血吸蟲肉芽腫等，可能是癌前期病變，需及時進行外科手術治療，以防止癌變。

老年人慢性腹瀉食藥粥有效

老人慢性腹瀉多屬中氣不足或脾腎陽虛，因之運化失職而造成。因此，治療應以健脾益氣、理濕止瀉為原則，不妨食如下藥粥：

1.茯苓小米粥：茯苓30克，栗子10克，糯米20克，小米20克，先將茯苓及栗子研細，與糯米、小米同煮成粥，每日溫服2至3次。

2.山藥羊肉粥：羊肉250克，生山藥500克。先將二味同煮爛，加水適量後入糯米250克煮成粥。每日早晚各溫服1次。羊肉溫補脾腎；山藥補脾止瀉，益腎固精；糯米補中氣暖腸胃。對慢性久治、胃虛食少的老年人，以及氣血不足者，常食必顯良效。

3.參蓮大棗粥：黨參10克，乾蓮子10克，大棗10枚，糯米50克。先將黨參、乾蓮子研細末備用；再將大棗用水略煮，去皮核，取棗肉切碎，以煮棗水，並將棗肉、黨參末和蓮子同煮為粥，

早晚各溫熱服食1次。

4、山藥粥：乾山藥片60克研細過篩，加水調糊置爐上，用筷子不斷攪動成粥，加白糖適量。每日服食2至3次。山藥能補脾止瀉、益腎固精，治脾腎虛弱、食少體倦、慢性腹瀉等症，堅持久服，必定收效。

5、荔枝粥：乾荔枝肉50克，山藥20克，搗碎至軟爛，糯米100克，同煮成粥，每日早晚服食，荔枝能補脾益肝，治老年人腹瀉。若加山藥，效果更佳。濕軟重者忌服。

第 15 章
便祕

　　便祕是多種疾病的一個症狀，表現爲：大便量太少、太硬、排出太困難，或合併一些特殊症狀，如：長時間用力排便、直腸腫脹感、排便不盡感，甚至需用手法幫助排便。在不使用瀉劑的情況下，7 天內自發性排空糞便不超過 2 次或長期無便意。雖然一般病情不重，但多長期持續，症狀擾人，影響生活品質。

　　食物在消化道內完成消化吸收過程，不能被消化吸收的殘渣部份，以糞便的形式排出體外。正常情況下，每天進入結腸的食物約 500~1000ml。大腸的功能有兩種，一種爲吸收功能，吸收水和無機鹽，主要在近端結腸完成；另一功能爲貯存功能，主要在遠端結腸。排便大致可分爲兩個步驟：①糞便向直腸推進，正常情況下，大腸每日有多次蠕動，多在餐後發生（胃腸反射），使糞便迅速進入直腸，擴張並刺激直腸壁，引起排便反射；②當直腸充滿糞便後發生便意，將糞便排出體外。

　　維持正常排便需要以下幾個條件：

　　飲食量及所含的纖維量適當，有足夠的水分。

　　胃腸道通暢，消化、吸收、蠕動正常。

　　有正常的排便反射，腹肌及膈肌有足夠的力量協助排便動作。

　　以上任何一個環節發生障礙，都可以導致便祕。

　　便祕是指大便次數減少，糞便乾結伴有排便困難。一般兩天以上未排便即有便祕的可能。但健康人的排便習慣也許有明顯不同，必須根據本人排便習慣和排便是否困難，才能對便祕做出判斷。如果沒有排便困難，不一定是便祕。

一、便祕的病因

　　對便祕的病因分析，應詳加了解病人平時的飲食、生活和排便習慣，有無痔瘡或肛裂史，是否常服潤腸性瀉藥，與便祕伴發的症狀等。中年以上患者如發生排便習慣改變，或有進行性便祕，應注意是否爲結腸癌；急性便祕伴有嘔吐、腹脹、腸絞痛者應考慮腸阻塞；便祕伴有慢性腹痛，有鉛接觸史者，可能爲慢性鉛中毒；便祕與腹瀉交替，並出現腹

痛，常見於腹腔內結核、結腸腫瘤、慢性潰瘍性結腸炎；糞塊細小，分節呈羊糞狀者，常為結腸痙攣或大腸激躁症所致；便祕伴隨出現有腹部硬塊者，須注意腸阻塞、腸套疊、腸腫瘤、骨盆腔腫瘤、腹腔結核等；如果病人便祕史較長，又無其他不適及顯性的症狀、年齡在中年上者，可能是習慣性便祕。

1.功能性便祕

是指腸道本身無器質性病變而引起的一類便祕。其發生的原因有：

◎進食量少或食物缺乏纖維素，對大腸運動的刺激減少。

◎由各種原因（如時間、地點、生活改變、精神因素等）造成排便習慣受到干擾或牽制。

◎濫用瀉藥造成對瀉藥的依賴，不用瀉藥則不易排便。

◎大腸運動功能障礙，腸子痙攣致排便困難，如大腸激躁症。

◎腹肌及小腹肌力量不足，排便推動力不足，難於把糞便排出體外。

◎結腸較長。

◎應用嗎啡類藥物、對抗腸蠕動的一些藥使腸部肌肉鬆弛引起便祕。

2.器質性便祕

常見的原因有：

◎直腸與肛門病變引起肛門肌肉強烈收縮，排便疼痛造成害怕排便，如痔瘡、肛裂、肛門周圍膿瘍和潰瘍、直腸炎。

◎結腸良性或惡性腫瘤、各種原因的腸阻塞、腸粘連、克隆氏症、先天性巨結腸症。

◎腹腔或骨盆腔內腫瘤的壓迫（如子宮肌瘤）。

◎全身性疾病使腸子肌肉鬆弛，如尿毒症，此外鉛中毒引起的腸肌痙攣也會導致便祕。

二、便祕的自我診斷 （表 15-1）

發病年齡不同，病因也不相同。老年體弱、食量少、纖維攝入不足、活動少，易患單純性便祕；嬰幼兒則可能因先天性巨結腸症而致頑固性便祕；藥物使用，如鎮靜劑、鎮痛劑、降壓劑、抗膽鹼能藥物可致便祕。病程長，無明顯加重多功能性，而短期內發生，進行性加重者多為器質性。

1.習慣性便祕

病史中一般有偏食、不吃蔬菜或飲食過於精細的習慣，或自幼未養成按時排便的習慣。廁所不方便或工作環境對排便不便，情緒緊張對習慣性便祕也有影響。

2.大腸激躁症

伴有便祕的大腸激躁症的臨床特徵有：

◎慢性腹痛伴便祕，或腹瀉便祕交替出現。

◎患者在左下腹區常有間歇性腹絞痛，在排氣或排便後緩解。

◎左下腹可按及充滿糞便和痙攣的乙狀結腸，有輕壓痛。

◎患者常伴燒心、腹脹、腰背酸痛、軟弱無力、頭暈、心悸等症狀。

3.瀉藥性腸病

瀉藥性腸病是指患者由於便祕或直腸、肛門病變造成排便困難。患者為了排便通暢，開始使用瀉藥，造成排便對瀉藥的長期依賴性，稱為瀉藥性腸病。

4.大腸癌

大腸癌包括結腸和直腸癌。主要臨床表現為：

大腸癌的早期症狀不明顯，大便習慣的改變如便祕或腹瀉、或兩者交替可能是大腸癌的早期徵兆。

便血尤其是排便後出血是大腸癌常見的症狀。

可能有腹部持續性的隱痛，便祕與裏急後重常同時存在。

易發生腸阻塞。

左下腹部可觸及腫物。

5.巨結腸症

巨結腸症是指大腸顯著擴張伴有嚴重便祕或頑固性便祕。可發生於任何年齡，可為先天性或後天性的。常見的有以下兩種類型：

先天性巨結腸症：是一種腸道的先天性發育異常。見於幼嬰，男性多於女性，有家族性。主要臨床表現：顯著的腹部膨隆，無腸運動；可造成慢性腸阻塞而引起營養不良；輕者症狀不明顯，可直至青春期才發病。

身心性或心理性巨結腸症：本病常與身心異常、精神官能症或精神病有關。有些患者

表 15-1 便祕診斷簡表

疾病名稱	發病年齡	發病部位	便祕特點	伴隨症狀
習慣性便祕	青年、中年	直腸	頑固性便祕	可伴有情緒緊張
大腸激躁症	青年 中年女性	大腸	腹瀉、便祕交替出現	燒心、腹脹、腰背酸痛、軟弱無力、頭暈、心悸
瀉藥性腸病	成年人	直腸或肛門	排便對瀉藥有依賴性	可伴有乏力、厭食、腹脹
大腸癌	中、老年	大腸	便祕時間較短，大便變形，可能有血跡	消瘦，排便不適，大便次數增多
先天性巨結腸症	男嬰	左半結腸	出生後就有便祕	營養不良，腹部膨隆
慢性特發性巨結腸症	較大的兒童或青年	左半結腸	習慣性便祕	性格改變及大便失禁
身心性或心理性巨結腸症	成年人	結腸	無便意感、需服瀉藥或灌腸才通便	身心異常、精神官能症
中毒性巨結腸症	青壯年	結腸	結腸內毒素吸收、腸肌鬆弛	高熱及嚴重的中毒症狀、鼓腸及腹部壓痛
老年性便祕	老年	協助排便肌萎縮	排便無力致便祕	可伴隨各器官衰退
直腸內脫垂	成年人	直腸	排便阻塞、排便費力有排不盡感	下腹脹痛、排尿不暢
腸阻塞、腸扭轉、腸套疊	兒童 成年人	腸道阻塞	排便費力、不能排便	腹痛、腹脹、嘔吐

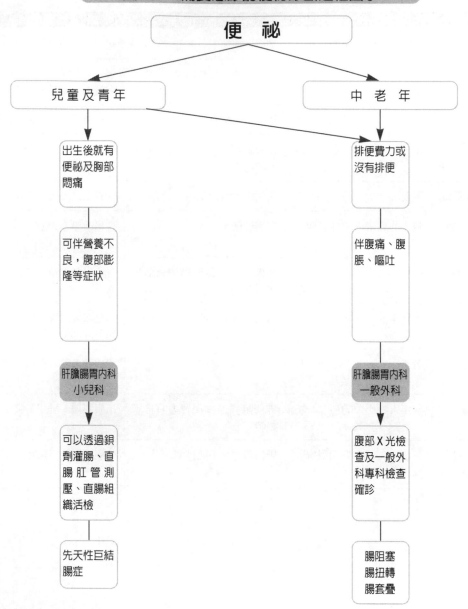

圖 15-1 需要急診的便祕診斷過程圖示

便　祕

兒童及青年　　　　　　　中　老　年

出生後就有
便祕及胸部
悶痛

排便費力或
沒有排便

可伴營養不
良，腹部膨
隆等症狀

伴腹痛、腹
脹、嘔吐

肝膽腸胃內科
小兒科

肝膽腸胃內科
一般外科

可以透過鋇
劑灌腸、直
腸肛管測
壓、直腸組
織活檢

腹部 X 光檢
查及一般外
科專科檢查
確診

先天性巨結
腸症

腸阻塞
腸扭轉
腸套疊

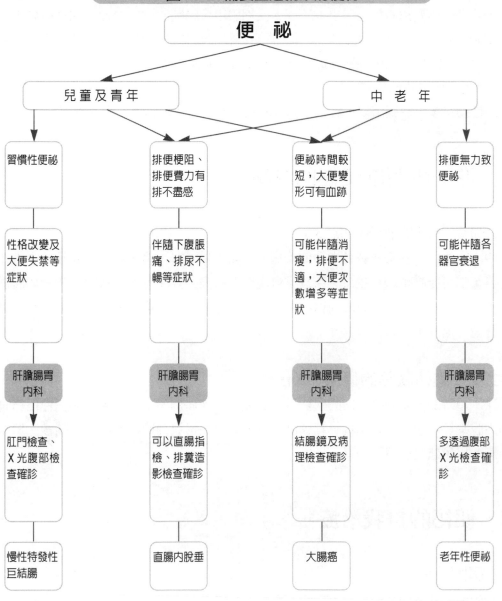

圖 15-2 需要盡速就診的便祕

便祕

兒童及青年　　　　中老年

| 習慣性便祕 | 排便梗阻、排便費力有排不盡感 | 便祕時間較短，大便變形可有血跡 | 排便無力致便祕 |

| 性格改變及大便失禁等症狀 | 伴隨下腹脹痛、排尿不暢等症狀 | 可能伴隨消瘦，排便不適，大便次數增多等症狀 | 可能伴隨各器官衰退 |

| 肝膽腸胃內科 | 肝膽腸胃內科 | 肝膽腸胃內科 | 肝膽腸胃內科 |

| 肛門檢查、X 光腹部檢查確診 | 可以直腸指檢、排糞造影檢查確診 | 結腸鏡及病理檢查確診 | 多透過腹部 X 光檢查確診 |

| 慢性特發性巨結腸 | 直腸內脫垂 | 大腸癌 | 老年性便祕 |

幻想自己有便祕或有強迫觀念和行為，便意感受到抑制，一定要服瀉藥或灌腸才感覺大便通暢，否則就感到渾身不適、坐立不安。長期服用大腸刺激劑，會使肌間神經變化而產生結腸擴張。精神分裂症或憂鬱症患者，常有排便受抑制的現象，應用安定精神或抗憂鬱藥，可直接或間接透過中樞神經抑制結腸運動引起便祕。

6.其他原因引起的便祕

急性便祕多見於腸阻塞，腹部手術後的腸粘連、急性腹膜炎、腸套疊等。

三、進一步明確便祕的診斷

1.需要急診的便祕（圖 15-1）

如前所述，一些嚴重威脅生命的疾病，例如：腸阻塞、腸扭轉、腸套疊、中毒性巨結腸症等，都可能嚴重威脅生命，所以當發現類似狀況，應注意觀察病情變化，如腹痛、嘔吐、出汗等症狀，準確及時的向醫師提供有關便祕的時間、排便情況及伴隨症狀，以便醫師根據情況進一步確診和搶救。

2.需要盡速就診的便祕（圖 15-2）

除了短時間內會威脅生命的疾病外，其他一些疾病例如：大腸癌、先天性巨結腸症、直腸內脫垂等，也需要趕緊找專科醫師就診，以盡快透過輔助檢查明確診斷後，給予適當的治療，以免延誤病情的恢復。

四、便祕的自我治療

1.病因治療

◎如因飲食過於精細，宜多吃蔬菜水果，多飲水。

◎如因腸阻塞引起，必要時可進行外科手術治療。

◎如由其他病因引起的，則應針對有關病因治療。

2.對症治療

◎酌情選用輕瀉藥如氧化鎂，每次 2~4 錠。必要時口服。

◎甘油球等藥物必要時外用。

治療便祕小驗方

1. 習慣性便祕

   菠菜根50克，洗淨後加適量水煮熟，然後加入蜂蜜20克，吃菜喝湯，每天1~2次。或用新鮮菠菜和豬血熬湯，調味後服用。

   紫菜10克，香油2小匙，醬油數滴。每晚飯前半小時，用開水沖泡1碗，溫服。

2. 老年性便祕

   生地30克、麥冬30克，加入清水煎煮後服用，每日空腹飲2次，此方有生津潤腸作用。

   馬鈴薯2~3個，洗淨後切碎、搗爛（不去皮），用紗布過濾取汁，酌加蜂蜜，早晚各服1次。

3. 點壓

   當入廁時，用雙手各一指壓迫迎香穴（即鼻翼兩側凹陷處）5~10分鐘。可將手反指按摩向四周移動。此法可加快大腸蠕動，使大便通暢。

   另外，亦可在排便時以左手中指點壓左側天樞穴（位於肚臍旁3公分直下1公分處），感覺有明顯酸脹感即按住不動，持續1分鐘左右，到有便意時，屏氣，增加腹內壓力，即可排便。

—— 第 16 章 ——
便血

　　血液從肛門排出，大便帶血或全爲血便，顏色呈鮮紅、暗紅或柏油樣，均稱爲便血。便血一般爲下消化道出血的症狀，但上消化道出血量大，血液腸道停留時間短，也可能出現便血。便血的顏色與出血部位的高低，出血量的多少以及在腸道停留時間有關，因此可爲鮮紅、暗紅、醬紅甚至柏油樣。但有些出血量少而且部位較高的便血肉眼看不到，只有做潛血檢查，才能查出。

一、便血的病因

　　便血的病因較爲複雜，除因下消化道的腫瘤、發炎、血管病變等外，還可能因全身疾病，如某些急性傳染病（傷寒、鉤端螺旋體病等）、血液疾病、結締組織疾病等引起。便血一般分爲鮮血便、柏油樣便和隱血便，現將常見病因分述如下。

1.鮮血便

　　一般來自迴腸下端、結腸、直腸、肛門，大便顏色鮮紅或暗紅，混有黏液和膿血。常見疾病是：痔瘡、肛裂出血。痔瘡便血在排便時會噴射狀流出或便後滴血；肛裂便血量少，但肛門疼痛較劇。直腸瘜肉出血，便血量不大，血液附在大便表面，有時糞便變細呈條狀或有壓跡。痢疾便血呈膿血便，便次多，伴有左下腹痛的症狀。

2.柏油樣便

　　即黑便。上消化道出血未嘔出，血液在腸道內停留時間較長，血液中的血紅蛋白與腸內的硫化物結合成硫化亞鐵，硫化亞鐵使大便發黑而發亮，像柏油一樣。出現柏油樣便，即表示出血量已到達 60 毫升以上。但要注意某些食物、藥物也會使大便發黑，用大便隱血試驗可以區別。

3.隱血便

凡小量消化道出血不引起大便顏色改變，僅在化驗時大便隱血試驗陽性者，稱為隱血便。所有引起消化道出血的疾病都可能發生隱血便，常見於胃潰瘍、胃癌等病症。

便血一般見於下消化道出血，特別是結腸與直腸的出血，但偶爾可見於上消化道出血。

除消化道疾病外，便血也可見於全身性疾病。

便血的顏色取決於消化道出血的部位、出血量與血液在腸道停留的時間。上消化道出血如腸蠕動增快時，也可能排出較鮮紅且不呈柏油樣的大便。

二、便血的自我診斷

年齡不同引起便血原因不同，兒童以大腸瘜肉或腸道憩室為多；青年以炎性腸病為多，中老年以腫瘤、血管畸形為多；出血量少，血色鮮紅，附於大便表面，多為直腸肛門病變；出血漸多、間斷變持續伴大便變形、腹痛、硬塊應注意大腸腫瘤；膿血黏液便伴腹痛、裏急後重（便意感）者為下段結腸炎。反覆血便伴發燒、腹痛者應注意腸道結核、克隆氏症或腸道淋巴瘤等疾病。（表16-1）

1.內痔

內痔是便血最常見的原因，其特點為：

◎排便時或排便後滴出或噴出鮮血，血液與糞便不混合，出血量多少不一定，一般為數毫升至十數毫升。

◎大便乾燥，排便時腹內壓增高，導致內痔靜脈血壓升高，加上糞便的直接摩擦，常常導致痔瘡破裂出血。

◎肛指檢查可觸及肛門內的痔瘡，肛鏡檢查時，可見到肛管直腸環平面以下呈圓形暗紅色的痔塊突入鏡內。

2.肛裂

◎肛裂是肛管內全層皮膚的梭形裂口，一般為偶發，出血量不多，排便時在糞便表面或便紙上有血跡，有時會滴出少量鮮血。排便時和排便後肛門劇烈疼痛是肛裂的主要症狀。

◎多見於慢性便祕患者，因糞便過硬，用力過猛，強行通過肛門，使肛門受到較深的撕裂出血。

◎肛裂也可能繼發感染而逐漸形成潰瘍，以致慢性便血。

◎肛裂也會因肛管炎併發肛管皮下膿瘍破裂而成。

3.直腸癌

◎凡 30 歲以上（甚至更年輕的）患者，不明原因的便血，伴有裏急後重、體重減輕、貧血等症狀，均應小心是否爲直腸癌。

◎癌腫瘤破潰或感染時常常排出黏液血便。

◎癌腫瘤引起直腸狹窄，常見大便變細。

◎肛門檢查在腸壁上可摸到硬性腫塊或潰瘍，腸腔有狹窄，指套有血、膿或黏液。

◎直腸鏡檢查可直接看到腫瘤，可對其檢查以確定診斷。

4.急性出血壞死性腸炎

◎臨床多見於兒童及青少年。

◎其發病特點爲突發性急性腹痛、腹瀉、便血和發燒。

◎早期爲黃色水樣便，然後出現暗紅色或鮮紅色糊狀便，具有特殊腥臭味，腹瀉次數不一，每日可數次至數十次。

◎腹部有壓痛，腹脹常明顯，全身中毒症狀明顯，常有高熱、抽搐、腸阻塞、休克、昏迷。

5.梅克耳憩室炎或潰瘍

◎迴腸遠端有一小袋狀結構稱爲憩室，大部份患者無症狀，如憩室併發炎症、潰瘍、出血、穿孔時常出現疼痛甚至血便。

◎血便量多少不等。

◎本病做造影檢查可確診。

6.腸套疊

◎2 歲以下兒童多見，男性發病多於女性。

◎主要症狀爲腹痛、嘔吐及果醬樣血便。

◎觸診腹部可觸及香腸形、具有一定壓痛的腫塊。

7.腸繫膜內動脈栓塞

表 16-1 便血的自我診斷簡表

疾病名稱	發病年齡	發病部位	便血特點	伴隨症狀
內痔	青壯年	肛門	排便時出血、血量多少不等	肛門疼痛，搔癢
肛裂	青壯年	肛門	排便時出血、血液附於大便上、或排便時有血滴	肛門疼痛，便祕
直腸癌	中年 老年	直腸	早期血附於便上、後期便血較多	消瘦，排便不適，大便次數增多
慢性非特異性結腸炎	中年 青年	直腸	血性黏液便	可能有關節炎、虹膜炎
急性細菌性痢疾	任何年齡	大腸	膿血便	發燒，腹痛，噁心嘔吐
阿米巴腸病	成年人	大腸、肝	暗紅色果醬樣便	腹痛、肝腫大
結腸癌	中年 老年	結腸	黏液血便	可能有腹部腫塊、便祕，消瘦
克隆氏症	青壯年	小腸	出血量少、間發	腹痛、發燒、體重減輕、腸穿孔
腸結核	成年人	大腸	便血少、黑便	輕度發熱、盜汗、消瘦
急性出血壞死性腸炎	兒童 青少年	小腸	暗紅色或鮮紅色糊狀血便	高燒、抽搐、麻痺性腸阻塞、休克、昏迷
梅克耳憩室炎或潰瘍	任何年齡	小腸	不帶黏液的血便，量多少不等，易復發	可能有腹痛，腹膜炎，腸穿孔
小腸血管瘤	成年人	小腸血管	可以大出血、也可黑便	可能有腹痛、腸阻塞
腸套疊	兒童多見	小腸	血便量少，色鮮紅，帶黏液，血與大便不相混	腹痛，腹部腫塊，嘔吐
腸繫膜內動脈栓塞	成年人	小腸血管	暗紅色便	腹痛，嘔吐，高燒
結腸血管畸形	老年人	左側結腸	急性、反覆發作、鮮紅色、暗紅色、黑便	可能有貧血、頭昏、乏力、也可能無症狀
血液病變	兒童、青年 中老年人	整個消化道	便血可呈鮮紅、暗紅、或黑便，量多少不一	其他部位的出血

◎病人常有心臟疾病、細菌性心內膜炎、心房纖顫等病史。

◎突然發作的中上腹疼痛，呈陣發性加劇，並有頻繁嘔吐。

◎早期腹部檢查不明顯，後期出現高燒，嘔血或便血，腹脹明顯。腸蠕動消失，腹部有壓痛、腹肌觸及較硬。

三、便血的進一步明確診斷

1 需要急診的便血（圖 16-1）

如前所述，一些嚴重威脅生命的疾病，例如：急性出血壞死性腸炎、腸套疊、腸繫膜內動脈栓塞等，都可能嚴重威脅生命，所以當發現類似狀況，應該在安慰病患的同時，立刻送醫院急診，並了解和觀察病患的一些情況，如頭昏、噁心、嘔吐、呼吸困難、發燒、腹痛等症狀，準確及時的向醫師提供有關便血的顏色、量及伴隨症狀情況，以便醫師根據情況進一步確診和搶救。

2 需要盡速就診的便血（圖 16-2）

除了短時間內會威脅生命的疾病外，其他一些疾病例如：直腸癌、急性細菌性痢疾、腸結核、阿米巴腸病、克隆氏症等，也需要趕緊找專科醫師就診，以盡快透過輔助檢查明確診斷後，給予適當的治療，以免延誤病情。

四、便血的自我治療

針對不同便血原因，在治療上有很大差異。

◎肛裂、痔瘡引起的出血量不大時，可自行止血，適當應用止血藥，止血後應保持通便，溫熱水坐浴。

◎對直腸、結腸癌腫瘤引起的出血，應盡早發現，及早住院治療。

◎發炎引起的出血，可加強消炎治療，出血即可停止。

◎腸繫膜內動脈栓塞、急性出血壞死性腸炎因病情嚴重，一般不宜家中治療。

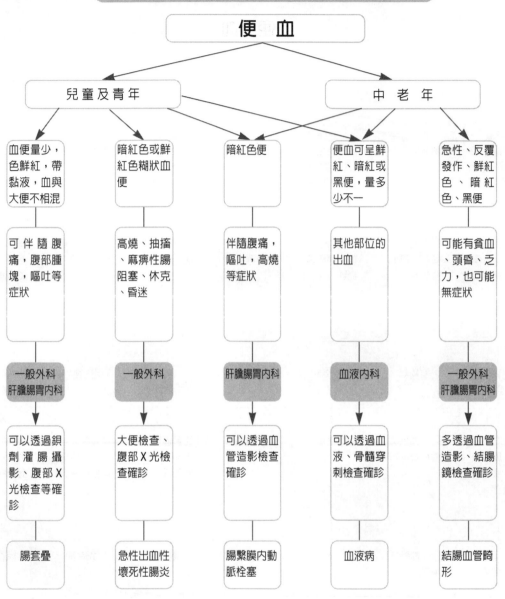

圖 16-1 需要急診的便血診斷過程圖示

便 血

兒童及青年 | 中 老 年

血便量少，色鮮紅，帶黏液，血與大便不相混

暗紅色或鮮紅色糊狀血便

暗紅色便

便血可呈鮮紅、暗紅或黑便，量多少不一

急性、反覆發作、鮮紅色、暗紅色、黑便

可伴隨腹痛，腹部腫塊，嘔吐等症狀

高燒、抽搐、麻痺性腸阻塞、休克、昏迷

伴隨腹痛，嘔吐，高燒等症狀

其他部位的出血

可能有貧血、頭昏、乏力，也可能無症狀

一般外科
肝膽腸胃內科

一般外科

肝膽腸胃內科

血液內科

一般外科
肝膽腸胃內科

可以透過鋇劑灌腸攝影、腹部 X 光檢查等確診

大便檢查、腹部 X 光檢查確診

可以透過血管造影檢查確診

可以透過血液、骨髓穿刺檢查確診

多透過血管造影、結腸鏡檢查確診

腸套疊

急性出血性壞死性腸炎

腸繫膜內動脈栓塞

血液病

結腸血管畸形

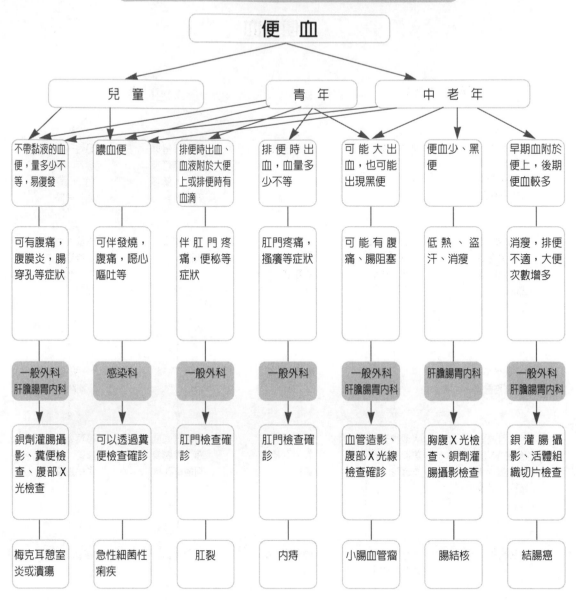

圖 16-2 需要盡速就診的便血診斷過程圖示

便 血

兒 童　　青 年　　中 老 年

不帶黏液的血便，量多少不等，易復發	膿血便	排便時出血、血液附於大便上或排便時有血滴	排便時出血，血量多少不等	可能大出血，也可能出現黑便	便血少、黑便	早期血附於便上，後期便血較多
可有腹痛，腹膜炎，腸穿孔等症狀	可伴發燒，腹痛，噁心嘔吐等	伴肛門疼痛，便秘等症狀	肛門疼痛，搔癢等症狀	可能有腹痛、腸阻塞	低熱、盜汗、消瘦	消瘦，排便不適，大便次數增多
一般外科 肝膽腸胃內科	感染科	一般外科	一般外科	一般外科 肝膽腸胃內科	肝膽腸胃內科	一般外科 肝膽腸胃內科
鋇劑灌腸攝影、糞便檢查、腹部X光檢查	可以透過糞便檢查確診	肛門檢查確診	肛門檢查確診	血管造影、腹部X光線檢查確診	胸腹X光檢查、鋇劑灌腸攝影檢查	鋇灌腸攝影、活體組織切片檢查
梅克耳憩室炎或潰瘍	急性細菌性痢疾	肛裂	內痔	小腸血管瘤	腸結核	結腸癌

痔瘡出血的自我救治

　　痔是直腸黏膜而形成的靜脈團，可引起出血或團塊脫出。任何年齡都可發病，隨年齡而增長。臨床上將痔瘡分內痔、外痔、混合痔三種。常見的症狀有便血、痔塊脫出、肛痛、肛門搔癢等。

1.一般治療

◎在痔瘡的初期和無症狀期，只需飲食多攝取纖維，改變不良的大便習慣，保持大便
　通暢，不需特殊治療。

◎溫熱水坐浴可改善局部血液循環。

◎一些外痔有時經局部熱敷、外敷消炎止痛藥物後，疼痛可好轉，不需手術治療。

◎痔脫出的初期，也可用手輕輕將脫出的痔塊推回肛門內，防止再脫出。

2.手術治療：一般是將痔切除或膠圈套扎痔根部或注射硬化劑，使痔瘡缺血壞死脫落。

第17章
便痛

便痛指排便時引起的疼痛，它是一種症狀，有很多疾病都會引起便痛，本節講述幾種其中較為常見的疾病。

一、便痛的病因

1.發炎性疾病

它是引起便痛最常見的原因，會因為肛門附近原來存在的疾病或皮膚破損導致感染。感染的病原微生物包括細菌、結核桿菌、黴菌、病毒、淋病雙球菌等。在男性還可見到由於前列腺肥大或前列腺炎而引起便痛。

2.非感染性疾病

肛門周圍的腫瘤、肛門狹窄、大便過硬都可能引起疼痛。

二、便痛的自我診斷（表 17-1）

1.肛裂

肛裂是距肛門較近的皮膚裂傷後的小潰瘍，經久不癒。裂的方向為縱裂，長約 0.5 至 1 公分，稜形或橢圓形，絕多大數在肛管的後中線，也可能在前正中線處（女性多見）。多因反覆受傷，大便乾燥、便祕或感染引起。肛裂病人一般都有疼痛、便祕和出血。疼痛首先由糞塊刺激潰瘍神經引起，為燒灼樣痛，約數分鐘後緩解，以後因肛門肌強烈收縮，再次引起劇痛，此期可持續半到數小時，使病人坐立不安難以忍受。肛裂病人因恐懼排便時引起的疼痛，控制排便，使原有便祕加重，形成惡性循環。

2.痔瘡

是直腸黏膜下和肛管皮膚下直腸靜脈瘀血、擴張和屈曲而形成的柔軟靜脈團，並因此而引起出血、栓塞或團塊脫出。痔瘡可分內痔、外痔、混合痔三種；痔瘡是常見病，任何年齡都可發病，隨年齡而增加。通常有便血、痔塊脫出、疼痛、搔癢等症狀；單純內痔不痛，當內痔或混合痔因表層黏膜受損感染或血栓形成即感疼痛。內痔或混合痔脫出時，出現水腫、感染、壞死時，疼痛劇烈。排便、坐、走、咳嗽等均能使疼痛加重。

3.直腸肛周膿瘍

是指直腸肛管組織內或其周圍間隙內的感染，發展成為膿瘍。肛門周圍膿瘍，主要症狀是肛周持續性跳動疼痛，排便、咳嗽時加重，行動不便。膿瘍初起局部紅腫、發硬或壓痛。坐骨直腸窩膿瘍由肛門腺膿瘍穿破肛門肌而進入坐骨肛管間隙，形成肛周膿瘍。開始有發燒、乏力、食慾減退、寒顫、噁心等症狀。局部有明顯跳痛，大便裏急後重，排便時疼痛加重；骨盆直腸窩膿瘍，因位置較深，因此全身症狀較重，但發病緩慢。

4.肛門瘻管

主要侵犯肛管，很少影響直腸，是與肛周皮膚相通的感染性管道。肛門瘻管多為一般性化膿性感染所致，少數為結核性。肛門瘻管的主要症狀是肛門周圍的外瘻口不斷地有少量膿性分泌物排出，當外口阻塞或假性癒合，瘻管內膿性液不能排出，即形成膿瘍。此時出現局部紅腫、疼痛、發燒、全身乏力等症狀。

5.直腸癌

消化道最常見惡性腫瘤之一。癌腫瘤刺激直腸壁會引起排便不適、便意頻繁、腹瀉、裏急後重。當腫瘤破裂感染時可出現膿血便，大便次數增多。

6.炎症性病變

多見，包括肛門周圍發炎及肛周膿瘍。初期為灼痛，化膿時可能有劇烈跳痛，常伴有局部皮膚紅腫現象。

三、進一步明確便痛的診斷

便痛的就診程序請看示意圖（圖 17-1）。

四、便痛的治療

1.**肛裂**：首先止痛，解除肛管肌的痙攣，幫助排便，促使局部癒合。急性肛裂的治療為：溫水坐浴，敷消炎止痛膏或栓劑，保持局部清潔；口服緩瀉劑或石蠟油，使大便鬆軟、潤滑以利通便；多吃水果蔬菜改善便祕。慢性反覆出血的應手術治療。

2.**痔瘡**：無症狀的痔瘡，只需注意飲食，保持大便通暢，預防併發症出現，不需治療。一般治療，初期宜注意多吃蔬菜；注射療法，使痔瘡及痔塊周圍產生無菌性發炎反應，達到使小血管閉塞和痔塊內產生纖維增生、硬化萎縮的效果；非手術療法無效，痔塊脫出較重的病例，手術是應選擇的治療方法。

3.**直腸肛周膿瘍**：非手術治療包括應用抗生素、溫水坐浴、局部物理療法、口服緩瀉劑等；疾病診斷明確後，須手術切開治療。

4.**肛門瘻管**：肛門瘻管不能自癒，必須手術治療。

5.**直腸癌**：主要手術治療，同時輔以化療。

表 17-1 便痛的自我診斷簡表

疾病名稱	發病年齡	疼痛部位	便痛特點	伴隨症狀
肛裂	成年人	肛門	銳痛、排便時	便祕和出血
痔瘡	成年人	肛內	排便時疼痛 排便後疼痛加劇	便血、痔塊脫出、疼痛、搔癢
直腸肛周膿瘍	成年人	下腹部 肛周	肛周伴持續性跳痛	發燒、乏力、食慾減退、寒顫、噁心
肛門瘻管	成年人	肛門	持續性疼痛，排便時加重	膿性分泌物、局部紅腫、疼痛、發燒
直腸癌	中年 老年	肛門	早期可無疼痛，後期疼痛持續脹痛	排便不適、便意頻繁、腹瀉、裏急後重
直腸平滑肌腫瘤	中、老年	直腸	排便時疼痛	膿血便、便祕、裏急後重
子宮內膜異位症	青年	結腸 直腸	排便時疼痛以月經期較明顯	腹部不適、腹瀉便祕、血便呈週期性改變
潰瘍性結腸炎	成年人	肛門及腹部	排便時疼痛	腹瀉、黏液膿血便、腹痛
急性前列腺炎	青年、壯年	會陰部	持續性疼痛，排便時加重	頻尿、尿急、尿痛

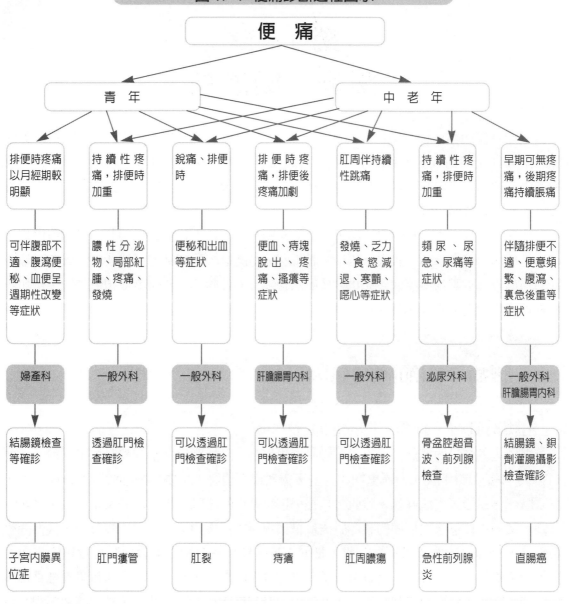

圖 17-1 便痛診斷過程圖示

便 痛

青 年　　　　中 老 年

| 排便時疼痛以月經期較明顯 | 持續性疼痛，排便時加重 | 銳痛、排便時 | 排便時疼痛，排便後疼痛加劇 | 肛周伴持續性跳痛 | 持續性疼痛，排便時加重 | 早期可無疼痛，後期疼痛持續脹痛 |

| 可伴腹部不適、腹瀉便秘、血便呈週期性改變等症狀 | 膿性分泌物、局部紅腫、疼痛、發燒 | 便秘和出血等症狀 | 便血、痔塊脫出、疼痛、搔癢等症狀 | 發燒、乏力、食慾減退、寒顫、噁心等症狀 | 頻尿、尿急、尿痛等症狀 | 伴隨排便不適、便意頻繁、腹瀉、裏急後重等症狀 |

| 婦產科 | 一般外科 | 一般外科 | 肝膽腸胃內科 | 一般外科 | 泌尿外科 | 一般外科 肝膽腸胃內科 |

| 結腸鏡檢查等確診 | 透過肛門檢查確診 | 可以透過肛門檢查確診 | 可以透過肛門檢查確診 | 可以透過肛門檢查確診 | 骨盆腔超音波、前列腺檢查 | 結腸鏡、鋇劑灌腸攝影檢查確診 |

| 子宮內膜異位症 | 肛門瘻管 | 肛裂 | 痔瘡 | 肛周膿瘍 | 急性前列腺炎 | 直腸癌 |

第 18 章
腰痛、關節痛

　　人體骨骼由 206 塊骨組成，骨和骨之間的相互連接稱爲關節。肌肉透過肌腱跨越關節，附著在不同的骨上，收縮和舒張引起關節的曲伸活動。肌肉的活動受運動神經的支配，骨、關節和肌肉的感覺透過感覺神經傳入中樞。因此，當骨骼、關節和肌肉出現病變時，都會引起關節的疼痛。

　　腰部是人體上下半身的連接部份，活動範圍較大，負重也較大。因此容易出現傷害。腰痛是極爲常見的疾病。肌肉、腰椎、腰椎關節等結構的損傷都會引起腰痛。腎臟、輸尿管的疾病以及少數婦科疾病疼痛也會放射到腰部。另外腹部一些臟器或組織病變，例如腹主動脈疾病，也可能導致腰痛。

一、腰痛、關節痛的病因

1.腰部肌肉、骨骼、關節的病變

　　老年人最多見的是急性腰扭傷和腰肌勞累損傷，急性腰扭傷多突然發作，又稱爲「閃到腰」，多是因蹲下後、搬運重物和久坐後突然起立誘發，主要是腰部的肌肉拉傷爲主，需要臥床休息幾天才能好轉。腰肌勞累損傷則是慢性的腰肌損傷，由於反覆多次拉傷腰部肌肉，使經過休息後已恢復的腰部肌肉反覆出現再次拉傷的情況。其次多見的是腰椎間盤突出症。椎體之間的連接是椎間盤，是軟組織，受到強力壓迫下會向腰椎神經的方向突出，如果壓迫到坐骨神經，就會引起整個坐骨神經的壓迫疼痛。老年人還常見腰椎骨質疏鬆引起的腰痛，特別是停經後的老年女性，一般認爲與女性荷爾蒙分泌減少導致鈣質的攝入和存儲受到影響有關，嚴重的腰椎骨質疏鬆還會導致腰椎壓迫性骨折。另外僵直性脊椎炎、腰椎旁膿瘍、腰椎結核、腰椎腫瘤等發炎症狀、腫瘤對腰椎骨骼的破壞，都會導致腰部疼痛。

2.其他臟器的疾病

一般多見泌尿系統的疾病，急性腎炎、腎盂腎炎、腎腫瘤等腎臟疾病會有腰痛的臨床表現，而輸尿管結石等輸尿管病變也會有腰部的放射痛。腹主動脈剝離也可能出現腰背部的放射痛。子宮附件（卵巢、輸卵管）發炎、子宮肌瘤、子宮癌等婦科疾病，也有腰背不適等感覺。

3.影響到其他關節或全身關節的疾病

影響到全身關節的疾病多發的一大類是風濕性疾病，其中以慢性風濕性關節炎、全身性紅斑狼瘡、風濕熱、痛風、多發性肌炎、皮肌炎、硬皮症最為常見。風濕性疾病是醫學對自身免疫性疾病的統稱，這類疾病與體內產生對抗自我組織的抗體有關，是免疫系統功能紊亂的疾病。關節內的軟組織受到體內產生的對抗抗體攻擊而產生無菌性發炎反應，出現紅、腫、痛等症狀。痛風多發作於老年人，是體內尿酸代謝過程障礙引起的，大量尿酸鹽結晶沈積在關節局部，形成無菌性發炎而引起局部腫痛等現象；另外，老年人出現腎功能障礙後，尿酸的排泄障礙容易導致尿酸升高，尿酸鹽結晶也會沈積形成痛風性關節炎、痛風性腎病。惡性骨腫瘤是多發於青年的一種惡性腫瘤，多侵犯人體下肢大關節，關節腫脹、疼痛為其主要症狀，且多會早期血行轉移到肺臟和全身其他臟器。

二、腰痛和關節痛的自我初步診斷

1.腰痛的部位和性質

腰部肌肉扭傷的疼痛多為持續性的抽筋痛，可以準確地定位在扭傷的肌肉附近，也會因體位變動而有加重的趨勢。慢性腰肌勞累損傷因習慣性地扭傷同一部位，所以也能準確指出扭傷部位。

腰椎盤突出症中，突出的腰椎盤軟組織會壓迫坐骨神經或腰椎神經，而引起突出部位的疼痛，多為陣發性酸痛。並常常伴隨出現壓迫整個坐骨神經支配的感覺區域，沿著臀部向大腿、小腿後側肢體遠端的放射痛。

腰椎骨質疏鬆引起的腰痛多不能準確的定位，當引起腰椎壓迫性骨折後，可以定位在壓迫性骨折的椎體局部，疼痛多為持續性鈍痛。

其他如腰椎發炎、腫瘤等疾病侵犯腰椎部份，也會引起腰部椎體的疼痛，多為持續性鈍痛或酸脹痛。

急性腎炎、腎盂腎炎疼痛多位置不明確，位於整個腰部或腰部兩側，疼痛多持續性脹

痛或酸痛。輸尿管結石、積水的疼痛也爲脹痛，多位於腰部兩側，甚至朝向會陰部放射。

子宮附件炎（即卵巢及輸卵管之炎症）、子宮肌瘤、子宮癌等婦科疾病也會有下腰部不適，沈墜感。

腹主動脈瘤的疼痛位置多爲腰腹部，疼痛劇烈，爲持續性撕裂性疼痛。

2.腰背痛的伴隨症狀

急性腰肌扭傷時平臥休息疼痛可以消失，活動則疼痛加劇，熱敷和物理療法可以緩解。慢性腰扭傷，平臥休息疼痛可以緩解，輕度活動疼痛無明顯變化，沿受傷角度活動則疼痛加劇。

腰椎盤突出伴隨患側臀部、大腿後部麻木症狀，甚至患肢的活動會受到限制。採取坐臥姿勢疼痛也不能緩解。

腰椎腫瘤則疼痛持久且逐漸加重，不能緩解。如果侵犯椎管內的脊髓，則會導致下半身的癱瘓、感覺喪失，尿便失禁等症狀。

僵直性脊椎炎的疼痛，靜止時疼痛加劇，活動時則可以稍緩解。多年以後，甚至有可能發展成脊椎僵直，前傾固定，活動障礙。

急性腎炎多伴隨尿液的變化，血尿、蛋白尿或少尿等，還可能有顏面水腫、血壓升高等伴隨症狀。

急性腎盂腎炎多伴隨發燒、膿尿、尿道刺激症狀。

子宮附件炎、子宮肌瘤、子宮癌等多伴隨月經量和性質變化，經血量增多或經期延長等。

腹主動脈瘤多伴隨血壓升高，嚴重時出現痛性休克症狀。

3.關節痛的部位、性質及伴隨症狀

關節痛按照發作的部位可以分成全身多關節和局部單關節，根據發作的方式可分成對稱性關節痛和不對稱性關節痛。關節痛多爲脹痛、活動痛。關節痛多伴隨關節的腫脹、局部皮膚發紅等症狀。

慢性退化性關節炎先由幾個手指關節或膝關節的對稱性關節痛，逐漸發展到全身多關節疼痛。

類風濕性關節炎多發生於手腳小關節部位，不對稱發生，多伴明顯的晨起僵硬感，活動後僵硬感消失。逐漸發展，可導致手腳小關節的嚴重畸形。

全身性紅斑狼瘡、多發性肌炎、皮肌炎、硬皮症、乾燥症候群等結締組織病所引起的

關節痛多爲全身多處關節不適，並伴隨其他器官、組織受波及所產生的症狀。

急性風濕性關節炎是以關節炎爲主要表現的風濕熱的一種表現型，關節炎多爲對稱性、游走性，多擴及膝肘等大關節。

痛風的首次發病常見於雙足第一蹠趾關節。以關節腫脹、疼痛爲主要症狀，也會侵犯膝關節和踝關節。

骨關節腫瘤常影響到大關節及關節附近的骨質，且多是單側和局部單關節發病。

根據以上各點，可大致判斷自己所患腰痛、關節痛的幾種可能疾病（如表 18-1）。

三、進一步明確腰痛、關節痛的診斷

1.需要盡快就診的腰痛（見圖 18-1）

較常見的腰痛多爲急性腰扭傷和慢性腰肌勞累損傷，多能透過休息和物理療法等自我處理後緩解。如果腰痛經過休息和熱敷等物理療法無明顯好轉，且有持續加重的趨勢，則顯示腰痛不僅僅是肌肉扭傷，很有可能出現腰椎骨質、腰椎間盤等結構的病變，這些病變需要趕緊找專科醫師就診，透過輔助檢查明確診斷，以給予適當的治療。對於全身性紅斑狼瘡、皮肌炎等自身免疫性疾病，則是更加應該盡早就醫，以迅速控制病情，延緩疾病的進展。

2.需要就診的關節痛（見圖 18-2）

較常見的關節痛爲慢性退化性關節炎，多見於中老年女性，這類疼痛可透過物理治療予以緩解。除了慢性退化性關節炎外，其他的關節疼痛疾病都需要盡快就診，透過專業的治療，減少關節受損情況加劇，才不至於影響活動。

四、腰痛、關節痛的自我救治

骨關節韌帶軟組織病變的原因各異，治療方法也不同，但也有共同的地方：

1.應睡硬板床，注意保暖患肢。

2.熱療、磁波物理療法、紅外線等各種物理療法都可試用。

3.疼痛較劇烈時可口服普拿疼或非類固醇類消炎藥。

表 18-1 腰痛、關節痛的自我診斷速查表

疾病名稱	好發年齡	疼痛部位	疼痛的性質	伴隨症狀
急性腰部扭傷	青年 中年	腰部肌肉拉傷處	急性損傷局部的酸痛	會因疼痛強迫採取臥姿，休息可緩解
慢性腰肌勞累損傷	中老年	腰部習慣性扭傷肌肉	慢性酸痛	會有拉傷方向活動疼痛加劇，臥姿或物理療法等可使疼痛緩解
腰椎間盤突出	中老年	腰部腰椎間盤突出部位周圍	急性酸痛	可能伴隨沿坐骨神經支配區域放射痛，嚴重時會有活動受限、肌力改變
腰椎骨質疏鬆	老年人 老年女性	腰部	慢性酸痛，反覆發作	多伴隨有腰椎壓迫性骨折，可能有局限性的壓痛點
腰椎膿瘍	老年人	膿瘍局部	慢性脹痛	多伴發燒、活動障礙等症狀
腰椎腫瘤	中老年	腰部	慢性鈍痛，持續加重	會因侵犯椎管內脊髓引起下肢癱瘓、大小便失禁等症狀
僵直性脊椎炎	中年	腰部	慢性活動後疼痛可稍緩解	多年以後，可能會發展成脊椎僵直，前傾固定，活動障礙
急性腎炎	青少年	腰部兩側	急性脹痛	伴隨顏面水腫、血尿、少尿等症狀
急性腎盂腎炎	中年女性	腰部兩側	急性脹痛	伴隨發燒、頻尿、尿急、尿痛等症狀
子宮附件炎 子宮肌瘤	老年女性	腰部兩側，近髖部	慢性脹痛、酸痛	會伴隨月經量的變化、經期的變化等症狀
腹主動脈瘤	中老年	腰部正中	急性劇烈性撕裂痛	會伴隨有血壓升高等症狀
慢性退化性關節炎	中老年女性	多見幾個手指關節或膝關節	慢性、對稱性、多關節	可逐漸發展到全身多關節疼痛
類風濕性關節炎	中老年女性	多見於手指或足趾等小關節	慢性、不對稱、多關節	多伴明顯的晨起僵硬感，活動後僵硬感消失。逐漸發展後，甚至可能導致手腳小關節的嚴重畸形
急性風濕性關節炎	青少年	多見膝肘等大關節	急性、對稱、多關節、遊走性	有伴隨發燒、心臟炎、皮下小結等症狀
痛風	中老年	多見第一蹠趾關節	急性脹痛	有局部紅腫等症狀、也會侵犯膝關節和踝關節
骨關節腫瘤	中青年	患側肢體	急性脹痛	伴隨患側肢體腫脹、活動受限等症狀
全身性紅斑狼瘡	青年，女性多見	多全身性	反覆發作	伴隨出現臉部盤狀紅斑、輕度發熱等症狀
多發性皮肌炎	女性多見	多全身性	慢性病變	伴隨發燒、肌肉壓痛、四肢無力等症狀

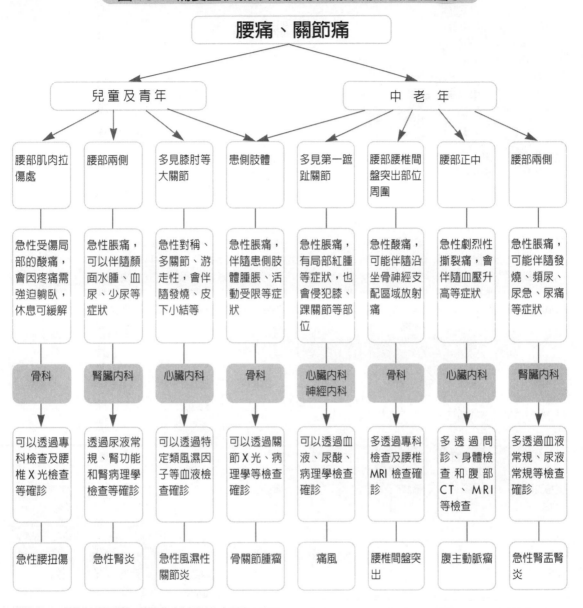

圖 18-1 需要盡快就診的腰痛和關節痛診斷過程圖示

腰痛、關節痛

兒童及青年 ── 中老年

腰部肌肉拉傷處	腰部兩側	多見膝肘等大關節	患側肢體	多見第一蹠趾關節	腰部腰椎間盤突出部位周圍	腰部正中	腰部兩側
急性受傷局部的酸痛，會因疼痛需強迫躺臥，休息可緩解	急性脹痛，可以伴隨顏面水腫、血尿、少尿等症狀	急性對稱、多關節、游走性，會伴隨發燒、皮下小結等	急性脹痛，伴隨患側肢體腫脹、活動受限等症狀	急性脹痛，有局部紅腫等症狀，也會侵犯膝、踝關節等部位	急性酸痛，可能伴隨沿坐骨神經支配區域放射痛	急性劇烈性撕裂痛，會伴隨血壓升高等症狀	急性脹痛，可能伴隨發燒、頻尿、尿急、尿痛等症狀
骨科	腎臟內科	心臟內科	骨科	心臟內科 神經內科	骨科	心臟內科	腎臟內科
可以透過專科檢查及腰椎X光檢查等確診	透過尿液常規、腎功能和腎病理學檢查等確診	可以透過特定類風濕因子等血液檢查確診	可以透過關節X光、病理學等檢查確診	可以透過血液、尿酸、病理學檢查確診	多透過專科檢查及腰椎MRI檢查確診	多透過問診、身體檢查和腹部CT、MRI等檢查	多透過血液常規、尿液常規等檢查確診
急性腰扭傷	急性腎炎	急性風濕性關節炎	骨關節腫瘤	痛風	腰椎間盤突出	腹主動脈瘤	急性腎盂腎炎

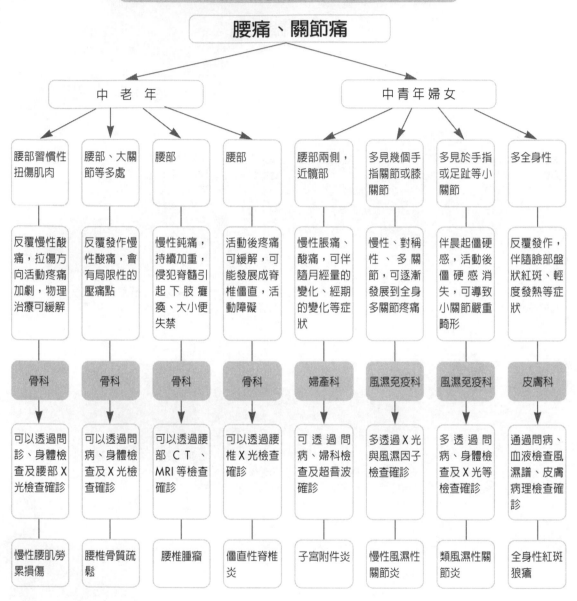

圖 18-2 需要就診的腰痛和關節痛診斷過程圖示

腰痛、關節痛

中老年				中青年婦女			
腰部習慣性扭傷肌肉	腰部、大關節等多處	腰部	腰部	腰部兩側,近髖部	多見幾個手指關節或膝關節	多見於手指或足趾等小關節	多全身性
反覆慢性酸痛,拉傷方向活動疼痛加劇,物理治療可緩解	反覆發作慢性酸痛,會有局限性的壓痛點	慢性鈍痛,持續加重,侵犯脊髓引起下肢癱瘓、大小便失禁	活動後疼痛可緩解,可能發展成脊椎僵直,活動障礙	慢性脹痛、酸痛,可伴隨月經量的變化、經期的變化等症狀	慢性、對稱性、多關節,可逐漸發展到全身多關節疼痛	伴晨起僵硬感,活動後僵硬感消失,可導致小關節嚴重畸形	反覆發作,伴隨臉部盤狀紅斑、輕度發熱等症狀
骨科	骨科	骨科	骨科	婦產科	風濕免疫科	風濕免疫科	皮膚科
可以透過問診、身體檢查及腰部X光檢查確診	可以透過問病、身體檢查及X光檢查確診	可以透過腰部CT、MRI等檢查確診	可以透過腰椎X光檢查確診	可透過問病、婦科檢查及超音波確診	多透過X光與風濕因子檢查確診	多透過問病、身體檢查及X光等檢查確診	通過問病、血液檢查風濕譜、皮膚病理檢查確診
慢性腰肌勞累損傷	腰椎骨質疏鬆	腰椎腫瘤	僵直性脊椎炎	子宮附件炎	慢性風濕性關節炎	類風濕性關節炎	全身性紅斑狼瘡

風濕熱要徹底治療

風濕熱是學齡兒童很常見的一種重大疾病。主要表現為發燒、關節紅腫熱痛、咽喉痛、心臟炎等。治療得當可痊癒，治療不當會留下嚴重的後遺症，如慢性風濕性心臟瓣膜病等。

一、風濕熱的急性期要注意哪些問題？

急性期應臥床休息，並注意保暖及防寒。關節炎嚴重者，應注意保護關節，避免關節過度活動及受壓，體溫正常後開始活動。

心臟炎者應避免精神刺激，待體溫、紅血球沈降速率（ESR）正常，心跳過快控制或其他明顯的心電圖變化改善後繼續休息 3~4 週，然後逐步恢復活動。

必須進行正規的抗風濕治療，包括：①選用對鏈球菌敏感的抗生素，如青黴素，（由感染科醫師開立使用）。②有心臟炎時要併用皮質類固醇治療。

因風濕熱容易復發，病人應配合醫師進行規則治療，不能因症狀消失而自行停藥，以免病情復發。

二、怎樣判斷風濕熱已經治癒？

急性風濕熱絕大部份的病程約 1~3 個月，少數伴發嚴重心肌炎者，病程可持續 6 個月或更長。此病容易復發，一般人的群鏈球菌感染患風濕熱機率僅 1%~3%，而患過風濕熱特別是心臟炎者，風濕熱復發率達 50%。風濕熱的預後取決於有無心臟炎及嚴重程度。單純關節炎者預後較好，有明顯心臟炎者預後較差，常遺留風濕性心臟病後遺症，並可能不時有風濕情況。有慢性風濕性心臟瓣膜病時，下列情況表示可能有風濕情況：

輕度貧血，心跳過快，關節痛，抗鏈球菌溶血素 O（ASO）或（ESR）紅血球沈降速率增高。

原有心臟雜音性質改變或出現新的病理性雜音。

最近出現無明顯原因的心臟增大或心臟衰竭。

頑固性心臟衰竭，對毛地黃製劑易中毒。

最近出現嚴重心律失常。

只有確認沒有風濕活動，才算風濕熱已經治療痊癒。

三、風濕熱的預防

主要是控制和預防上呼吸道鏈球菌感染，因此提高人體免疫力正是預防風濕熱的關鍵。注意環境衛生，居室宜通風、防潮、保暖，團體中兒童尤須注意以避免鏈球菌的傳播。加強身體運動鍛鍊，以提高抗病能力。

對風濕熱初發的預防：凡 5 歲以上病人有發燒、咽痛等症狀，考慮鏈球菌感染者，應用青黴素或其他有效抗生素為期 10 天的治療。

預防復發：風濕熱和風濕性心臟病病人，在最初 5 年內鏈球菌感染復發率最高。所以，病情控制後最好定期每 3 週注射長效青黴素 120 萬單位。兒童病人最少預防至 18 歲，成人病人不短於 5 年。有人提議成人患者應注射長效青黴素到 50 歲。

腳部疾病及防治

腳的疲勞

如果你的工作需要整天站著，就免不了感到雙腳站得又累又痛，解決的辦法就是踏上一個突起的平面（例如樓梯台），然後再下來，兩腳輪換，以活動肌肉；也可以原地伸屈雙腳，即蹺起腳後跟，然後再放下來；也可以脫掉鞋，把一個網球大小的球狀物頂在腳心，來回滾動一兩分鐘，這樣能幫助你防止腳部抽筋或者過度疲勞。

腳跟痛

很多人以為腳跟痛是由於腳跟骨刺引起的，實際上是因為由腳跟骨延伸到腳趾的彈性組織一再處於緊張狀態，日積月累就會感到劇痛了。要想防止這種疼痛，可以赤腳面對著牆壁，雙手撐住牆，右腿屈膝向前跨，左腿在身後伸直，整隻左腳平貼著地面，盡量向後伸，然後左右腿交換，重複這個動作，這種伸展動作能鬆弛小腿的肌肉，能夠舒展跟腱，使所有延伸到腳部的肌肉都能減少緊張。

趾骨痛

造成趾骨痛的原因很多，例如神經受損，所穿的鞋頭太窄或是鞋跟太高等，所以應該改穿鞋頭寬一些的平底鞋。高跟鞋盡量只在特殊的場合穿。

趾甲

趾甲只要略微與甲床脫離，那個地方就可能受到真菌的感染，解決的辦法就是勤剪趾甲，以免趾甲意外斷裂。另外，趾甲尖向內彎曲生長並戳到肉裏，通常是由於修剪趾甲不當造成的，所以剪趾甲時形狀要適度，而且兩個邊角處不要剪得太短，否則趾甲就能穿破皮膚而向肉裏生長。

最後要提醒一點的是，我們的鞋子大小需要合腳，買鞋的時間最好選在下午。

第 19 章
黃疸

　　黃疸是由於血液中膽紅素升高，導致皮膚和黏膜發黃的症狀。體內的膽紅素主要來源為衰老紅血球的壞死和分解，這些游離的膽紅素不能經過腎臟排泄，必須運送到肝臟，在肝細胞內轉化為水溶性膽紅素，由膽管而排入腸道，一小部份水溶性膽紅素轉化為尿膽原，經腸道再次吸收入肝臟，再次轉化為水溶性膽紅素，排入腸道，這就是所謂的「膽紅素的肝腸循環」。正常狀況下，血液中的游離和水溶性膽紅素保持一個正常的限度，如果在膽紅素的生成和排泄的過程中，任何疾病引起血液中游離和水溶性的膽紅素升高，都會導致皮膚和黏膜黃疸的發生。

一、黃疸的病因

1.溶血性黃疸

　　所有引起溶血的疾病都可以引起溶血性黃疸，由於大量的紅血球的不正常破壞，血液中形成了大量的游離膽紅素，超過肝臟的攝取、結合與排泄的能力，使游離膽紅素含量大為超過正常限度，從而出現黃疸。兒童多見於先天性溶血性疾病，如海洋性貧血、遺傳性球形紅血球增多症；還有後天獲得性溶血性貧血，如自身免疫性溶血、蠶豆症、不同血型輸血後的溶血等。老年人多見的是陣發性睡眠性血紅素尿等。地中海型貧血及遺傳性球形紅血症都是紅血球或血紅素的先天發育不良疾病，導致病態的紅血球和血紅素在體內破壞增加，進而引起游離膽紅素升高。自體免疫溶血性貧血是自身免疫性疾病，因自身產生了對抗紅血球的抗體，導致體內正常的紅血球受到抗體的攻擊大量破壞，使游離膽紅素升高。蠶豆症是部份人群因缺乏稱為葡萄糖-6-磷酸脫氫酶的酵素（Glucose -6- phosphatase），當進食蠶豆後，產生嚴重的溶血反應，導致紅血球被大量破壞。

2.肝細胞性黃疸

　　各種使肝細胞廣泛損害的疾病均有可能發生黃疸。由於大量的肝細胞損害，導致肝細

胞對膽紅素的攝取、結合及排泄功能降低，血液中游離膽紅素升高，且肝細胞的壞死水腫壓迫膽管，導致膽管受阻，水溶性膽紅素的排泄受阻，血液中的水溶性膽紅素濃度也升高，出現黃疸的症狀。兒童和青年多見於病毒性肝炎、中毒性肝炎等疾病，老年人多見於肝炎後肝硬化、酒精性肝硬化等疾病。因為黃種人對肝炎病毒的易感性，台灣地區約有五分之一人口為Ｂ型肝炎帶原患者，Ｂ型肝炎病毒對肝細胞的不斷破壞，可以使肝臟逐漸由纖維組織替代，形成肝炎後肝硬化。大量飲酒會增加肝臟負擔，使肝細胞不斷損害，成為酒精性的肝硬化。

3.膽管阻塞性黃疸

各種原因引起的肝內膽汁排泄通道受阻，膽汁不能正常的排泄入腸道，膽管的壓力升高後破裂，水溶性的膽紅素反流入血。年輕人多見肝內膽管結石、膽總管結石、膽管炎、膽道蛔蟲等，都可以導致膽管的阻塞，膽汁瘀積。老年人還要注意嚴防膽管腫瘤、胰頭癌、肝癌等惡性腫瘤等，同樣會導致膽管的阻塞（如圖19-1）。

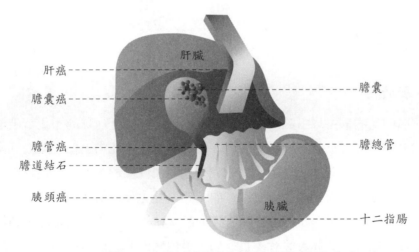

圖19-1　能引起阻塞性黃疸的常見疾病

4.先天性非溶血性黃疸

肝細胞對膽紅素的攝取、合成及排泄，具有先天性缺陷疾病引起的黃疸，主要包括吉伯特氏（Gilbert）症候群、克果納傑氏（Crigler－Najjar）症候群等疾病。多發生於新生兒，可以出現嚴重的黃疸，甚至有生命危險。

二、黃疸自我初步診斷

黃疸初起首先表現在球結膜（即眼睛的眼白部份）。檢查時應該向上掀動上眼皮，讓眼球往下者，觀察黑眼球上部的球結膜是否發黃。觀察應在自然光線下進行。在老年人，黑眼球兩側的球結膜由於脂肪沈積，常常發黃，必須與黃疸有所區分。

黃疸的原因主要根據黃疸的性質與伴隨症狀來判斷：

溶血性黃疸一般皮膚、黏膜的黃疸較輕，呈檸檬色。伴有急性溶血時則會出現寒顫、發燒、頭痛、嘔吐、腰痛等症狀，並可能有貧血和茶色尿等症狀。慢性溶血則多伴隨出現貧血和脾腫大等症狀。

地中海型貧血、遺傳性球形紅血症、陣發性睡眠性血紅蛋白尿多為慢性溶血，可以伴隨脾腫大、貧血和茶色尿。

自體免疫溶血性貧血、蠶豆症、不同血型輸血後溶血、藥物及有毒化學藥物導致的溶血多為急性溶血，常有寒顫、發燒、腰痛、茶色尿等症狀。

肝細胞性黃疸皮膚和黏膜多為金黃至深黃色，並伴隨有噁心、嘔吐、食慾減退、體力下降、乏力等情況，嚴重者可以有出血傾向。

急性病毒性肝炎多伴有發燒、右上腹脹痛等症狀。

鉤端螺旋體病發病多有疫區水源接觸病史，多伴隨有下肢肌肉疼痛和發燒等症狀。

慢性肝炎、肝硬化等患者多半有長期肝病史、食慾下降、乏力、易疲勞等症狀，肝硬化還可出現消化道出血和腹水及脾腫大等症狀。

膽汁瘀積性黃疸皮膚和黏膜多呈暗黃色或黃綠色，並有皮膚搔癢、尿色加深，糞便的顏色變淺或呈白陶土色。

膽道結石、膽道蛔蟲等急性膽道阻塞，會引起急性的化膿性膽管炎，多伴隨陣發性右上腹劇烈疼痛、發燒等症狀。

胰頭癌、膽總管癌和壺腹癌等癌性腫塊會引起慢性的膽道阻塞，多伴隨食慾下降、噁心、體重減輕等症狀。

根據以上各點，可以大致判斷自己所患黃疸的幾種可能疾病（如表 19-1）。

三、黃疸的進一步明確診斷（如圖 19-2）

1.明確為哪一大類的黃疸

表 19-1 黃疸的自我診斷速查表

疾病名稱	好發年齡	黃疸發生的因素	黃疸的性質	伴隨症狀
地中海型貧血	兒童、青年	血紅素的先天發育不良疾病	溶血性	伴隨脾腫大、貧血和茶色尿等症狀
遺傳性球形紅血球增多症	兒童	紅血球或血紅素的先天發育不良疾病	溶血性	伴隨脾腫大、貧血和茶色尿等症狀
自體免疫溶血性貧血	兒童、青年	自身抗體對紅血球的攻擊	溶血性	伴隨寒顫、發燒、腰痛、茶色尿等症狀
蠶豆症	兒童、青年	缺乏葡萄糖-6-磷酸脫氫酶	溶血性	伴隨寒顫、發燒、腰痛、茶色尿等症狀
藥物及有毒化學藥物導致的溶血	兒童、老年	過敏反應或藥物毒性作用	溶血性	伴隨寒顫、發燒、腰痛、茶色尿等症狀
急性病毒性肝炎	兒童、青年	病毒感染，有傳染性	肝細胞性	多伴有發燒、右上腹脹痛等症狀
鉤端螺旋體病	青年	鉤端螺旋體感染有傳染性	肝細胞性	有疫區水源接觸病史，多伴隨下肢肌肉疼痛和發燒等症狀
慢性肝炎肝硬化	中老年	病毒感染，長期飲酒	肝細胞性	伴有長期肝病史、食慾下降、乏力、易疲勞等症狀，肝硬化還可出現消化道出血和腹水及脾腫大等症狀
肝癌	中老年	可能有病毒感染病史	肝細胞性	可伴隨食慾下降、體重減輕、大量腹水、消化道出血等症狀
急性化膿性膽管炎	中青年	有膽管結石、膽道蛔蟲的病史	阻塞性	多伴隨陣發性右上腹劇烈疼痛、發燒等症狀
壺腹周圍癌症	中老年	癌腫瘤逐漸發展阻塞膽道	阻塞性	多伴隨食慾下降、噁心、體重減輕等症狀

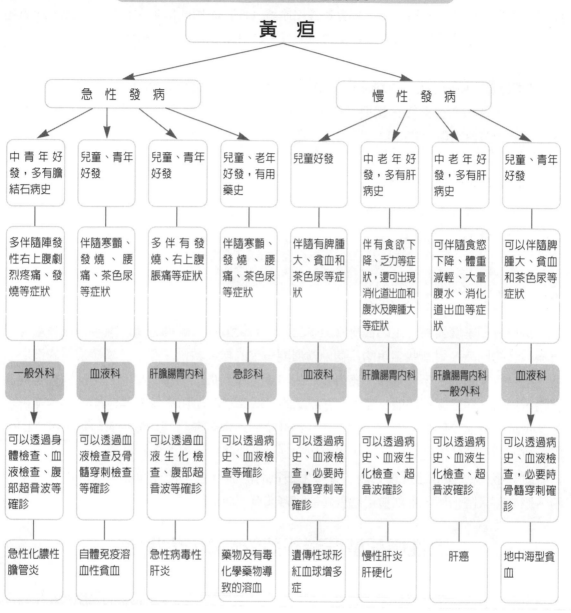

圖 19-2 黃疸診斷過程圖示

黃 疸

急 性 發 病

中青年好發，多有膽結石病史 → 多伴隨陣發性右上腹劇烈疼痛、發燒等症狀 → 一般外科 → 可以透過身體檢查、血液檢查、腹部超音波等確診 → 急性化膿性膽管炎

兒童、青年好發 → 伴隨寒顫、發燒、腰痛、茶色尿等症狀 → 血液科 → 可以透過血液檢查及骨髓穿刺檢查等確診 → 自體免疫溶血性貧血

兒童、青年好發 → 多伴有發燒、右上腹脹痛等症狀 → 肝膽腸胃內科 → 可以透過血液生化檢查、腹部超音波等確診 → 急性病毒性肝炎

兒童、老年好發，有用藥史 → 伴隨寒顫、發燒、腰痛、茶色尿等症狀 → 急診科 → 可以透過病史、血液檢查等確診 → 藥物及有毒化學藥物導致的溶血

慢 性 發 病

兒童好發 → 伴隨有脾腫大、貧血和茶色尿等症狀 → 血液科 → 可以透過病史、血液檢查，必要時骨髓穿刺等確診 → 遺傳性球形紅血球增多症

中老年好發，多有肝病史 → 伴有食慾下降、乏力等症狀，還可出現消化道出血和腹水及脾腫大等症狀 → 肝膽腸胃內科 → 可以透過病史、血液生化檢查、超音波確診 → 慢性肝炎肝硬化

中老年好發，多有肝病史 → 可伴隨食慾下降、體重減輕、大量腹水、消化道出血等症狀 → 肝膽腸胃內科 一般外科 → 可以透過病史、血液生化檢查、超音波確診 → 肝癌

兒童、青年好發 → 可以伴隨脾腫大、貧血和茶色尿等症狀 → 血液科 → 可以透過病史、血液檢查，必要時骨髓穿刺確診 → 地中海型貧血

如果自己出現皮膚發黃，首先，應鑑別自己的皮膚發黃是否為黃疸，注意皮膚蒼黃、球結膜下脂肪的鑑別。然後，了解有無外出旅遊、藥物使用的病史，有無長期大量飲酒和肝病病史，有無膽囊結石和膽道蛔蟲的病史等，以明確了解黃疸的種類。

2.根據伴隨症狀、發病的過程等特徵，明確診斷為哪一類疾病

了解了黃疸的種類後，還要結合黃疸的伴隨症狀，如是否有發燒、腹痛、噁心等症狀，並結合黃疸出現的時間和發展情況，進一步判斷黃疸的病因。

3.血和尿的膽紅素檢查

這是區分幾種不同黃疸的簡單而有用的方法。根據其結果，再朝肝功能、膽道、溶血三個方向去查。

四、黃疸的自我救治

當患者和家屬具備一定的醫學常識，對自己的黃疸症狀經過分析診斷後，在尋求專業醫療救護的同時，對某些嚴重的疾病應當展開一定的自我救治，有助於延緩疾病的進展速度，配合專業治療，爭分奪秒，獲得及時的治療，達到最佳恢復效果。對慢性病變應提高警惕，以防止病變逐漸進展、加重，在疾病的早期盡早發現和治療，得到較好的控制。

黃疸伴有右上腹痛、食慾不振，往往是肝炎的表現，而且肝功能損害較重，應立即住院治療。自己要特別注意休息，多食糖類和富含維他命 C 水果。

蠶豆症的患者當進食蠶豆後，會產生嚴重的溶血反應，使紅血球大量破壞而產生黃疸。應立刻入院治療，不然會引起腎功能障礙甚至生命危險。

急性壞死型肝炎和亞急性壞死型肝炎

猛爆性肝炎分成急性肝壞死型肝炎和亞急性肝壞死型肝炎。多發於乳兒期（新生兒期除外）及兒童，但在年輕人中也有發病。該病有以下臨床特徵：

急性肝壞死型肝炎：發病急，發展快，病程短，多數以黃疸出現，神經系統症狀明顯，如煩躁、睡眠規律失常、譫妄、昏迷、僵直性痙攣等，有出血現象，呼吸有肝臭，肝功能異常，腎功能不全，肝臟縮小，病情非常危急，病程一般不超過 3 週。

亞急性肝壞死型肝炎：發病相對緩慢，初期類似急性肝炎，有或無黃疸，肝臟輕度腫

大伴壓痛，症狀逐漸加重，肝功能嚴重損害，出現腹水和明顯出血傾向，繼而出現肝昏迷、腎功能衰竭和大量出血，合併感染而死亡，也可發展為壞死後肝硬化，本型病程可達數週至數月。

　　重症 B 型肝炎，特別是急性及亞急性者，病情發展迅猛，有時當診斷標準尚未完備之時，病情已發展到不可挽救的地步。所以要認識重症 B 型肝炎的早期徵象，力爭在病情發展前期即展開搶救和防治措施，以提高救治的存活率。

具有下列情況時，應考慮為重症肝炎早期：

　　◎過度勞累，發病後仍繼續體力勞動或過度活動者。

　　◎嚴重嘔吐不能進食，消化道症狀比一般患者嚴重，並出現胃酸逆流現象者。

　　◎重度疲乏無力。

　　◎有行為反常、性格改變或意識改變等輕度精神症狀者（可能是肝腦病變）。

　　◎出現腹水，黃疸上升、發燒不退。

　　◎用超音波動態觀察肝臟有縮小趨勢者。

猛爆性肝炎一般處理

　　急性期要臥床休息，待症狀明顯減輕時至恢復期可適當活動，但要避免疲勞。其次，根據病情、病期、營養狀況及食慾等情況適當掌握飲食。半流質或一般飲食，富於各種維他命，如食慾允許可適當增加蛋白質，少油膩，但也不要過分限制脂肪，不必強調吃糖，嘔吐或不進食者可補充液體。還要注意忌用損害肝臟的藥物，少用安眠藥。

　　猛爆性肝炎是重症、急症，必須立即住院搶救治療。

第 20 章
紫紺

　　紫紺也稱發紺，也就是身體發紫，多表現為口唇、鼻尖、指甲床等處的黏膜青紫的現象。主要是血液中還原血紅素增多，也就是沒有與氧氣結合的血紅素增多的原因所致。

　　現在認為，當毛細血管的血液中還原血紅素絕對含量超過 5g ／ dl 時，皮膚黏膜就會出現發紺的情形。氧氣從外界到人體內，再到與血液中的還原血紅素相結合，需經過肺臟完成由體外進入體內的過程，由心臟和血管完成向外周組織和器官的輸送。在氧氣交換和運轉的過程中，所有影響到末梢血管內血液的氧氣含量導致氧合血紅素含量下降的疾病，都會導致紫紺的出現。另外，例如紅血球增多症等疾病的血紅素的含量增高，雖然還原血紅素占血紅素總量中的比例仍在正常範圍內，但是還原血紅素的絕對含量超過 5g ／ dl，仍可能出現紫紺現象。

一、紫紺的病因

1.呼吸系統疾病

　　紫紺一般見於各種嚴重的呼吸系統疾病、呼吸道疾病、肺部疾病和肺血管疾病等，兒童和年輕人較常見的是喉、氣管、支氣管等呼吸道的異物阻塞、嚴重的大葉性肺炎、急性兒童呼吸窘迫症等。中老年人則常因為氣管、支氣管等呼吸道的痰阻塞、嚴重的慢性支氣管炎、阻塞性肺氣腫和肺栓塞等情況所導致，老年人長期的支氣管炎反覆發作，就會形成慢性支氣管炎，反覆的發炎會破壞支氣管的管壁結構，導致支氣管塌陷，形成阻塞後肺氣腫。靜脈的血栓脫落栓塞在肺動脈上導致肺栓塞。這些疾病都嚴重影響了氧氣與肺臟血液中二氧化碳的交換，使血液中的氧氣含量下降，使還原血紅素的含量升高。

2.心臟疾病

　　一般多見與先天性紫紺型心臟病、左心功能不全、右心功能不全以及有效血容量減少等情況。兒童和年輕人裡較常見的是紫紺型先天性心臟病，主要是在心臟和大動脈之間存

在異常通道。部份靜脈血液沒有經過肺臟的氧氣交換，就經過異常通道進入周圍毛細血管，使血液中未參與氧合的還原血紅素升高。（如圖20-1）老年人則要警惕是否為高血壓性心臟病、冠心病、擴張性心肌病等心臟疾病引起的心臟收縮功能下降，使心臟的輸送血液功能不全。出現右心收縮功能不全後，血液就瘀滯在靜脈系統，血液在毛細血管系統流速減慢，導致血液中的氧氣被周圍組織較多的攝取後，還原型氧合血紅素增多。當出現左心功能不全時，血液瘀滯在肺靜脈系統，導致肺靜脈壓力升高，肺靜脈內的血液滲出進入肺組織間隙和肺泡內，阻礙了氧氣在肺組織內與血液中二氧化碳的交換障礙，使還原的血紅素含量升高。

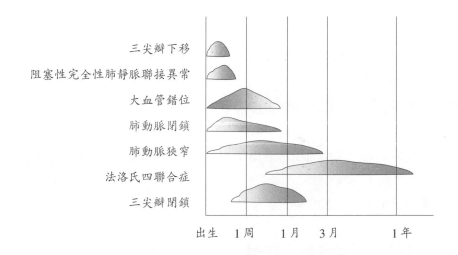

圖 20-1 嚴重先天性心臟病紫紺

3.周圍循環疾病（周圍肢體局部的血管病變）

血栓性靜脈炎、下肢靜脈曲張、血栓閉塞性脈管炎、上腔靜脈症候群及重症休克等。青年人常見的是血栓閉塞性脈管炎，因為血栓形成導致肢體小動脈痙攣、收縮，導致肢體組織灌注不足、缺氧，促使皮膚黏膜呈青紫色。老年人則較常見血栓性靜脈炎和下肢靜脈曲張等情況，因為局部靜脈血栓形成或回流障礙，導致血流滯積在病變肢體組織局部，氧氣在局部肢體中被過多的攝取所致。嚴重失血或感染等疾病導致重症休克，也會使心臟和血管系統內的循環血液相對不足，周圍循環的血液流動灌注不足，缺氧，使皮膚黏膜呈青紫狀態。上腔靜脈症候群是上腔靜脈因為局部腫瘤或硬塊的壓迫，導致上腔靜脈回流障礙，引起上半身肢體出現血流瘀滯，皮膚黏膜呈青紫狀態。

4.藥物或化學物質中毒性疾病

由於血紅素分子中可攜帶氧氣的二價鐵被氧化成三價鐵替代後，就失去攜帶氧氣的功能，所以具有一定氧化作用的藥物或化學物質，例如亞硝酸鹽、磺胺類、硝基苯、苯胺等化學物質中毒後，會使血液中血紅素裏的二價鐵氧化形成三價鐵，使攜帶氧氣的功能喪失，導致局部組織缺氧紫紺。多見於進食含有大量亞硝酸鹽的蔬菜等食物。

二、紫紺自我初步診斷

1.紫紺的分布與範圍

呼吸系統疾病和心臟疾病引起的紫紺多爲全身性，口唇、鼻尖、指甲等處都可以見到明顯的紫紺。

而周圍血管疾病引起的紫紺，則應注意其分布和範圍。

上半身出現的紫紺，多與上腔靜脈症候群有關。

單側下肢出現的紫紺，多與血栓性靜脈炎、下肢靜脈曲張、血栓閉塞性脈管炎等疾病有關。

藥物和化學物質中毒所引起的紫紺多呈全身性。

2.紫紺的發病時間及發病的快慢

根據紫紺的發病方式可以將紫紺分爲急性、亞急性和慢性反覆發作三種。

急性發作紫紺在數小時內發生。如急性肺炎、急性呼吸道阻塞、氣胸、肺栓塞、急性左心衰竭以及藥物中毒性紫紺等疾病。

亞急性紫紺多於數天到數週內發生。如上腔靜脈症候群、血栓性靜脈炎、血栓閉塞性脈管炎等。

慢性紫紺多反覆發作或逐漸加重，如慢性支氣管炎、慢性肺氣腫、紫紺型先天性心臟病等。

3.紫紺的伴隨症狀

嚴重的心肺疾病和急性呼吸道阻塞等疾病，多伴隨呼吸困難、咳嗽、咳痰等症狀，肺栓塞、氣胸、心肌梗塞等疾病還伴隨胸痛症狀。

紫紺型先天性心臟病以及一些慢性的肺部疾病，如支氣管擴張、瀰漫性肺間質纖維化

表 20-1 紫紺的自我診斷速查表

疾病名稱	好發年齡	紫紺部位	紫紺的性質	伴隨症狀
呼吸道阻塞	兒童 青年	全身性	急性	伴隨呼吸困難、咳嗽、意識障礙等症狀
氣胸	中老年	全身性	急性	伴隨胸痛、呼吸困難等症狀
急性肺炎	兒童 青少年	全身性	急性	伴隨發燒、咳嗽、咳痰、呼吸困難等症狀
慢性阻塞性肺氣腫	老年人	全身性	慢性反覆發作	多伴隨咳嗽、咳痰、喘息等症狀
支氣管擴張	中老年	全身性	慢性	多伴咳嗽、咳膿痰、咯血、呼吸困難、杵狀指等症狀
肺栓塞	中老年	全身性	急性或亞急性	伴隨劇烈胸痛、咳嗽、咯血、噁心、嘔吐等症狀
肺水腫	老年	全身性	急性	可以伴隨呼吸困難、咳嗽、咳粉紅色泡沫痰、喘息及意識障礙等
急性呼吸窘迫症候群	少年 中老年	全身性	急性	可伴隨呼吸困難、呼吸急促、意識障礙等症狀
紫紺型先天性心臟病	兒童 少年	全身性	慢性	伴隨活動後胸悶、呼吸困難、杵狀指等症狀
右心衰竭	中老年	全身性	慢性	伴隨下肢水腫、頸靜脈怒張、肝腫大、胸腹水等症狀
滲出性心包膜炎心包填塞	中老年	全身性	亞急性	伴隨血壓下降、下肢水腫、呼吸困難等症狀
血栓性靜脈炎	中青年	患側肢體	亞急性	伴隨患側肢體水腫、皮膚溫度升高、脹痛等症狀。
下肢靜脈曲張	中老年	患側肢體	亞急性	伴隨患側肢體水腫，靜脈曲張、疼痛等症狀
上腔靜脈症候群	中老年	上半身	亞急性	伴隨頸靜脈怒張、顏面水腫等症狀
重症休克	中老年	全身性	急性	伴隨血壓下降、臉色蒼白、大量出汗、無尿、意識改變等症狀
血栓閉塞性脈管炎	中青年	患側肢體	亞急性	伴隨患側肢體疼痛、局部皮膚溫度下降、蒼白等症狀
雷諾氏症	青年 女性多見	肢體	慢性	受溫度刺激後出現局部皮膚溫度下降、蒼白等症狀
藥物或化學物質導致正鐵血紅素血症	兒童 中老年	全身性	急性	伴隨噁心、嘔吐、意識障礙等症狀

等疾病還伴隨杵狀指（趾）。

上腔靜脈症候群、血栓性靜脈炎、下肢靜脈曲張等靜脈疾病，多伴隨著肢體的局部腫脹、疼痛，而血栓閉塞性脈管炎等動脈疾病，多伴隨著肢體疼痛、蒼白、皮膚溫度下降等症狀。

休克引起紫紺還多伴隨意識變化、少尿等情況。

藥物中毒性的紫紺一般無明顯呼吸困難，多伴隨有意識改變和衰竭等症狀。

根據以上各點，可以大致判斷自己所患紫紺的幾種可能疾病。（如表20-1）

三、進一步明確紫紺的診斷

1.需要急診的紫紺（見圖20-2）

較大部份與紫紺有關的疾病，都與心肺等重要生命器官的疾病有關，急性發作的紫紺症狀，有可能嚴重威脅生命健康。這類疾病需要立即前往醫院進行進一步診治，例如：急性肺炎、氣胸、呼吸道阻塞、肺水腫、急性呼吸窘迫症、右心衰竭、滲出性心包膜炎心包填塞、肺栓塞等。藥物和化學物質導致正鐵血紅素血症，雖然沒有併發嚴重的心肺疾病，但是因為發病急，患者處於嚴重的缺氧狀態，仍有生命的危險。當發現類似狀況，應該立刻送醫院急診，並觀察病患的併發症狀，如噁心、嘔吐、咳嗽、咳痰、精神和意識改變等情況，向醫師準確及時提供有關紫紺的部位、性質及伴隨症狀情況，以便醫師根據情況進一步確診和治療。

2.需要盡速就診的紫紺（見圖20-3）

除了心肺疾病、藥物或化學物質中毒引起的嚴重影響生命的紫紺以外，其他一些疾病例如：血栓性靜脈炎、下肢靜脈曲張、血栓閉塞性脈管炎、上腔靜脈症候群等疾病，也需盡快找專科醫師就診，透過輔助檢查明確診斷後，給予適當治療，以免延誤病情。

四、紫紺的自我救治

當患者和家屬具備一定的醫學常識，對自己的紫紺症狀經過分析診斷後，在尋求專業醫療救護的同時，對某些嚴重的疾病應當展開一定的自我救治，即有助於延緩疾病的進展速度，配合專業治療，爭分奪秒，獲得及時的治療，達到最佳恢復效果。對慢性病變應提

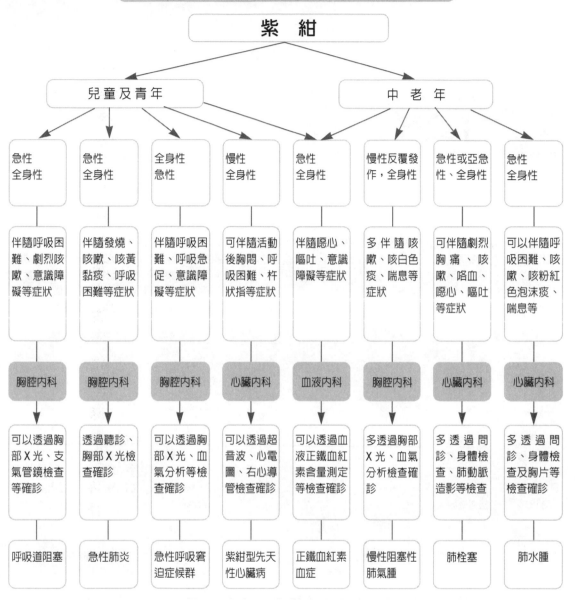

圖 20-2 需要急診的紫紺診斷過程圖示

紫 紺

兒童及青年　　　　　　　　中 老 年

急性 全身性	急性 全身性	全身性 急性	慢性 全身性	急性 全身性	慢性反覆發作，全身性	急性或亞急性、全身性	急性 全身性
伴隨呼吸困難、劇烈咳嗽、意識障礙等症狀	伴隨發燒、咳嗽、咳黃黏痰、呼吸困難等症狀	伴隨呼吸困難、呼吸急促、意識障礙等症狀	可伴隨活動後胸悶、呼吸困難、杵狀指等症狀	伴隨噁心、嘔吐、意識障礙等症狀	多伴隨咳嗽、咳白色痰、喘息等症狀	可伴隨劇烈胸痛、咳嗽、咯血、噁心、嘔吐等症狀	可以伴隨呼吸困難、咳嗽、咳粉紅色泡沫痰、喘息等
胸腔內科	胸腔內科	胸腔內科	心臟內科	血液內科	胸腔內科	心臟內科	心臟內科
可以透過胸部 X 光、支氣管鏡檢查等確診	透過聽診、胸部 X 光檢查確診	可以透過胸部 X 光、血氣分析等檢查確診	可以透過超音波、心電圖、右心導管檢查確診	可以透過血液正鐵血紅素含量測定等檢查確診	多透過胸部 X 光、血氣分析檢查確診	多透過問診、身體檢查、肺動脈造影等檢查	多透過問診、身體檢查及胸片等檢查確診
呼吸道阻塞	急性肺炎	急性呼吸窘迫症候群	紫紺型先天性心臟病	正鐵血紅素血症	慢性阻塞性肺氣腫	肺栓塞	肺水腫

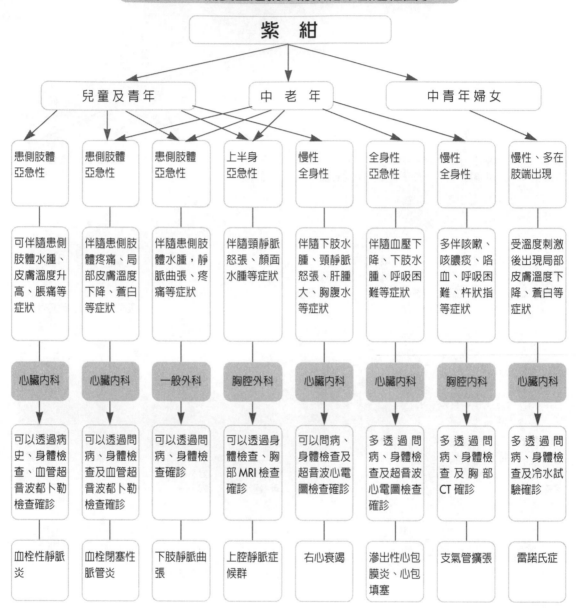

圖 20-3 需要盡速就診的紫紺診斷過程圖示

紫 紺

兒童及青年　　中 老 年　　中青年婦女

患側肢體亞急性	患側肢體亞急性	患側肢體亞急性	上半身亞急性	慢性全身性	全身性亞急性	慢性全身性	慢性、多在肢端出現
可伴隨患側肢體水腫、皮膚溫度升高、脹痛等症狀	伴隨患側肢體疼痛、局部皮膚溫度下降、蒼白等症狀	伴隨患側肢體水腫，靜脈曲張、疼痛等症狀	伴隨頸靜脈怒張、顏面水腫等症狀	伴隨下肢水腫、頸靜脈怒張、肝腫大、胸腹水等症狀	伴隨血壓下降、下肢水腫、呼吸困難等症狀	多伴咳嗽、咳膿痰、咯血、呼吸困難、杵狀指等症狀	受溫度刺激後出現局部皮膚溫度下降、蒼白等症狀
心臟內科	心臟內科	一般外科	胸腔外科	心臟內科	心臟內科	胸腔內科	心臟內科
可以透過病史、身體檢查、血管超音波都卜勒檢查確診	可以透過問病、身體檢查及血管超音波都卜勒檢查確診	可以透過問病、身體檢查確診	可以透過身體檢查、胸部 MRI 檢查確診	可以問病、身體檢查及超音波心電圖檢查確診	多透過問病、身體檢查及超音波心電圖檢查確診	多透過問病、身體檢查及胸部 CT 確診	多透過問病、身體檢查及冷水試驗確診
血栓性靜脈炎	血栓閉塞性脈管炎	下肢靜脈曲張	上腔靜脈症候群	右心衰竭	滲出性心包膜炎、心包填塞	支氣管擴張	雷諾氏症

高警惕，以防止病變逐漸進展、加重，在疾病的早期盡早發現和治療，得到較好的控制。

1.保持安靜，避免患者情緒緊張，以防加重呼吸困難。

2.採取半坐臥姿勢或坐姿，減少疲勞及耗氧。

3.保持室內空氣新鮮，通風流暢。

4.給予清淡飲食，鼓勵患者多吃青菜及水果，以補充體內水分。

5.給予適當化痰，支氣管擴張劑（由醫師開立）。

6.若爲慢性支氣管炎、肺氣腫，可能需合併使用抗生素（由醫師開立）。情況有所好轉時，患者應適當鍛鍊身體，積極運動，防治感冒，同時應戒菸。

7.若爲急性左心衰竭，應立即臥床休息，採取半坐臥姿勢或端坐姿勢，雙下肢下垂；休克患者應取平臥姿勢，頭稍低，注意保暖，保持呼吸道通暢。

8.病情危重時務必及時送附近醫院搶救。

肺栓塞的救治

肺動脈栓塞，也稱肺栓塞，是肺動脈或分支被血栓阻塞，使相應肺部組織血液供應減少或中斷，進而出現缺氧、肺動脈高壓、心臟衰竭等一系列症狀的臨床症候群。當栓塞使所屬肺組織缺血性壞死即爲肺栓塞。造成肺動脈阻塞的栓塞大多爲來自靜脈系統或右心的血栓，也可以是瘤栓、細菌栓、寄生蟲栓、脂肪栓、羊水栓或空氣栓。

一、肺動脈栓塞有什麼症狀？

肺栓塞的發生與深靜脈血栓形成、各種心臟病、惡性腫瘤、結締組織病密切相關。肺栓塞對人體的危害，主要取決於相關血管閉塞的程度和影響範圍的大小。當患者出現紫紺、胸悶、憋氣、頭暈，活動後加重，或者胸痛、呼吸困難、咯血，甚至出現心衰、暈厥等症狀時，我們應小心肺栓塞的發生，應立即攙扶患者平臥或斜躺，並安慰患者保持平靜呼吸。

二、立即呼喚專業醫療救護支援

肺動脈栓塞是危急的重大疾病，有生命危險，必須專業處理。要向專業醫護人員提供既往胸痛的情況、本次發病情況、以往的治療及口服藥物以及有無形成血栓的危險因素，包括骨折、創傷、手術、口服避孕藥、長期臥床、血液高黏滯度狀態等情況。

三、肺栓塞的基本治療策略

患者入院後，根據病情採取相應的治療措施。

溶栓治療：肺栓塞診斷確立後，應給予監護治療和呼吸循環支援治療。病程在兩週內的患者應進行溶栓治療，使血栓溶解，恢復肺組織的再度灌注，這樣可以有效減少病死率和復發率。透過特定的藥物，將堵塞在肺動脈血管內的血栓溶解，使堵塞的血管恢復血液流通，挽救缺血的肺組織。溶栓的成功率大約在 50~60% 左右，不過仍有很大一部份患者不能恢復血液灌注。

手術治療：透過外科開胸手術，去除肺動脈內的血栓，恢復建立血管通路，恢復肺組織的血液循環流動。

以上治療，必須經專業醫師確診後，根據病情需要酌情實施，患者應尊重醫師意見，給予良好的配合，以便得到及時有效的救治。

第 21 章

臉色蒼白

　　臉色蒼白多表現爲顏面沒有血色。在生理狀態下，可以在受到驚嚇後或精神打擊等情況下，出現暫時性的臉色蒼白的表現。病理狀態，多見於貧血。貧血是一種症狀，指在單位體積血液中，紅血球數、血紅素含量及紅血球容積低於正常值，其中以血紅素含量低於正常值最重要。主要透過下眼瞼的檢查來鑑別，如果下眼瞼蒼白則表示有可能是貧血；如果下眼瞼正常，則可能是人體的生理狀態表現。

一、貧血的病因

1.急性及慢性失血

2.紅血球生成不足

造血物質缺乏，如缺鐵、維他命 B_{12}、葉酸及蛋白質等。

骨髓造血功能障礙，如再生不良性貧血。

3.紅血球破壞過多

紅血球內在缺陷，如遺傳性球形紅血球增多症、地中海型貧血、異常血紅素及陣發性睡眠性血紅素尿。

紅血球外在破壞因素，如中毒、輸血不當等因素使紅血球破壞。

二、貧血自我初步診斷

　　貧血最容易發現的症狀是臉色蒼白。但由於種族、膚色不同，臉色蒼白不是很準確的指標。眼睛的瞼結膜、口唇及口腔的黏膜、指甲如果都發白，即表示可能有貧血。指甲檢查時要注意將手指彎起進行觀察。除此以外，貧血還有其他一些表現：

　　1. 全身乏力，嚴重時可能有較微發熱。

　　2. 呼吸系統表現爲呼吸急促、呼吸困難，最常見的是少氣無力。

　　3. 循環系統表現爲心悸、胸悶或隱痛、心率快、心界擴大、心音亢進，前胸區可聞及

Ⅰ~Ⅱ級收縮期雜音。嚴重者可能有心臟衰竭。

4. 消化系統表現爲食慾不振、噁心、腹脹、腹瀉或便祕。

5. 神經系統可能有頭痛、頭暈、耳鳴、眼前發黑、記憶力下降及失眠或嗜睡等表現。

6. 泌尿生殖系統可能有月經不順、性功能減退、多尿及少量蛋白尿。

除貧血的症狀以外，要注意找一下引起貧血的原因。

1. 是否有出血？大小便的顏色有無異常？

2. 懷孕、哺乳和生育時有無營養不良或偏食？

3. 有無有害物質接觸史？居室近期有無裝修？有無吃過蠶豆？

三、貧血的進一步明確診斷

貧血的進一步明確診斷有賴於血液（紅血球計數、血小板計數、網狀紅血球計數、紅血球容積等）及骨髓抹片檢查。化驗檢查配合體檢發現可以確診。常見的幾種貧血爲：

1.缺鐵性貧血

是因體內貯存鐵缺乏，影響血紅素合成，導致貧血。

常見病因爲慢性失血、需鐵量增加及吸收不良等。

臨床表現除慢性貧血症狀外，還有：

◎消化道黏膜病變，如萎縮性胃炎、舌炎、吞嚥困難、舌痛症候群。

◎皮膚乾燥萎縮、頭髮乾燥少光澤、脫落，匙狀指甲、平甲等。

◎血液抹片檢查及骨髓檢查可助診斷。

2.巨細胞性貧血

是指葉酸、維他命 B_{12} 缺乏所致的貧血。葉酸缺乏原因爲攝入不足、吸收不良、需要增加及使用影響葉酸代謝的藥物。維他命 B_{12} 缺乏是由於缺乏內因子、吸收不良、腸道寄生蟲或細菌奪取維他命 B_{12} 等。

臨床表現除有慢性貧血症狀外，尚有：

◎舌痛、舌質紅、舌乳頭萎縮、口腔潰瘍及腹瀉等消化道症狀。

◎周圍神經炎症狀。

◎另外還有營養不良、黃疸、易感染、出血傾向等症狀。

血清鐵或鐵蛋白增高，而血清維他命 B_{12} 低於 80~100pg／ml 或葉酸低於 7ng／ml。

血液抹片檢查及骨髓檢查可助於診斷。

3.溶血性貧血

是指紅血球壽命縮短、骨髓功能代償不足而發生的貧血。血管外溶血時可能有貧血、黃疸、脾腫大；血管內溶血時可能有貧血、黃疸、血紅素尿。血液抹片檢查時紅血球形態有助診斷。放射性同位素檢查時紅血球壽命縮短，血漿結合鐵蛋白減少或消失，血漿內游離血紅素增加，血漿內出現正鐵血紅素及血紅素尿、尿液中所含的血黃素陽性等有助診斷。血液抹片檢查及骨髓有助確診。

免疫球蛋白試驗陽性表示為自體免疫性溶血性貧血。

酸溶血試驗及蔗糖水試驗陽性表示可能是陣發性睡眠性血紅素尿。

正鐵血紅素還原或變性珠蛋白小體生成試驗陽性，可能是葡萄糖-6-磷酸脫氫酶（G-6-PD）缺乏。

血紅素電泳有助於診斷血紅素病及地中海型貧血。

異丙醇及熱變性試驗陽性則表示有可能是不穩定的血紅素。

自體溶血試驗可找出是否為丙酮酸酶缺乏。

4.感染性貧血

是細菌、病毒等感染後發生貧血。貧血一般較輕，為正細胞、正色素性或單純小細胞性或小細胞低色素性貧血。網狀紅血球不增加，紅血球壽命正常。鐵代謝紊亂如血清鐵降低，未飽和鐵結合力及總鐵結合力均降低。骨髓檢查可見增生活躍，幼紅血球有成熟抑制改變，骨髓中含鐵血黃素增加等，可助確診及鑑別診斷。

5.再生不良性貧血

是因骨髓造血組織減少，造血功能衰竭而發生的一組全血細胞減少症候群。

臨床主要表現為進行性貧血、出血及感染，但無肝、脾及淋巴結腫大。

血液抹片檢查可見全血細胞減少，網狀紅血球絕對值減少。

骨髓可能有骨髓增生低下改變，有助診斷。

6.其他原因

如腎性貧血、惡性腫瘤性貧血及肝臟疾病所致貧血等，均有原發疾病的症狀和表現，血液抹片檢查及骨髓檢查可助鑑別。

表 21-1 貧血自我診斷速查表

疾病名稱	好發年齡	貧血誘因	伴隨症狀	血片檢查及骨髓檢查
缺鐵性貧血	兒童 女性 老年人	營養不良 缺鐵	萎縮性胃炎、舌炎吞嚥困難、舌痛、平甲、匙狀指甲等	血液抹片檢查：小細胞低色素貧血；骨髓檢查：紅系增生正常
巨細胞性貧血	老年 兒童 女性	營養不良缺乏維他命B_{12}或葉酸	舌痛、舌質紅、舌乳頭萎縮、口腔潰瘍及腹瀉等消化道症狀和周圍神經炎症狀	血液抹片檢查：大細胞低色素貧血；骨髓檢查：紅系增生正常
感染性貧血	中老年	細菌、病毒等感染	伴隨發燒、乏力及其他感染症狀	血液抹片檢查：爲正細胞、正色素性或單純小細胞性或小細胞低色素性貧血。骨髓檢查可見增生活躍，粒紅比例增加，幼紅血球有成熟抑制改變
再生不良性貧血	兒童 女性	骨髓造血組織減少、造血功能衰竭	進行性貧血、出血及感染，但無肝、脾及淋巴結腫大	血液抹片檢查：可見全血細胞減少、網織紅血球絕對值減少。骨髓檢查可能有骨髓增生低下改變
溶血性貧血	女性 兒童 老年	紅血球壽命縮短、骨髓功能代償不足	黃疸、脾腫大、血紅素尿	血液抹片檢查時紅血球形態有助診斷。放射性核素檢查時紅血球壽命縮短
腎性貧血	中老年 女性	腎臟促紅血球生成素合成減少	伴隨少尿、水腫、高血壓等腎衰症狀	血液抹片檢查可見正細胞、正色素性或單純小細胞性或小細胞低色素性貧血。網織紅血球絕對值減少
失血性貧血	中老年	出血或失血	伴隨呼吸道或消化道出血、失血等症狀	血色素檢查有短期持續性下降的趨勢。骨髓檢查提示增生活躍

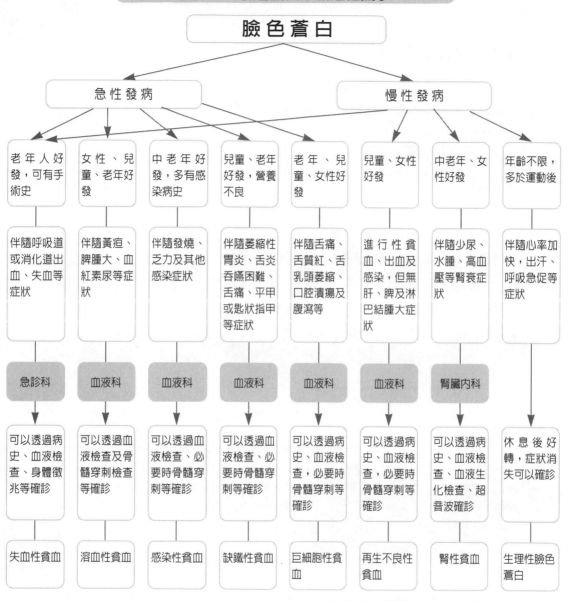

図 21-1 臉色蒼白診斷過程圖示

臉色蒼白

急性發病　　　　　　　　慢性發病

| 老年人好發，可有手術史 | 女性、兒童、老年好發 | 中老年好發，多有感染病史 | 兒童、老年好發，營養不良 | 老年、兒童、女性好發 | 兒童、女性好發 | 中老年、女性好發 | 年齡不限，多於運動後 |

| 伴隨呼吸道或消化道出血、失血等症狀 | 伴隨黃疸、脾腫大、血紅素尿等症狀 | 伴隨發燒、乏力及其他感染症狀 | 伴隨萎縮性胃炎、舌炎吞嚥困難、舌痛、平甲或匙狀指甲等症狀 | 伴隨舌痛、舌質紅、舌乳頭萎縮、口腔潰瘍及腹瀉等 | 進行性貧血、出血及感染，但無肝、脾及淋巴結腫大症狀 | 伴隨少尿、水腫、高血壓等腎衰症狀 | 伴隨心率加快，出汗、呼吸急促等症狀 |

| 急診科 | 血液科 | 血液科 | 血液科 | 血液科 | 血液科 | 腎臟內科 | |

| 可以透過病史、血液檢查、身體徵兆等確診 | 可以透過血液檢查及骨髓穿刺檢查等確診 | 可以透過血液檢查、必要時骨髓穿刺等確診 | 可以透過血液檢查、必要時骨髓穿刺等確診 | 可以透過病史、血液檢查，必要時骨髓穿刺等確診 | 可以透過病史、血液檢查，必要時骨髓穿刺等確診 | 可以透過病史、血液檢查、血液生化檢查、超音波確診 | 休息後好轉，症狀消失可以確診 |

| 失血性貧血 | 溶血性貧血 | 感染性貧血 | 缺鐵性貧血 | 巨細胞性貧血 | 再生不良性貧血 | 腎性貧血 | 生理性臉色蒼白 |

根據以上各點，可以大致判斷自己所患貧血的可能疾病（如表 21-1 ，圖 21-1）。

四、貧血的自我救治

1. 休息，加強營養，多吃深色蔬菜及紅色肉類。

2. 缺鐵性貧血患者可口服鐵劑（醫師開立），餐時或餐後服，貧血改善後繼續服用 2~3 個月。

3. 巨細胞性貧血，葉酸缺乏者可口服葉酸 10mg ，每日 3 次，或每日 1 次注射 30mg ，直至貧血及症狀完全消失；維他命 B_{12} 缺乏者，每日 1 次注射 100mg 的維他命 B_{12} ，2 週後，每週 2 次，血液抹片檢查正常後每月 1 次，痊癒後停藥。

4. 感染性貧血時，主要治療原發病。

5. 貧血嚴重者，應盡早盡快去醫院查明病因，積極治療。

第 22 章
浮腫

如果以手指用力按壓，四肢或者臉部凹下去，同時很久不能恢復原狀的情形就是浮腫。浮腫是體內的水分積蓄在血管外所引起的症狀。

一、浮腫的病因及機理

人體的水分占總體重的 60%，分別存於血管內和血管外，血管外的水分又分為存於細胞內的和細胞外組織間的兩部份。浮腫就是過多的水分積存在血管外的情形，而且大部份是積存在細胞間組織而引起的。身體內有幾種情形會引起這樣的情況：靜脈壓的增加；血液內白蛋白的減少；毛細血管的通透性增加；淋巴系統的阻塞。

靜脈壓增加的情形多由心臟衰竭，門靜脈高血壓，大靜脈管的阻塞等原因所引起。

血液內白蛋白的減少，則多由於因慢性肝臟病以致白蛋白的生成減少和因腎臟病使得白蛋白流失增多所引起。

毛細血管的通過性的增加則由於免疫反應，或人體生理狀況改變引起。

因腫瘍、感染症、寄生蟲等原因引起淋巴管的阻塞時也會引起浮腫。

二、浮腫的自我初步診斷

水腫發生時應注意水腫發生的時間與出現的部位，腎源性水腫多在眼瞼開始，晨起較重；心源性水腫多在下肢開始，下午與晚間加重；肝源性水腫多由腹水開始。水腫病人應詢問有關心臟、肝臟、腎臟等病史；營養與進食情況；女性病人的月經史；水腫減輕與加重的因素；水腫與體位、活動、尿量的關係等。

導致浮腫的幾個疾病的主要特點如下。

1.心源性浮腫

因各種心臟病發生右心衰竭時會出現浮腫，浮腫首先出現在身體最低部位，如下肢、

臀部、背部等，嚴重時可引起全身浮腫。其特點是從足部開始、向上延及全身，發展緩慢，浮腫比較堅實，移位性小，伴有心臟功能不全病症：如心臟增大、心雜音、肝腫大、靜脈壓升高等。

2.腎源性浮腫

腎絲球腎炎、腎病症候群等均可出現浮腫。浮腫首先出現在眼瞼、臉部等疏鬆組織，嚴重時蔓延到全身，甚至出現胸水、腹水。其特點是從眼瞼、顏面開始而延及全身，發展迅速，浮腫軟而移動性大，伴有其他腎臟病病症：如高血壓、蛋白尿、血尿、眼底改變等。

3.肝源性浮腫

如肝硬化時，由於門靜脈壓升高或肝功能不全引起低蛋白症時，可出現浮腫。其特點為發生緩慢，常以腹水為主，全身浮腫較輕，下肢明顯。

4.營養不良性浮腫

主要由於低蛋白血症引起所致。常發生於攝食不足，腸道吸收障礙、慢性消耗性疾病等。此外，維他命 B_1 缺乏症，也是產生浮腫的附加因素。

5.特發性浮腫

女性多見，浮腫可出現在眼瞼及下肢。常有兩種情況：

部份病人由於直立時交感神經興奮不足，導致腦部供血不足，透過容量感受器反射地引起醛固酮分泌增加所致，常伴有其他神經衰弱症狀。

部份女性於經前 7~14 天出現，月經來潮後消退，可能與性荷爾蒙功能失調有關。

6.其他

如結締組織疾病所致的鐵浮腫（硬皮症、皮肌炎）；藥物（腎上腺皮質激素、甘草等）所致的浮腫；內分泌疾病所致的浮腫（如黏液性水腫）。

根據以上各點，自己可以大致判斷導致浮腫的幾種可能疾病（如表 22-1）。

三、浮腫的進一步明確診斷

表 22-1 浮腫的自我診斷速查表

疾病名稱	好發族群	病史及水腫發病形式	伴隨症狀及身體徵狀
肝硬化	中年 老年	以下垂性水腫爲特徵，起床活動後以腳踝內側和脛前明顯，仰臥以骶部明顯，且以右側胸水多見，晚期出現腹水	初起易倦，食慾減退，腹脹、便祕，體重下降，肝區隱痛，蜘蛛痣，肝掌。晚期出現腹水，甚則全身浮腫
心臟衰竭	中年 老年	可以急性發作，也可以緩慢形成，多在勞累後發生。多發生於中年以後，有長期心臟病史。常由疲勞、情緒激動、進食鹽分過多、輸液過快等引起	伴有心悸、呼吸困難、咳喘、紫紺、衰弱乏力，尿少，噁心嘔吐，上腹脹痛等症
急性腎炎	多見於兒童和青年男性居多	初起少尿，多有不同程度水腫，輕者僅以臉部，下肢水腫，或僅早晨起床時眼瞼浮腫。重者全身明顯水腫，甚至腹水和胸腔積液	常伴全身不適，乏力、腰酸、頭痛、頭暈、噁心嘔吐等症
慢性腎炎	青壯年多發女性居多	發病緩慢，有不同程度的水腫，輕者僅在臉部、眼瞼部或下肢踝部出現水腫，甚至可間歇出現。重者則全身水腫，並可能有腹水、胸水	有的病人伴有頭脹痛，頭暈，口唇爪甲淡白，血尿等。血壓增高
慢性腎功能衰竭	不一定	發病緩慢，有慢性腎疾患病史，有時會全身性水腫	皮膚乾燥，脫屑，奇癢搔抓。伴有疲乏無力，精神不振，表情淡漠，厭食，噁心，嘔吐，多尿，夜尿或少尿等症狀，且貧血和血壓增高
慢性肺源性心臟病	中老年	有長期咳嗽、咯痰或哮喘史，多表現爲下肢浮腫和腹水	逐漸出現乏力，呼吸困難。多於外感後加重，出現氣喘、氣急、少尿、心悸，口唇及爪甲紫紺，噁心嘔吐等症狀
血栓性靜脈炎	中老年	有長期臥床史	局部浮腫，皮膚緊繃、發燒，局部疼痛
醛固酮增多症	不一定	長期服用皮質荷爾蒙史	向心性肥胖，下肢或顏面的輕度水腫
妊娠水腫	懷孕婦女	水腫多由踝部開始，如限於膝部以下爲生理性，漸延至小腿、大腿、外陰部、腹部，按之凹陷。多發生於妊娠20週以後	如發展爲妊娠毒血症，會伴隨血壓增高，嚴重時伴有抽搐、昏迷，甚至發生嬰兒死亡

疾病名稱	好發族群	病史及水腫發病形式	伴隨症狀及身體徵狀
特發性浮腫	20~40 歲女性	無明確心腎肝等器質性疾病	早晨起床後，眼瞼及顏面常出現輕度浮腫，下肢皮膚有凹陷性水腫或緊繃感，到上午後逐漸自行減輕消退
經前期浮腫	健康女性	在月經來潮前一週或半月內，出現眼瞼、手背、腳踝甚至雙下肢輕度浮腫	常伴有乳房脹痛及下腹骨盆腔部沈重感，以及煩躁、易怒、失眠、懶散、疲乏等精神官能症症狀。月經來潮時，排尿量增多，浮腫及其他症狀逐漸消退
反應性浮腫	中年 老年	高溫作業或身體較胖又不愛活動者，每夏必發，反覆多年	受環境溫差變化的影響，因溫熱刺激，皮膚毛細血管擴張，體液滲出並積聚於皮下組織，常在手、足等部位發生浮腫，夏天過後，自行消退
體位性浮腫	中年 老年	長時間站立、行走、下蹲或坐著	改變體位一段時間後，浮腫即可減輕、消失
藥物性浮腫	中青年女性	使用腎上腺皮質類固醇、雄激素、胰島素、甘草等藥物	服用某些藥物後，臉、手、足出現浮腫，停藥後浮腫即消退

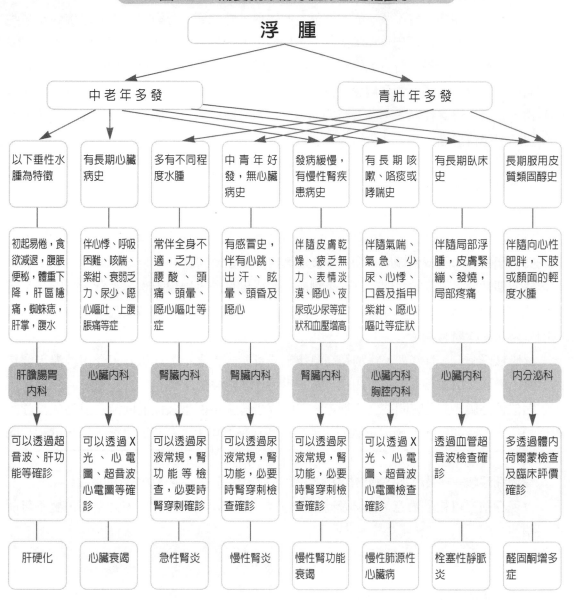

圖 22-1 需要就診的浮腫診斷過程圖示

浮 腫

中老年多發 | 青壯年多發

以下垂性水腫為特徵	有長期心臟病史	多有不同程度水腫	中青年好發,無心臟病史	發病緩慢,有慢性腎疾患病史	有長期咳嗽、咯痰或哮喘史	有長期臥床史	長期服用皮質類固醇史
初起易倦,食欲減退,腹脹便秘,體重下降,肝區隱痛,蜘蛛痣,肝掌,腹水	伴心悸、呼吸困難、咳喘、紫紺、衰弱乏力、尿少、噁心嘔吐、上腹脹痛等症	常伴全身不適,乏力、腰酸、頭痛、頭暈、噁心嘔吐等症	有感冒史,伴有心跳、出汗、眩暈、頭昏及噁心	伴隨皮膚乾燥、疲乏無力、表情淡漠、噁心、夜尿或少尿等症狀和血壓增高	伴隨氣喘、氣急、少尿、心悸、口唇及指甲紫紺、噁心嘔吐等症狀	伴隨局部浮腫,皮膚緊繃、發燒,局部疼痛	伴隨向心性肥胖,下肢或顏面的輕度水腫
肝膽腸胃內科	心臟內科	腎臟內科	腎臟內科	腎臟內科	心臟內科 胸腔內科	心臟內科	內分泌科
可以透過超音波、肝功能等確診	可以透過X光、心電圖、超音波心電圖等確診	可以透過尿液常規,腎功能等檢查,必要時腎穿刺確診	可以透過尿液常規,腎功能,必要時腎穿刺檢查確診	可以透過尿液常規,腎功能,必要時腎穿刺檢查確診	可以透過X光、心電圖、超音波心電圖檢查確診	透過血管超音波檢查確診	多透過體內荷爾蒙檢查及臨床評價確診
肝硬化	心臟衰竭	急性腎炎	慢性腎炎	慢性腎功能衰竭	慢性肺源性心臟病	栓塞性靜脈炎	醛固酮增多症

1.需要就診的浮腫（圖22-1）

如前所述，浮腫常是某些疾病的信號，心臟病、肝臟病、腎臟病、內分泌疾病及某些營養不良性疾病等，都可出現浮腫症狀。一些嚴重威脅生命的疾病，例如：肝硬化、心臟衰竭、急慢性腎炎、慢性腎衰竭等，都可能嚴重威脅生命，所以當發現類似狀況，應該在安慰病患的同時，了解和觀察病患的併發症狀，如噁心、嘔吐、大量出汗、呼吸困難、口唇紫紺，脈搏快慢等症狀，準確及時的向醫師提供有關病史、發病經過及伴隨症狀情況，以便醫師根據情況進一步確診和搶救。

2.不需要就診的浮腫

有些浮腫並非疾病的表現，而是一種生理反應。

特發性浮腫──有些20~40歲的女性，早晨起床後，眼瞼及顏面常出現輕度浮腫，下肢皮膚有凹陷性水腫或緊繃感，到上午後逐漸自行減輕或消退。

經前期浮腫──有些女性在月經來潮前一週或半月內，出現眼瞼、手背、腳踝甚至雙下肢輕度浮腫，常伴有乳房脹痛及下腹骨盆腔部沈重感。這種浮腫多與月經週期變化的體內內分泌功能改變有關。

反應性浮腫──有些人，特別是高溫作業或身體較胖又不愛活動者，受環境溫差變化的影響，體液滲出並積聚於皮下組織，常在手足等部位發生浮腫。

體位性浮腫──長時間站立、行走、下蹲或坐著，可因下肢血液回流受阻造成浮腫，改變體位一段時間後，浮腫即可減輕、消失。特別是老年人，長時間坐著不動，就會從腳面往上腫。

藥物性浮腫──服用某些藥物後，臉、手、足出現浮腫，停藥後浮腫即消退。

發現浮腫不可粗心大意，務必及時查明原因。若非疾病引起，則不必憂心，更不可胡亂用藥。

四、浮腫的自我救治

無論哪種腿腳浮腫，下列的防治方法都有一定效果。

◎首先要解除精神緊張，保持安靜心態。

◎一天內不要隨便脫鞋，保持局部皮膚的壓力。或白天應用彈性繃帶或者彈性襪保護浮腫部份。

◎每天都要做輕鬆的腿部運動，消除緊張度，促進血液循環。

◎腿腳長時間活動後，一定要休息。可以按摩，或者輕輕撫摸，要注意的是，必須從足部開始向上按摩或撫摸。

◎每天晚上做完家事後，仰臥於床上，雙腿高高舉起，靠在牆壁上保持 10 分鐘。

◎晚間睡覺時，把腿部墊高。

◎常做一項簡單的足部運動。看電視時，可以用腳趾滾動小球或小棍。

◎滑雪、游泳都有很好的治療及預防作用。

◎減少食鹽和水的攝入量。每日食鹽量不超過 3 克。忌食鹹菜、鹹蛋、豆腐乾、蘇打等。

◎不要背過重的背包，不穿高跟鞋。

如果休息和治療後，浮腫仍然沒有消退，而且浮腫部位變硬，或皮膚溫度升高，那就必須去醫院尋求專業診治了。

急性腎炎要徹底根治

急性腎絲球腎炎簡稱急性腎炎，因病因不同有人稱為急性腎炎症候群。它是一組急性發病，因感染後免疫反應引起的瀰漫性腎絲球非化膿性炎性病變。臨床上以水腫、少尿、血尿和高血壓為主要表現，病童發病前往往有感冒、扁桃腺炎或皮膚化膿感染等前驅疾病，本病是兒童時期最常見的一種腎臟疾病。常見於 3~8 歲兒童，2 歲以下極少見。預後一般良好，病程為 6 個月到 1 年，發展為慢性腎炎者僅極少數。少數病童可在發病的頭 1 週出現嚴重症狀，如高血壓腦部疾病、腎功能不全、心衰竭等，所以對本病應給予高度重視。

一、急性腎炎有什麼症狀？

1.多有呼吸道感染、皮膚感染以及某些病毒感染等前驅感染史。

2.水腫：始於眼瞼，呈下行性，非凹陷性（壓下去放手後沒有凹陷）。

3.尿少及血尿：24 小時尿量嬰幼兒小於 200ml，學齡前兒童小於 300ml，學齡兒童小於 400ml。肉眼血尿顏色可為淡紅色或濃茶色。

4.高血壓：血壓增高明顯時可出現頭痛、嘔吐及抽搐、意識障礙等高血壓性腦病等表現。

5.可能有咳嗽、呼吸急促、心悸、肺部囉音等嚴重肺部充血表現。

二、急性腎炎有什麼化驗檢查異常？

1.尿檢查有蛋白、紅血球及圓柱沈渣等。

2.血清尿素氮可增高，肌酸酐清除率可下降。

三、急性腎炎怎麼樣治療？

急性腎炎的治療應尋求專業醫師的幫助。專家提示：

◎患本病時應住院治療，確保病人臥床休息，特別是發病 1 週內，有利於疾病恢復及避免嚴重症狀發生。臥床休息絕對是治療最重要的方法。

◎忌鹽、忌蛋白質不宜過久。因兒童生長發育需要鹽及蛋白質，待水腫消退、血壓正常即應恢復到正常飲食。

◎抗生素對本病來說並非特效藥，它只有清除前驅感染病源內殘餘細菌的作用，因此無須用至腎炎痊癒，一般用 7~14 天即可。

◎勿濫用腎上腺皮質類固醇或免疫抑制劑。因其可抑制人體產生抗體，反而造成體內抗原過剩，從而使發炎拖延不癒，且類固醇有增加蛋白質分解、鈉滯留及高血壓的傾向。

◎本病預後較好，但有部份病例可能轉為慢性腎炎，有的在症狀不明顯的情況下甚至發生腎功能衰竭。尿微量蛋白質和鏡下少許紅血球可持續 3 至 6 個月或更久，少數病例可拖延 1 年以上，因此病童必須複診 1 年以上，確定治癒很重要。

第 23 章
吞嚥困難

在醫學高度發達的今天，許多人對一些疾病有了一定認識，但當您在吞嚥食物時感到費力，在食物通過口、咽或食道有阻塞的感覺時；當您感到吞嚥過程越來越漫長，甚至於嚴重時不能嚥下食物，這時您有沒有想到這是一種病？有沒有想過為什麼會這樣？這是一個被大多數人忽略的問題，其實這也是一種病，在醫學上我們將其稱做「吞嚥困難」。

吞嚥困難有幾種表現：吞嚥時覺得咽部疼痛或有阻塞感；液體由鼻孔逆流而出或回流時被吸入氣管；吞嚥時猶豫等等。

一、吞嚥困難的病因及機理

從口腔到胃及其臨近組織器官的各種病變均可引起吞嚥困難（圖 23-1）。常見疾病有：

1.口腔部疾病：如口腔潰瘍、扁桃腺炎、咽炎、咽部腫瘤等。
2.食道疾病：食道炎、食道潰瘍、腫瘤、食道瘢痕性狹窄、食道賁門失弛緩症。
3.神經肌肉疾病：多發性肌炎、重症肌無力、皮肌炎。這些疾病使吞嚥肌肉麻痺無力。
4.全身性疾病：如狂犬病、破傷風、酒精中毒等。這些疾病使吞嚥肌肉緊張痙攣，同

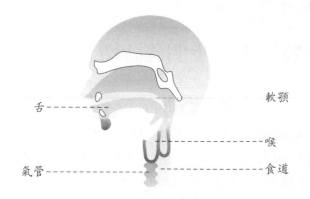

舌
軟顎
喉
氣管
食道

圖 23-1 與吞嚥有關的器官組織

樣也會引起吞嚥困難。

　5.精神因素：歇斯底里症。

二、吞嚥困難的自我診斷

　　因大多數患者在吞嚥困難時可準確感受到阻塞部位，所以我們可進行自我的初步診斷。可以根據吞嚥困難的部位及急慢性特點來大致判斷疾病。

1.按部位判斷

◎阻塞發生在口、咽、喉及頸段食道：常見於口腔炎、舌炎、顎扁桃腺炎、顎扁桃腺周圍膿瘍、咽後壁膿瘍、咽喉炎、急性喉炎、喉頭水腫、咽喉癌、白喉或重症肌無力等。

◎食道中段阻塞感（多於吞嚥後 2 至 5 秒鐘發生）：可見於主動脈瘤、縱膈炎及心包膜炎等。

◎食道下段阻塞感（多於吞嚥後 5 至 15 秒鐘發生）：提示病變在食道下段，常見於食道炎或食道腫瘤等。

2.按發病急緩判斷

發病急：常見於食道異物或急性發炎，如顎扁桃腺炎、顎扁桃腺周圍膿瘍、咽後壁膿瘍、急性食道炎、吉蘭・巴雷氏症候群（一種神經系統疾病）等。

發病緩：常見於食道癌、縱膈疾病及心包膜腔積液等。

根據以上各點，可以大致判斷導致吞嚥困難的幾種可能疾病（如表 23-1）。

三、吞嚥困難的進一步明確診斷

1.需要急診的吞嚥困難（圖 23-2）

　　如前所述，一些嚴重威脅生命的疾病，例如：食道異物、食道腐蝕傷及燙傷、破傷風、喉頭水腫、吉蘭・巴雷氏症候群、心包膜腔積液等，都可能嚴重威脅生命，所以當發現類似狀況，應該在安慰病患的同時，立刻送醫院急診，並了解和觀察病患的併發症狀，如發燒、噁心、嘔吐、大量出汗、呼吸困難、口唇紫紺，脈搏快慢等症狀，準確及時的向

表 23-1　吞嚥困難的自我診斷速查表

疾病名稱	好發族群	病史及發病形式	伴隨症狀及身體徵狀
唇顎裂	少年兒童	為先天畸型	伴有進食即引起嗆咳，甚至造成吸入性肺炎
食道異物	少年兒童	有明確異物進入食道史，初時可產生哽噎、咳嗽	主要症狀為不同程度的吞嚥困難和吞嚥時疼痛，嚴重者不能進食，輕症者可進半流質，有時會有呼吸困難的情況
食道痙攣	少年兒童老年	吞嚥困難往往呈短暫的間歇性發作，在兒童時期多為精神官能性，症狀有時可緩解	常伴有胸骨後疼痛，可在餐間、睡眠中突然出現，有時則在行動中遇冷風而誘發，發生吞嚥困難時，食後即刻引起嘔吐
食道腐蝕傷及燙傷	少年兒童	誤食強鹼、強酸、石炭酸等，或誤喝剛開的開水病史	急性期經治療後食道形成瘢痕收縮，而發生食道狹窄，致使吞嚥困難
破傷風	不一定	外傷及感染破傷風之可能性	可因發生全身痙攣，特別是喉肌、呼吸肌痙攣時引起吞嚥、呼吸困難
白喉	少年兒童	於白喉發病 1~2 週時發生咽顎肌麻痺而出現嚥下困難	病童對流食飲嚥困難，液體可由鼻孔逆流而出或回流時被吸入氣管。相反固體食物容易下嚥
食道閉鎖	少年兒童	出生後數天至數週即有吞嚥困難與嘔吐	不能進食
食道憩室	少年兒童	初期可無症狀或僅有輕微症狀，逐漸出現輕度吞嚥困難，想咳嗽或咽喉部有異物感，咽喉部所排出稠厚黏液中可含唾液，後期吞嚥困難明顯，出現因體位變動而易於下嚥現象	有時下嚥流質困難，而固體食物則較易。吞嚥時可伴胸骨後疼痛和不適，食物反嘔，如嘔出物含有前餐食物，有的病例能於某種體位使憩室排空，應考慮本病的可能性
腦性兒童麻痺	少年兒童	兒童麻痺病史，未接種疫苗	伴手足活動障礙，肌力減低
狂犬病	少年兒童	有狂犬咬傷史	伴有牙關緊閉、畏光等
食道癌	老年	吞嚥困難呈持續性和進行性	開始僅不能進固體食物，以後只能進流質，最後發展至完全不能進食或食後嘔吐，且常出現食物返流現象，吐出物中含有黏液，有時帶血

疾病名稱	好發族群	病史及發病形式	伴隨症狀及身體徵狀
食道良性腫瘤	老年	生長緩慢，一般病人的病史較長	有的病人無任何症狀
逆流性食道炎	老年	程度不重，常伴有胃酸逆流症狀	伴有胃酸逆流、反食、打嗝，以及燒心、胸痛等
賁門失弛緩症	老年	吞嚥困難多爲間歇性發作	有時單獨進餐可無症狀，情緒緊張則常加重；有時還因過冷、辛辣等刺激性食物而誘發。若干年後可漸呈持續性。常伴有食物返流或嘔吐
賁門痙攣	不一定	初期吞嚥困難爲陣發性，後期則爲持續性	吞嚥困難多於疼痛發生數月後出現，隨著吞嚥困難逐漸加重，疼痛可減輕
腦血管疾病	老年	有腦血管或高血壓病史	伴有癱瘓、失語、活動受限、肌力減低等
口腔炎、舌炎	不一定	多有上呼吸道感染史	口腔、舌潰瘍、疼痛
顎扁桃腺炎及周圍膿瘍	不一定	多有慢性扁桃腺炎	咽喉腫痛，發燒，口乾
咽後壁膿瘍	不一定	多有慢性扁桃腺炎	咽喉腫痛，發燒
咽喉炎	不一定	多有上呼吸道感染史	咽喉腫痛，發燒，口乾
喉頭水腫	不一定	多有上呼吸道感染史或誤吸、誤食史	呼吸困難，口乾
咽喉癌	中年、老年	吞嚥困難呈持續性和進行性	咽喉腫痛，咽喉異物感
重症肌無力	青年	吞嚥困難多爲間歇性發作	伴有雙上肢無力，呼吸困難
主動脈瘤	不一定	吞嚥困難呈持續性	胸前區有壓迫感、胸痛
縱膈疾病	不一定	吞嚥困難呈持續性	胸前區有壓迫感、氣悶、呼吸困難
心包膜炎	不一定	吞嚥困難呈持續性	伴有呼吸困難及紫紺
吉蘭・巴雷氏症候群	青年	吞嚥困難呈持續性和進行性	心悸、出汗、四肢無力、呼吸困難

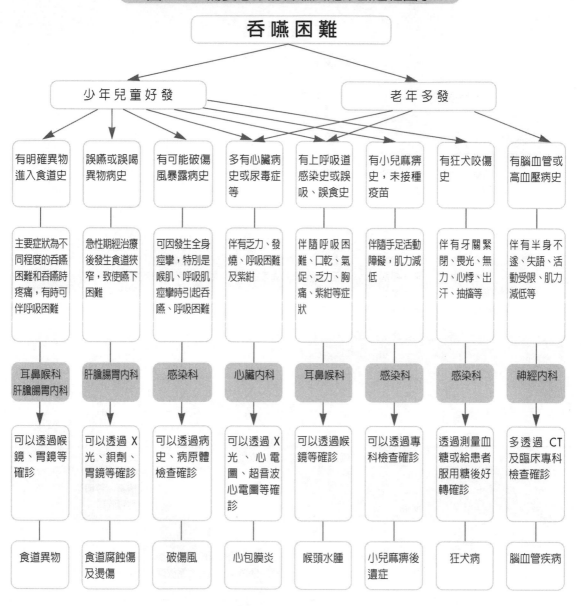

圖 23-2　需要急診的吞嚥困難診斷過程圖示

吞 嚥 困 難

| 少 年 兒 童 好 發 | 老 年 多 發 |

| 有明確異物進入食道史 | 誤嚥或誤喝異物病史 | 有可能破傷風暴露病史 | 多有心臟病史或尿毒症等 | 有上呼吸道感染史或誤吸、誤食史 | 有小兒麻痹史，未接種疫苗 | 有狂犬咬傷史 | 有腦血管或高血壓病史 |

| 主要症狀為不同程度的吞嚥困難和吞嚥時疼痛，有時可伴呼吸困難 | 急性期經治療後發生食道狹窄，致使嚥下困難 | 可因發生全身痙攣，特別是喉肌、呼吸肌痙攣時引起吞嚥、呼吸困難 | 伴有乏力、發燒、呼吸困難及紫紺 | 伴隨呼吸困難、口乾、氣促、乏力、胸痛、紫紺等症狀 | 伴隨手足活動障礙，肌力減低 | 伴有牙關緊閉、畏光、無力、心悸、出汗、抽搐等 | 伴有半身不遂、失語、活動受限、肌力減低等 |

| 耳鼻喉科 肝膽腸胃內科 | 肝膽腸胃內科 | 感染科 | 心臟內科 | 耳鼻喉科 | 感染科 | 感染科 | 神經內科 |

| 可以透過喉鏡、胃鏡等確診 | 可以透過X光、鋇劑、胃鏡等確診 | 可以透過病史、病原體檢查確診 | 可以透過X光、心電圖、超音波心電圖等確診 | 可以透過喉鏡等確診 | 可以透過專科檢查確診 | 透過測量血糖或給患者服用糖後好轉確診 | 多透過CT及臨床專科檢查確診 |

| 食道異物 | 食道腐蝕傷及燙傷 | 破傷風 | 心包膜炎 | 喉頭水腫 | 小兒麻痹後遺症 | 狂犬病 | 腦血管疾病 |

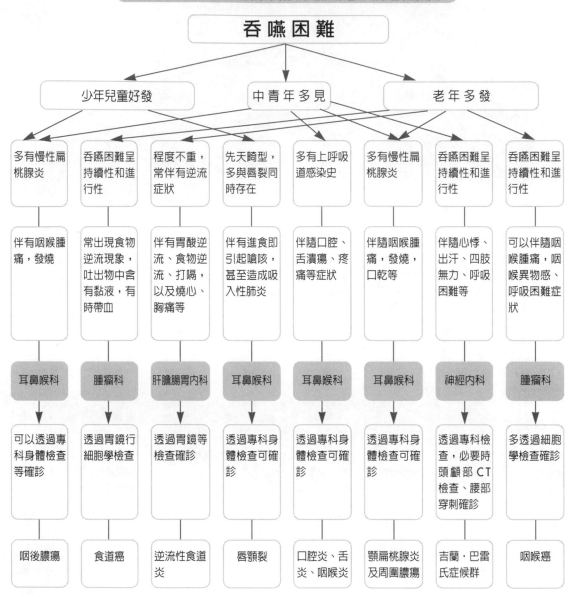

図 23-3 需要盡速就診的吞嚥困難診斷過程圖示

吞 嚥 困 難

少年兒童好發　　　中青年多見　　　老年多發

多有慢性扁桃腺炎	吞嚥困難呈持續性和進行性	程度不重，常伴有逆流症狀	先天畸型，多與唇裂同時存在	多有上呼吸道感染史	多有慢性扁桃腺炎	吞嚥困難呈持續性和進行性	吞嚥困難呈持續性和進行性
伴有咽喉腫痛，發燒	常出現食物逆流現象，吐出物中含有黏液，有時帶血	伴有胃酸逆流、食物逆流、打嗝，以及燒心、胸痛等	伴有進食即引起嗆咳，甚至造成吸入性肺炎	伴隨口腔、舌潰瘍、疼痛等症狀	伴隨咽喉腫痛，發燒，口乾等	伴隨心悸、出汗、四肢無力、呼吸困難等	可以伴隨咽喉腫痛，咽喉異物感、呼吸困難症狀
耳鼻喉科	腫瘤科	肝膽腸胃內科	耳鼻喉科	耳鼻喉科	耳鼻喉科	神經內科	腫瘤科
可以透過專科身體檢查等確診	透過胃鏡行細胞學檢查	透過胃鏡等檢查確診	透過專科身體檢查可確診	透過專科身體檢查可確診	透過專科身體檢查可確診	透過專科檢查，必要時頭顱部 CT 檢查、腰部穿刺確診	多透過細胞學檢查確診
咽後膿瘍	食道癌	逆流性食道炎	唇顎裂	口腔炎、舌炎、咽喉炎	顎扁桃腺炎及周圍膿瘍	吉蘭・巴雷氏症候群	咽喉癌

醫師提供有關病史、發病經過及伴隨症狀情況，以便醫師根據情況進一步確診和搶救。

2.需要盡速就診的吞嚥困難（圖 23-3）

除了短時間內威脅生命的疾病之外，其他一些疾病例如：咽後膿瘍、食道癌、逆流性食道炎、口腔炎、舌炎、咽喉炎、顎扁桃腺炎及周圍膿瘍等，也需要趕緊找專科醫師就診，以盡快透過輔助檢查明確診斷後，給予適當的治療，以免延誤病情。

四、吞嚥困難的自我救治

吞嚥困難的處理由於病因不同，措施亦不同。原則上應減輕或解除症狀，治療原發病，防止併發症。應注意飲食的質和量，有食道和賁門狹窄時，應進食少渣滓的食物，甚至只進流食。避免逆流，造成嗆到而引起吸入性肺炎，有些病人要插管，經胃管餵食。

食道癌

食道癌是指下咽部到食道胃結合部之間食道上皮來源的癌，是常見的惡性腫瘤之一。食道癌的發病率受地區的影響也極大。

一、食道癌的發病與哪些因素有關？

食道癌的發生與流行，和某些地區人民的生活習慣、地理自然環境等因素有關，但確切的病因至今尚未明瞭。

◎亞硝胺：亞硝胺類化合物是已被公認的一種致癌物，大量攝入含有亞硝酸鹽的食物，如酸菜、泡菜、鹹菜、鹹肉、鹹魚、香腸等，則可能致癌。

◎食用發霉變質的食物。發霉變質的食物中含有大量黃麴毒素，尤其是發霉的花生、豆豉、玉米中含量較高。

◎暴飲暴食。

◎常食粗糙、堅硬的食物，進食過快、進食粗硬食物可能引起食道黏膜損傷，反覆損傷可以造成黏膜增生間變，最後導致癌變。

◎喜食太燙的食物，飲用濃茶，多攝辣椒、蒜、醋等刺激性食物。

◎菸、酒刺激：長期吸菸和飲酒與食道癌的發病有關。吸菸者患食道癌的相對危險性比不吸菸者大 1.3 至 11.1 倍。每日飲 6 瓶啤酒者，食道癌的發病率是不飲酒者的

2.3 倍。

◎營養素缺乏：營養素缺乏與食道癌發病有關，膳食中缺乏維他命、蛋白質及必須脂肪酸等成分，會使食道黏膜增生、質變，進一步可引起癌變。

二、早期食道癌有什麼表現？

食道癌的早期症狀包括咽部緊縮感、食道內異物感、食物通過食道緩慢及滯留且逐漸加重、胸骨後持續隱痛並吐黏沫和黏液痰等。患者一旦出現吞嚥困難，就不是早期食道癌了。雖然這些症狀都沒有什麼特殊性，但如果發生在食道癌盛行區、有食道癌遺傳史、本人有慢性食道炎病史及 40 歲以上的男性，即為高危險群，應及時去醫院檢查。

進行性吞嚥困難。是本病最典型的症狀。起初僅在吞嚥食物後偶感胸骨後停滯或異物感，平時總感覺食道內好像有殘存的飯粒、菜屑附著在食道壁上，吞之不下。並不影響進食，有時呈間歇性，故常會被忽視。此後癌細胞侵及食道大部份時，才出現進行性吞嚥困難。吞嚥食物有梗塞感：這是最早出現的症狀之一，可多次反覆出現，以後發生頻率和梗塞感程度逐漸加重。食物通過緩慢並有滯留感：在食物通過食道時不如以前通暢，食物下行緩慢，甚至在某處停留一下再下行。咽部有乾燥和緊縮感：伴有輕微疼痛，有時同病人情緒波動有關。

吞嚥疼痛。進食後在嚥下困難的同時，胸骨後不適、燒灼感或疼痛，特別是食入過熱或酸性食物後明顯，此刻可自行緩解，是因為腫瘤糜爛、潰瘍或近端食道發炎所致。在吞水或嚥食時總感覺胸骨後有特定位置疼痛，呈燒灼感、針刺感、牽拉感或摩擦感。吞嚥後這種感覺逐漸消失。疼痛可涉及胸骨上凹、戶胛、頸、背等處。劍突下（心口窩）隱痛或鈍痛。食物通過時局部有異物感或摩擦感，有時吞嚥食物在某一部位有停滯或輕度阻塞感，下段食道癌還可以引起劍突下或上腹不適、逆呃、打嗝。

食道逆流。由於食道阻塞的近段有擴張與滯留，可能有食道逆流，多見於晚期患者，逆流均常為黏液，有時呈血性，或混雜隔餐、隔日食物。

進行性吞嚥困難、嘔吐、消瘦和失水、疼痛。病情繼續發展，癌細胞會侵犯氣管，形成食道氣管瘻管。造成食物及口水可溢入呼吸道，引起進食時嗆咳，甚至發生其他併發症。

三、食道癌如何診斷？

食道鏡檢查及活體組織檢查，能夠準確地診斷本病。

四、食道癌怎樣治療？

本病的根治在於對食道癌的早期發現、早期診斷、早期治療。

1.外科治療。

2.放射治療：放射治療傷害範圍小，受食道周圍重要臟器和組織的限制較少，適用範圍比手術廣，是治療食道癌的重要手段之一。主要包括根治性和緩解性兩類。放射方式主要有外放射；食道腔內近距離後裝放射。放射治療主要適用於上段食道癌及不能切除的中、下段食道癌。

3.化學治療：不僅用於治療晚期食道癌，而且用於與手術及放療的綜合治療。

4.綜合治療：綜合治療的目的在於將手術和放射的優點結合起來，以達到提高手術切除率，減少局部和手術中的種植和播散，從而提高生存率。

五、食道癌怎樣預防？

◎糧食快收快曬，加強保管，吃新鮮蔬菜，改變進食蔬菜習慣。不吃或少吃酸菜、泡菜、鹹菜、鹹魚、鹹肉、香腸等食物。

◎戒菸，盡量少飲酒。有資料證明，如果不吸菸不飲酒，食道癌發病率可降低80%。

◎不偏食，不暴飲暴食，不吃堅硬的食物及太燙的食物，不吃發霉變質的食物。增加營養，防止人體缺乏維他命和微量元素。注意微量元素鋁、鎂、鋅、鐵、銅的補充。

◎及時治療食道炎，食道上皮發育不良是癌前期狀態，應該積極治療。

如何處理咽喉及食道異物

　　喉部異物如花生、豆、魚刺等異物滯留在喉部，兒童較為多見。處理異物不可用吃饅頭或吞米飯的辦法，硬往下嚥，也不必用大口喝醋的辦法來除異物，因為這是無效的。正確的辦法是：用洗淨的手指或筷子壓住舌根部，使病人噁心嘔吐，把吃進去的東西都吐出來，異物也就隨食物一起沖出來了。這種方法比較有效。

　　如果自己不能解決，應該盡快去醫院進行處理，對出現呼吸困難的病人，必須送醫院搶救。

第 24 章
頻尿、急尿、尿痛

頻尿（frequency）、急尿（urgency）、尿痛是膀胱、尿道受刺激的症狀，又稱膀胱刺激症狀，或稱尿道刺激症狀。正常人日平均排尿次數為4~6次，夜排尿次數0~2次。超過上述次數稱頻尿。急尿是指尿意一來，立刻排尿。尿痛是指排尿的當時，尿道及會陰區有疼痛或燒灼感。

一、頻尿、急尿、尿痛的病因

1.尿路感染

最常見的原因是許多種病原微生物引起的尿路感染，如膀胱炎、腎盂腎炎、泌尿系統結核等，或尿路本身存在結石、狹窄、畸形等情形，若是合併感染時，症狀更為典型。（圖 24-1）

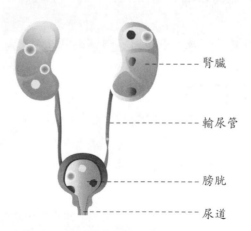

腎臟

輸尿管

膀胱

尿道

圖 24-1 泌尿系統簡圖

2.尿道鄰近器官的炎症

尿道周圍的一些發炎，如結腸炎、陰道炎、子宮炎，它們出現發炎症狀時，也會影響

到尿道的發炎。

3.非感染性疾病

多見於間質性膀胱炎，患者可能有發燒、關節痛，伴頻尿、急尿、尿痛症狀，抗生素治療無效，在這種情況下應考慮間質性膀胱炎。

4.膀胱容量減小

見於患有結核、膀胱腫瘤或其他相關症狀而使膀胱容積縮小，一旦膀胱內有尿液存在就可出現頻尿、急尿、尿痛症狀，結核病人還可伴有輕度發熱、盜汗、消瘦等現象，腫瘤病人症狀持續較久，晚期會出現惡病質，膀胱內結石存在時易出現突然排尿中斷，變換體位則可重新排尿。

5.膀胱神經調節異常

見於正常人精神緊張時，亦見於歇斯底里病患者。是由於大腦皮層異常興奮引起，此時只存在頻尿而無尿痛是其特點，尿液檢查完全正常。

6.其他

結石、腫瘤刺激，懷孕壓迫膀胱亦會引起膀胱刺激症狀；急性腎絲球腎炎時，尿中一些物質刺激膀胱，也會出現輕度的膀胱刺激症狀。

二、頻尿、急尿、尿痛的自我診斷 (表24-1)

1.膀胱炎

是臨床最常見的引起膀胱刺激症狀的疾病。其臨床特點是：頻尿、急尿、尿痛顯著；但全身感染症狀較輕。膀胱內一些部位的炎症易出現血尿。一般腎功能檢查正常。

2.腎盂腎炎

膀胱刺激症狀較膀胱炎輕，亦可無膀胱刺激症狀（頻尿、急尿、尿痛）；但全身感染症狀較重，呈現高燒、噁心嘔吐、食慾不振、全身酸痛、腎臟區域疼痛等。腎臟區有壓痛、叩擊痛。

3.腎結核

在中老年人當中，如身體其他部位存在結核感染，近期出現頻尿、急尿、尿痛等現象，同時伴有膿尿、血尿時應考慮腎結核，實驗室檢查有腎功能損害，則診斷更明確。

4.泌尿系統結石

青壯年患者中，突發腰部絞痛，絞痛延伸至下腹部、會陰區沿大腿內側方向放射，隨後可出現肉眼血尿，伴有膀胱刺激症（頻尿、急尿、尿痛），這時應考慮泌尿系結石。

5.尿道症候群

在一些女性患者中，由於生理解剖異常或退化，引起的反覆尿道感染。頻尿、急尿、尿痛症狀可反覆出現，不易根治，這時應考慮尿道症候群。

6.前列腺增生

老年男性反覆出現頻尿、急尿、尿痛、排尿困難等現象，早期頻尿多發生夜間，隨著病情加重，晝夜都有頻尿。

三、頻尿、急尿、尿痛的進一步診斷

有頻尿、急尿、尿痛的一些疾病一般不會威脅到生命安全，但不進行治療，就可能發生較重的併發症，因此，在家庭中做一般性的處理後仍無好轉，應做進一步的檢查確診。為方便醫師診治，應注意觀察病情的伴隨症狀，如疾病發病時間、尿的顏色、量，是否有發燒、噁心、嘔吐等症狀，下面對診斷程序做介紹。（圖 24-2）

四、頻尿、急尿、尿痛的自我治療

頻尿、急尿、尿痛一般以感染較為常見，因此治療上主要以抗感染為主，在抗感染的同時應解除誘發因素。

1.Baktar® （SMX-TMP）每次兩錠，每日兩次口服，共三日。

2.對磺胺類藥物過敏者，可用 Norfloxacin （Baccidal®）100mg 錠劑，每次兩錠，每日兩次口服，共七日。

3.腎結核一般需正規抗結核治療。

4.發炎時多飲水，多排尿。

表 24~1 頻尿、急尿、尿痛的自我診斷簡表

疾病名稱	發病年齡	發病部位	症狀特點	伴隨症狀
膀胱炎	成年女性	膀胱	突發、顯著膀胱刺激症	發燒、腹痛
腎盂腎炎	成年女性	腎臟	急性發病、症狀較輕，慢性發病可重新出現	發燒、腰痛，噁心嘔吐，食慾不振
腎結核	成年人	腎臟	反覆出現膀胱刺激症	輕微發熱、盜汗、消瘦
泌尿系統結石	成年人	整個尿道都可發病	突發、排尿困難	發燒、腹痛、腰痛
尿道症候群	成年女性	尿道	突發、明顯、反覆出現	可能有發燒、下腹部不適
前列腺肥大	老年人	前列腺	反覆發作，排尿困難	可能有發燒、下腹部不適、排尿不暢

女性飲用果汁、優酪乳可預防尿道感染

　　研究顯示，女性如果經常飲用鮮果汁或優酪乳，可減少尿道感染的發生。蔓越莓果汁對幫助女性減少尿道感染的發生特別有效，每天至少喝一杯不加甜味的新鮮或濃縮果汁的女性，發生尿道感染的機會比那些很少飲用果汁的女性要少 34%；此外，每週至少食用 3 次含有乳酸菌的奶製品，也有助於女性避開尿道感染。

　　女性尿道感染通常是由大便中的細菌所造成的。有些食品和飲料能夠改變大便中細菌的含量，從而影響了尿道感染的發生機會。一些酸性果汁對預防女性尿道感染有很好的效果。

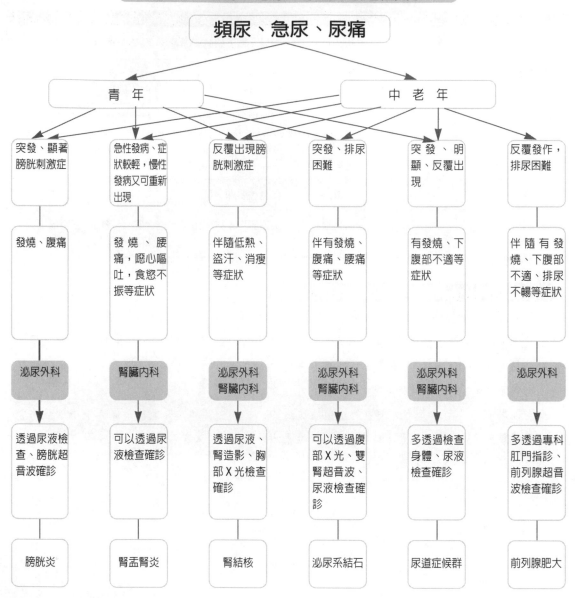

圖 24-2 頻尿、急尿、尿痛診斷過程圖示

頻尿、急尿、尿痛

青 年　　　　　　　中 老 年

| 突發、顯著膀胱刺激症 | 急性發病、症狀較輕，慢性發病又可重新出現 | 反覆出現膀胱刺激症 | 突發、排尿困難 | 突發、明顯、反覆出現 | 反覆發作，排尿困難 |

| 發燒、腹痛 | 發燒、腰痛，噁心嘔吐，食慾不振等症狀 | 伴隨低熱、盜汗、消瘦等症狀 | 伴有發燒、腹痛、腰痛等症狀 | 有發燒、下腹部不適等症狀 | 伴隨有發燒、下腹部不適、排尿不暢等症狀 |

| 泌尿外科 | 腎臟內科 | 泌尿外科 腎臟內科 | 泌尿外科 腎臟內科 | 泌尿外科 腎臟內科 | 泌尿外科 |

| 透過尿液檢查、膀胱超音波確診 | 可以透過尿液檢查確診 | 透過尿液、腎造影、胸部X光檢查確診 | 可以透過腹部X光、雙腎超音波、尿液檢查確診 | 多透過檢查身體、尿液檢查確診 | 多透過專科肛門指診、前列腺超音波檢查確診 |

| 膀胱炎 | 腎盂腎炎 | 腎結核 | 泌尿系結石 | 尿道症候群 | 前列腺肥大 |

第 25 章

血尿

正常人尿液中無紅血球或偶見個別紅血球。如果離心沈澱後的尿液，在高倍顯微鏡下的一個視野內可見到三個紅血球者，可稱為血尿。血尿輕症者尿色正常，須經顯微鏡檢查方能確定，稱為鏡下血尿。重症者尿呈淡紅色或血色，稱為明顯血尿。

一、血尿的原因（圖 25-1）

1.腎臟及尿道疾病

各種原因引起腎臟或膀胱、尿道的發炎症狀都會引起血尿。如急慢性腎絲球腎炎、急慢性腎盂腎炎、急性膀胱炎、尿道炎、泌尿系統結核、泌尿系統黴菌感染等。泌尿系結石移動時劃破尿道黏膜即容易引起血尿，亦容易繼發感染。泌尿系統任何部位的惡性腫瘤或鄰近器官的惡性腫瘤侵及泌尿道時，也都會引起血尿發生。各種外傷傷及泌尿系統亦會引起血尿；另外一些藥物、先天畸形同樣會引起血尿發生。

2.全身性疾病

血尿的同時伴有皮膚、關節等部位的出血或瘀斑者，要考慮是否為出血性疾病；血尿伴發燒、全身有感染徵象，同時皮膚有出血點者，應考慮感染性疾病；如已患有慢性心衰竭、腎栓塞、腎靜脈血栓形成等疾病後，再出現血尿的症狀時，就是血管損傷而引起的血尿。

3.尿道鄰近器官疾病

子宮、陰道或直腸的腫瘤侵及尿道，由於腫瘤壞死、發炎都會引起血尿。

4.其他

比較少見的一些血尿如運動後血尿、特發性血尿、腎紫斑症等。

二、血尿的自我診斷（表 25-1）

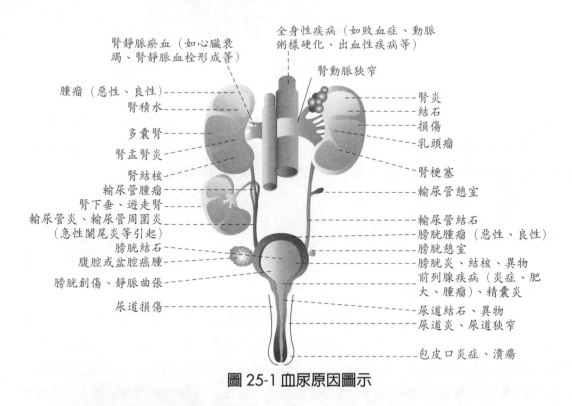

腎靜脈瘀血（如心臟衰竭、腎靜脈血栓形成等）

全身性疾病（如敗血症、動脈粥樣硬化、出血性疾病等）

腎動脈狹窄

腫瘤（惡性、良性）

腎積水

多囊腎

腎盂腎炎

腎結核

輸尿管腫瘤

腎下垂、遊走腎

輸尿管炎、輸尿管周圍炎（急性闌尾炎等引起）

膀胱結石

腹腔或盆腔癌腫

膀胱創傷、靜脈曲張

尿道損傷

腎炎

結石

損傷

乳頭瘤

腎梗塞

輸尿管憩室

輸尿管結石

膀胱腫瘤（惡性、良性）

膀胱憩室

膀胱炎、結核、異物

前列腺疾病（炎症、肥大、腫瘤）、精囊炎

尿道結石、異物

尿道炎、尿道狹窄

包皮口炎症、潰瘍

圖 25-1 血尿原因圖示

1.腎絲球腎炎（簡稱腎炎）

◎急性腎炎常伴有眼瞼及臉部浮腫、腰痛、高血壓。

◎其血尿多為鏡下血尿，並可發現圓柱沈渣。

◎腎炎引起的血尿一般沒有頻尿、急尿、尿痛症狀。

◎急性腎炎以休息為主，血尿短期內可恢復。

◎慢性腎炎的血尿常呈間歇發作。

2.尿道感染

◎腎臟、輸尿管、尿道感染時引起的血尿一般為鏡下血尿，只有膀胱感染炎症約$\frac{1}{3}$病例出現明顯血尿。

◎尿道感染常有感染中毒症狀，局部症狀有頻尿、急尿、尿痛症狀。

◎抗生素治療有效，但治療不徹底的話，容易復發。

3.腎結核

◎一側腎結核晚期都會影響整個泌尿系統，一般都存在鏡下或明顯血尿，典型病例則呈現血色尿。

◎病程長，頻尿、急尿、尿痛症狀較一般細菌感染更明顯。

◎腎外（如肺、胸腔）往往可以找到結核病灶。

◎需抗結核治療，一般抗生素治療無效。

4.結石

◎泌尿系統容易患結石症，當結石活動時，劃破黏膜，出現鏡下或明顯血尿。

◎同時伴有很厲害的絞痛是其特點，絞痛從腎臟區域開始，沿側腹向膀胱大腿內側放射。

◎結石活動呈間歇性，不發作時不痛，也沒血尿。

5.腫瘤

◎腫瘤是常見引起明顯或鏡下血尿原因，不可掉以輕心。

◎無痛性全程血尿是腎癌的特點，男性發病率較高。

◎膀胱癌易誤診為膀胱炎，但病程經久不癒，特別是老年人久治不癒的膀胱刺激症狀，應想到膀胱癌的可能。

6.其他

血尿是一種臨床十分常見的症狀，原因非常複雜。

◎血液系統疾病幾乎都會引起血尿。

◎很多傳染病如流行性出血熱、鉤端螺旋體病、麻疹、腮腺炎等均會引起血尿。

◎藥物或重金屬中毒也會見到。

三、血尿的確診

一旦出現血尿，應立即到醫院診治。血尿的確診也並不難（如圖25-2）。尿液常規檢查是最基本的方法。

◎檢查尿液時，要在取小便前洗淨外陰、龜頭及包皮。

◎用未用過的紙杯盛尿。

◎將起始、中段、終末的尿液分開，只留中段尿液送檢。

◎經期婦女注意盡可能不要將經血混入尿中。

四、血尿的自我治療

1.首先應弄清引起血尿的原因，確定病變部位，針對病因進行治療。

◎尿道感染者應根據細菌檢查和藥物敏感試驗結果進行抗菌治療。

◎對由結石引起的血尿應盡可能採取排石或手術治療。

◎如果是腫瘤時，可根據情況選擇手術、放射線療法或化療。

◎對由結核引起的血尿，應進行系統的抗結核治療等。

表 25-1 血尿的自我診斷簡表

疾病名稱	發病年齡	發病部位	血尿特點	伴隨症狀
腎絲球腎炎	兒童	腎臟	鏡下血尿，急性短期出現，慢性則反覆發作	浮腫、高血壓、少尿
尿道感染	成年人	尿道	突然發病，有效治療好轉	頻尿、急尿、尿痛
腎結核	成年人	腎臟	淡暗紅色尿，病史較長	頻尿、急尿、尿痛、輕微發熱、盜汗、消瘦
結石	成年人	整個尿道	突然發病，治療後血尿可消失	腹痛、頻尿、急尿、尿痛
腫瘤	老年人	腎或膀胱	無痛性的血尿，病史較長	腰部可能有腫塊，晚期有癌轉移
鄰近器官疾病	成年人	腎臟	一般血尿較長，無痛	皮疹，關節炎，脫髮，口腔潰瘍
血液疾病	任何年齡	尿道	突發、明顯血尿	其他部位出血

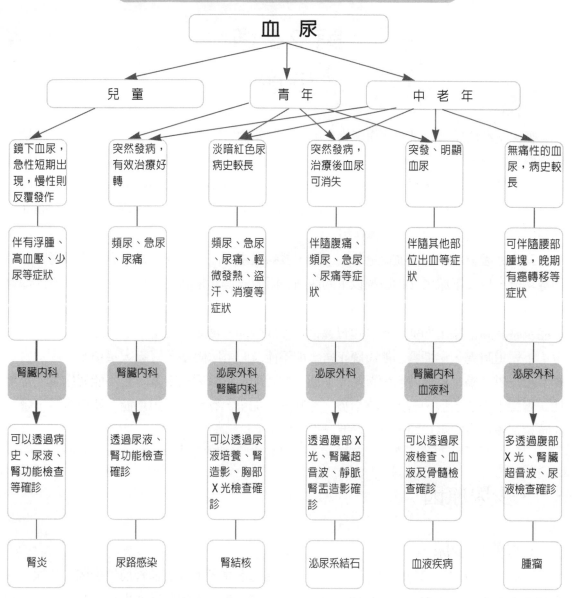

圖 25-2 血尿診斷過程圖示

血 尿

| 兒 童 | 青 年 | 中 老 年 |

| 鏡下血尿，急性短期出現，慢性則反覆發作 | 突然發病，有效治療好轉 | 淡暗紅色尿病史較長 | 突然發病，治療後血尿可消失 | 突發、明顯血尿 | 無痛性的血尿，病史較長 |

| 伴有浮腫、高血壓、少尿等症狀 | 頻尿、急尿、尿痛 | 頻尿、急尿、尿痛、輕微發熱、盜汗、消瘦等症狀 | 伴隨腹痛、頻尿、急尿、尿痛等症狀 | 伴隨其他部位出血等症狀 | 可伴隨腰部腫塊，晚期有癌轉移等症狀 |

| 腎臟內科 | 腎臟內科 | 泌尿外科 腎臟內科 | 泌尿外科 | 腎臟內科 血液科 | 泌尿外科 |

| 可以透過病史、尿液、腎功能檢查等確診 | 透過尿液、腎功能檢查確診 | 可以透過尿液培養、腎造影、胸部X光檢查確診 | 透過腹部X光、腎臟超音波、靜脈腎盂造影確診 | 可以透過尿液檢查、血液及骨髓檢查確診 | 多透過腹部X光、腎臟超音波、尿液檢查確診 |

| 腎炎 | 尿路感染 | 腎結核 | 泌尿系結石 | 血液疾病 | 腫瘤 |

第 26 章

少尿

　　腎臟是形成尿液，排泄代謝廢物，調節水、礦物質的重要器官。正常健康人的尿量會受到飲食、氣溫、環境、運動量、疼痛及精神等因素影響，如果大量飲水、飲茶，尿量增加；高溫環境、劇烈運動、大量出汗，尿量減少。正常人 24 小時尿量約 1500~2000ml。24 小時尿量超過 2500ml 時稱多尿，少於 400ml 稱少尿，少於 50ml 稱無尿，每日 50ml 以下的尿量，即表示腎功能未發揮作用。

　　某些原因會引起腎臟血流量急劇下降，腎臟嚴重灌注不足或腎臟本身疾病影響腎絲球過濾功能，以及下尿道（指膀胱以下的尿道）阻塞三個異常狀況，只要存在之一原因即會少尿無尿。臨床上，這三者常會相互影響，如血容量不足的早期，僅為腎臟暫時缺血，若不能及時診斷治療，即進一步引起腎臟損害，此時即使補足血容量，也不能使尿量立刻恢復。下尿道阻塞，早期腎功能尚屬正常，如不能及時解除阻塞，腎臟大量積水，壓迫腎實質引起皮質萎縮，嚴重時影響腎絲球過濾，此時即或解除尿路阻塞，也不能使尿量立刻增加。腎臟本身的疾病，若不及時治療，浮腫逐漸加重，影響胃腸道功能，使血容量下降，此時會加速損害腎臟功能，使尿量進一步減少。

一、少尿原因

1.腎前性少尿

　　由於各種原因引起腎臟灌注不足，腎絲球濾過率急劇下降，稱腎前性少尿、無尿。嚴重脫水，大出血，大面積燒傷初期，由於大量液體流失，導致腎缺血即可引起少尿；各種原因的休克與血壓下降也可導致少尿；急性心臟衰竭因心輸出量減少，最終致腎臟缺血誘發少尿；肝硬化晚期，嚴重腹水，導致腎臟缺血，表現少尿、無尿，一旦肝硬化，腹水得到緩解，腎臟可能隨之恢復，尿量增加。

2.腎性少尿無尿

無論是原發腎絲球腎炎還是繼發性腎炎等，均可引起腎實質損害，甚至腎功能損害或衰竭，引起少尿無尿。一些藥物如：青黴素、磺胺藥物、胺基醣苷、鏈黴素類引起腎間質損害；某些重金屬如汞、鉛、砷、金也可引起腎間質損害；急、慢性腎臟感染所引起的腎盂腎炎導致的腎間質疾病，都會引起少尿或無尿。腎血管收縮或栓塞、腎供血減少，也會引起少尿無尿。

3.腎後性少尿無尿

常見於尿路阻塞，如結石、腫瘤、前列腺肥大或前列腺癌、糖尿病神經性膀胱等。

二、少尿的自我診斷（表 26-1）

1.脫水與急性腎功能衰竭的區別：脫水引起的少尿無尿，一般有脫水病史、大出血或燒傷史，此時尿少且尿色加深，而急性腎功能衰竭時尿少尿顏色較淡。飲水後，脫水引起的少尿，補液後尿量立刻增加；急性腎功能衰竭時尿量不增加，且易引起心衰竭肺水腫而危及生命。

2.急性腎絲球腎炎：常常有咽喉部感染史，感染後 2~3 週，臨床出現浮腫、頭昏、胸悶、心悸、血尿、少尿或無尿等症狀。

3.肝腎症候群：有慢性肝病史、肝硬化腹水時，腹部膨隆，部份患者會出現昏迷、腹脹、嘔血、便血、黃疸等情況。

4.腎乳突壞死：糖尿病患者或有尿路堵塞患者合併尿路感染時易出現。臨床表現為高燒、腰痛、膿尿、血尿、少尿、無尿等症狀。病情猛急，預後不佳。

5.雙側腎皮質壞死：少見病，各種嚴重感染、大手術、大面積燒傷、胃腸道大出血、農藥中毒、嬰幼兒嚴重腹瀉嘔吐亦可引起。由於雙側腎小動脈收縮，引起腎臟壞死。臨床表現迅速少尿無尿，有時明顯血尿，腎功能迅速損害直至尿毒症。預後差。

6.急性腎炎：進行性少尿，每日尿量在400ml 以下，迅速出現腎功能衰竭，多數在數週數月內惡化成尿毒症。少尿，浮腫，高血壓，部份患者血尿，持續性的腎功能損害。

7.肺出血腎炎症候群（古柏氏症候群）：青年人多見，臨床特點是咯血、呼吸困難、血尿、少尿、浮腫、高血壓，迅速出現腎功能衰竭。患者首先出現咳嗽、咯血及呼吸困難等肺部損害表現，數日數週後出現血尿、少尿、浮腫、高血壓表現；部份患者肺部症狀和腎炎症狀同時出現；少數患者先有腎炎症狀繼之出現肺部症狀。患者往往死於咯血所致的窒息或尿毒症。

表 26-1 少尿的自我診斷表

疾病名稱	發病年齡	發病部位	少尿特點	伴隨症狀
脫水	任何年齡	腎	尿少顏色深，飲水後尿量可恢復	可能有休克、口渴
急性腎功能衰竭	任何年齡	腎	少尿或無尿時間可達7~14天，尿色淡	噁心、心臟衰竭、呼吸困難
急性腎絲球腎炎	兒童	腎	血尿、尿量每天在400~700ml，1~2週後尿量增多	浮腫、高血壓
肝腎症候群	青壯年	肝腎	自發性的少尿或無尿	黃疸、腹水
腎乳突壞死	青壯年中年女性	腎	膿性少尿或無尿	高燒、腰痛、膿尿、血尿
雙側腎皮質壞死	任何年齡	腎	迅速少尿無尿	以原發病症狀為主
急性腎炎	中老年	腎	進行性少尿，每日尿量在400ml以下	浮腫、高血壓、尿毒症
肺出血腎炎症候群	青年	腎肺	血尿、少尿	咳嗽、咯血及呼吸困難
溶血性尿毒症候群	兒童	血液	醬油色尿、輸血後發生	貧血、出血、精神症狀
妊娠高血壓症候群	青年女性	腎臟	妊娠6個月後出現少尿無尿	浮腫、高血壓
慢性腎功能衰竭	青壯年	腎臟	間斷發作少尿，也可能出現無尿	厭食、高血壓、多種系統損害
間質性腎炎	中年女性	腎間質	突發少尿或無尿	頻尿、急尿、尿痛
慢性腎絲球腎炎	青壯年	腎絲球	間斷發作少尿，也可能出現無尿	貧血、高血壓、浮腫
尿路阻塞	任何年齡	輸尿管、膀胱、尿道	腹痛伴少尿、無尿	腹痛、腎絞痛

8.溶血性尿毒症候群：少見病，兒童多見，臨床特點是：重度貧血；廣泛性出血；血尿、少尿、浮腫、高血壓；抽搐、僵直或昏迷。可能有發燒、嘔吐、腹瀉、黏液樣或血樣大便以及呼吸道症狀。

9.妊娠毒血症：常在妊娠 6 個月以後發生，其主要臨床表現：高血壓，孕前無高血壓，在妊娠 6 個月以後出現高血壓，嚴重時出現頭痛、嘔吐、呼吸困難，咳出泡沫樣痰，視力障礙；浮腫，從下肢開始，嚴重時有腹水；急性腎功能衰竭，表現爲少尿無尿。

10.慢性腎功能衰竭：是由多種原發或繼發腎臟疾病持續發展惡化到晚期的結果。主要症狀爲浮腫、高血壓、噁心、貧血、乏力、少尿或無尿等症狀。

11.間質性腎炎：是一種主要影響腎間質和腎小管的疾病。其發病原因非常複雜，如各種病原微生物、藥物過敏以及自身免疫疾病等。重金屬、抗生素也會損害腎間質損害。長期大劑量 X 光照射，也可能引起間質性腎炎。一般不會引起少尿無尿，但當其損害腎功能時，則會出現少尿無尿。

12.急性腎小管壞死：不是一種獨立的疾病，當各種原因引起急性腎功能衰竭時，腎小管常會出現損害，臨床表現有無尿、少尿、噁心、嘔吐、浮腫、高血壓、心悸等症狀。

13.慢性腎絲球腎炎：簡稱慢性腎炎，臨床表現有血尿、高血壓、浮腫等症狀，病情拖延，可能有不同程度的腎功能減退，最終將發展爲慢性腎衰竭。

14.尿路阻塞：主要見於下尿道（膀胱以下的尿道）阻塞，早期腎功能正常，只是尿液由於阻塞不能順利排出，若不及時解除阻塞，腎積水會越來越多，壓迫腎臟，會嚴重影響腎血液供應引起少尿。晚期時腎功能受損，少尿無尿更爲常見。

三、少尿的進一步明確診斷

1.需要急診的少尿（圖 26-1）

如前所述，一些嚴重威脅生命的疾病，例如：急性腎功能衰竭、急性腎炎、腎乳突壞死、雙側腎皮質壞死、肺出血腎炎症候群等，都可能嚴重威脅生命，所以當發現類似狀況，應該在安慰病患的同時，立刻送醫院急診，並了解和觀察病患的併發症狀，如噁心、嘔吐、呼吸困難等症狀，準確及時的向醫師提供有關少尿的時間、尿量及尿的顏色，以便醫師根據情況進一步確診和搶救。

2.需要盡速就診的少尿（圖 26-2）

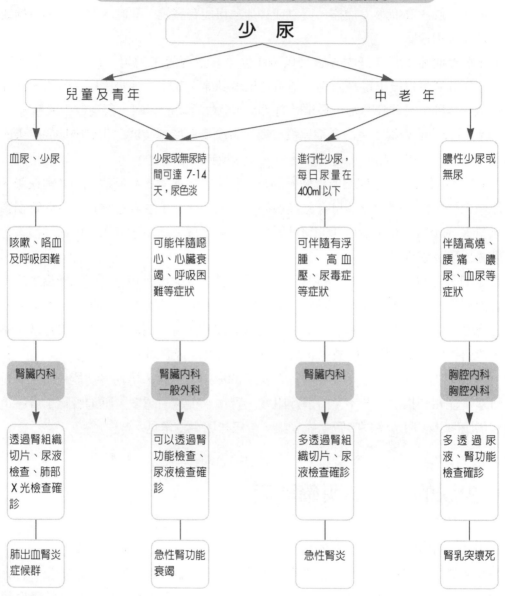

圖 26-1 需要急診的少尿診斷過程圖示

少 尿

兒童及青年 　　　　　 中 老 年

| 血尿、少尿 | 少尿或無尿時間可達 7-14 天，尿色淡 | 進行性少尿，每日尿量在 400ml 以下 | 膿性少尿或無尿 |

| 咳嗽、咯血及呼吸困難 | 可能伴隨噁心、心臟衰竭、呼吸困難等症狀 | 可伴隨有浮腫、高血壓、尿毒症等症狀 | 伴隨高燒、腰痛、膿尿、血尿等症狀 |

| 腎臟內科 | 腎臟內科一般外科 | 腎臟內科 | 胸腔內科胸腔外科 |

| 透過腎組織切片、尿液檢查、肺部X光檢查確診 | 可以透過腎功能檢查、尿液檢查確診 | 多透過腎組織切片、尿液檢查確診 | 多透過尿液、腎功能檢查確診 |

| 肺出血腎炎症候群 | 急性腎功能衰竭 | 急性腎炎 | 腎乳突壞死 |

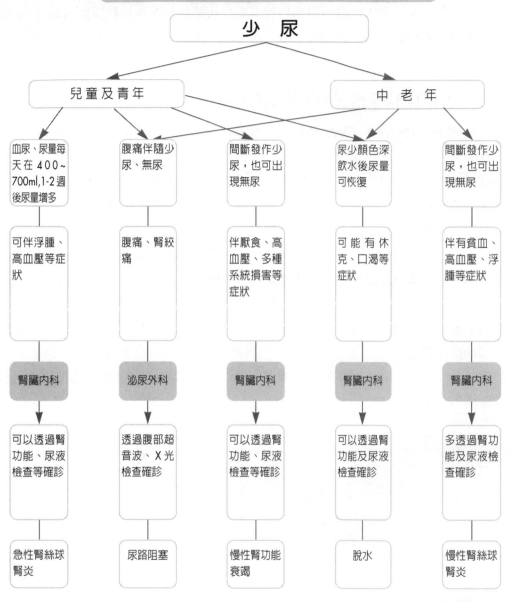

圖 26-2 需要盡速就診的少尿診斷過程圖示

少 尿

兒童及青年	中 老 年

血尿、尿量每天在400～700ml,1-2週後尿量增多	腹痛伴隨少尿、無尿	間斷發作少尿,也可出現無尿	尿少顏色深飲水後尿量可恢復	間斷發作少尿,也可出現無尿
可伴浮腫、高血壓等症狀	腹痛、腎絞痛	伴厭食、高血壓、多種系統損害等症狀	可能有休克、口渴等症狀	伴有貧血、高血壓、浮腫等症狀
腎臟內科	泌尿外科	腎臟內科	腎臟內科	腎臟內科
可以透過腎功能、尿液檢查等確診	透過腹部超音波、X光檢查確診	可以透過腎功能、尿液檢查等確診	可以透過腎功能及尿液檢查確診	多透過腎功能及尿液檢查確診
急性腎絲球腎炎	尿路阻塞	慢性腎功能衰竭	脫水	慢性腎絲球腎炎

除了短時間內會威脅生命的疾病外，其他一些疾病例如：慢性腎功能衰竭、尿路阻塞、慢性腎絲球腎炎、脫水、急性腎絲球腎炎等，也需要趕快找專科醫師就診，以盡快透過輔助檢查明確診斷後，給予適當的治療，以免延誤病情。

四、少尿的自我救治及治療策略

1. 在病因不明的情況下可試喝濃糖水，看能否利尿。如遇高燒、少尿、尿痛，更應如此。

2. 如喝濃糖水後仍然尿少，有可能是急性腎功能不全，應立刻到醫院診治。

3. 老年男性由於前列腺肥大尿滯留引起的少尿，下腹按摩、熱敷可能有效。

4. 有慢性腎疾的病人，應避免使用對腎臟有毒的一些藥物，如氨基醣苷類抗生素、磺胺類藥等，以免進一步損害腎功能。飲食方面多給糖，蛋白質應控制在每天 0.6 克／Kg，以動物蛋白為主。控制食鹽、水的攝入。少尿是腎功能惡化的症狀，應進一步檢查，必要時採取新的措施，如透析等。

5. 腎功能不全少尿合併水腫需利尿時，可用強效利尿劑如 Furosemide 。這些藥物都需醫師開立使用。

6. 嚴重的腎功能不全引起的少尿或無尿，要進行血液或腹膜透析（即俗稱的洗腎），或腎臟移植。

第 27 章
多尿

　　病人 24 小時尿量持續多於 2500ml 以上稱之多尿。正常人飲水過多或食用含水較多的食物時,如大量喝飲料、吃西瓜後,也會出現暫時的生理性多尿現象;病人處在寒冷條件下由於出汗減少,也會使尿量增多;有些人碰到緊張情況,特別是睡不著覺時,尿次增多,睡著後恢復正常;這些都是生理現象。持續多於 2500ml 以上應考慮是病理表現。

一、多尿的病因

　　1.**內分泌與代謝疾病**:當青少年出現煩渴、多飲、多尿等症狀時,有可能是尿崩症、糖尿病。成年人如同時有高血壓、肌無力、夜尿、口渴、心悸等症狀時,要考慮原發性醛固酮增多症;在青、壯年中出現情緒不穩定、四肢無力、食慾減退、骨痛、尿結石,同時口渴、多尿等,可能是副甲狀腺機能亢進或多發性骨髓瘤。尿崩症多由腦下垂體的腫瘤或發炎所引起(圖 27~1)。

　　2.**腎臟疾病引起的多尿**:慢性腎功能衰竭見於中、老年的早期,此時以夜尿量增加是其特點。急性腎功能衰竭的多尿期或非少尿型的急性腎功能衰竭,都會出現多尿。

　　3.**藥物治療反應**:因治療原因須用甘露醇(Mannitol),大量葡萄糖時可表現多尿,若同時應用利尿藥物則多尿更為顯著。

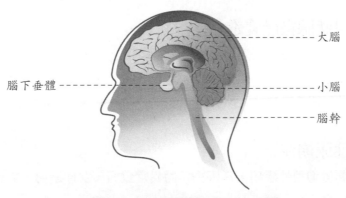

圖 27-1 腦下垂體位置示意圖

4.其他：大量飲水、飲茶、進食過鹹或過量食糖亦可能多尿。

二、多尿的初步自我診斷（表27-1）

1.尿崩症

◎多見於 20 歲以下的青少年。

◎尿崩症是腦下垂體機能減退、抗利尿激素分泌過少所引起的疾病，臨床主要的症狀
　爲口渴。

◎多飲、多尿嚴重，每日變化不大，呈持續性。

◎開始時尿量增多先於飲水增多。

◎可能是腦底的腫瘤或發炎所引起。

2.糖尿病

◎典型病史應是多飲、多食、多尿、體重下降。

◎非典型的病例則多見於老年人，尤其多見老年肥胖者，表現多飲多尿，不表現多
　食。

◎進行尿糖、血糖檢查即很容易確診。

3.原發性醛固酮增多症

◎患者多見於成年人，女多於男性。

◎病人多有頑固性高血壓，頑固性低血鉀，週期性肌肉癱瘓、麻痺、抽搐及痙攣。

4.原發性副甲狀腺機能亢進

◎在 20~50 歲成年人多見，其病發展緩慢，可多年無症狀。

◎主要臨床表現爲煩渴多尿、肌肉鬆弛、乏力軟弱、噁心嘔吐、便祕。

◎部份病人頸部可觸及硬塊。

5.遺傳性腎性尿崩症

◎少見疾病，屬於遺傳性疾病，常因染色體異常致病，女性遺傳，男性發病，有家族
　史，但會隔代發病。

表 27-1 多尿的自我診斷簡表

疾病名稱	發病年齡	發病部位	多尿特點	伴隨症狀
尿崩症	青少年	腦下垂體或腎臟	突發多尿，24 小時尿量達 5~10L	煩渴、多飲
糖尿病	中老年	胰臟	緩慢發病，尿量與飲食有關，尿量一般每天在 5 升以下	多飲多食，可能會消瘦
原發性醛固酮增多症	成年女性	腎上腺腫瘤或醛固酮增多	多尿、夜尿增多，口渴	高血壓、週期性肌無力
原發性副甲狀腺機能亢進	40 歲以後女性較多	副甲狀腺	多尿、夜尿、口渴	可能有神經症、肌無力骨痛、腎絞痛
精神性多飲多尿症	成年女性	神經中樞	與精神有關，轉移注意力後，多尿減少	情緒波動、煩渴、多飲
遺傳性腎性尿崩症	男性	腎小管	多為男性，出生後發病	煩渴、多飲
低鉀血症	任何年齡	腎小管	一般在大量利尿或藥物中毒後出現	肌無力、心電圖改變
急性腎功能衰竭	任何年齡	腎臟	先有少尿，後出現多尿	
慢性腎功能衰竭	成年人	腎臟	早期出現，夜尿多見、程度較輕	可能有浮腫、高血壓
間質性腎炎	成年人	腎臟	多飲、多尿、頻尿	浮腫、血尿、發燒、關節炎

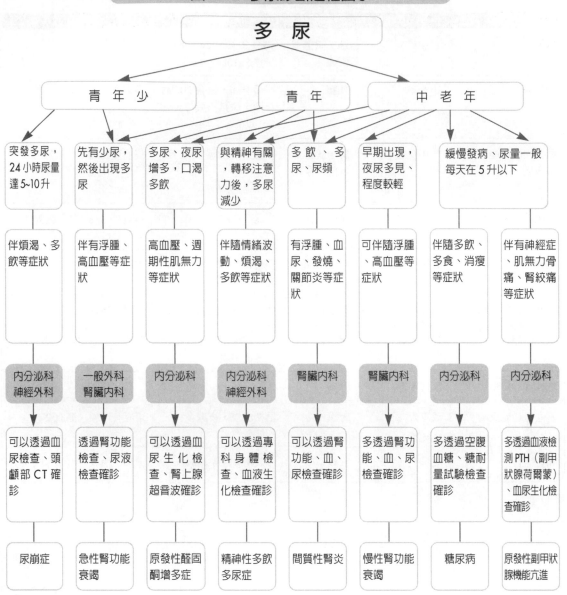

圖 27-2 多尿診斷過程圖示

多 尿

青 年 少	青 年	中 老 年

突發多尿，24 小時尿量達5~10升	先有少尿，然後出現多尿	多尿、夜尿增多，口渴多飲	與精神有關，轉移注意力後，多尿減少	多飲、多尿、尿頻	早期出現，夜尿多見、程度較輕	緩慢發病、尿量一般每天在5升以下
伴煩渴、多飲等症狀	伴有浮腫、高血壓等症狀	高血壓、週期性肌無力等症狀	伴隨情緒波動、煩渴、多飲等症狀	有浮腫、血尿、發燒、關節炎等症狀	可伴隨浮腫、高血壓等症狀	伴隨多飲、多食、消瘦等症狀	伴有神經症、肌無力骨痛、腎絞痛等症狀
內分泌科神經外科	一般外科腎臟內科	內分泌科	內分泌科神經外科	腎臟內科	腎臟內科	內分泌科	內分泌科
可以透過血尿檢查、頭顱部 CT 確診	透過腎功能檢查、尿液檢查確診	可以透過血尿生化檢查、腎上腺超音波確診	可以透過專科身體檢查、血液生化檢查確診	可以透過腎功能、血、尿檢查確診	多透過腎功能、血、尿檢查確診	多透過空腹血糖、糖耐量試驗檢查確診	多透過血液檢測 PTH（副甲狀腺荷爾蒙）、血尿生化檢查確診
尿崩症	急性腎功能衰竭	原發性醛固酮增多症	精神性多飲多尿症	間質性腎炎	慢性腎功能衰竭	糖尿病	原發性副甲狀腺機能亢進

◎出生後即表現多尿，多尿先於多飲。

6.慢性腎功能衰竭

◎慢性腎功能衰竭的早期，往往表現多尿、夜尿，主要是夜間尿量增加。

◎夜尿增加的簡易測定：晚間八時至早上八時的尿量，大於早上八時至晚上八時的尿量。

◎病人可能會有全身浮腫、高血壓、食慾不振、貧血等症狀，也可能毫無任何症狀。

三、多尿的進一步明確診斷（圖27-2）

多尿既可見於生理性，也可見於病理性多尿，前者如精神緊張、飲水過多，後者如糖尿病、尿崩症、腎功能衰竭、原發醛固酮增多症、原發性副甲狀腺機能亢進、間質性腎炎等；生理性的多尿在消除精神緊張或控制飲水之後，症狀即可消退；病理性的多尿需進一步檢查，因此，我們有必要對疾病有充分認識，如發病時間、有無夜尿、尿量多少等。前頁即就診程序示意圖。

四、多尿的自我治療

◎對因精神因素所引起的多尿做適當心理調整與自我暗示往往有效。

◎糖尿病引起的多尿應積極控制血糖及飲食，多尿即可減少。

◎其他類型的疾病應在醫師的指導下用藥，注意藥物療效，定期回診。

健康生活八要素

　　每個人都想有一個健康的身體。但隨著年齡的增長，不同的人身體狀況往往產生大的差異，這是甚什麼原因呢？除了遺傳因素以外，生活習慣是一個十分重要的因素。那麼，應該從哪些方面養成良好的生活習慣呢？下面的建議可能對你會有幫助。

　　飲食：吃以各種未經加工精製的食物，並以植物為基礎。如食用雜糧、蔬菜、豆類、水果為主，用正確的烹調方法（少油、少糖、少鹽），飲食要定時定量，早餐有規律，兩餐間不吃零食等。特別強調的是要少吃鹽，因為理論上每人每天生理上需要的鹽量僅為1克左右。有許多研究顯示，鹽分攝取過量與高血壓等慢性病的發病有密切的關係。

　　運動：每天早上及傍晚步行或其他運動15到20分鐘，依個人體力而定。有規律的體育運動特

別能降低心臟病的3種主要的危險因素：高血壓、超重及高血脂。散步是一種只要腿部功能正常就能進行的、對於任何人來說都是安全的運動，無須競爭對手，無須任何設備，最易為人接受。然而，散步的好處往往因其形式簡單而被人忽視。一個人若每天散步1小時，每週堅持5次，半年後，其心臟血管功能就增強50%。提倡的目標是：每天步行1萬步。口號是：步行、步行再步行。

水：水是人體中含量最大的組成部份，是維持人體正常生理活動的重要物質。當人體長期不進食，體內貯備的糖和脂肪完全消耗，蛋白質也失去1/2時，只要能正常供水，人體可在一定時期內存活。當人體喪失水分到體重的20%時，就無法維持生命。身體需要有足夠的水分來進行新陳代謝。每天要喝6至8杯水。清晨起床喝兩杯，兩餐飯之間再喝6杯水。不要飲用高糖、咖啡或酒精類飲料。

陽光：適量的陽光照射能增強人的體質和抵禦傳染病的能力，促進體內維他命D3的合成，維持正常鈣磷代謝和骨胳的生長發育。特別對嬰幼兒和孕婦來說，陽光照射更為必須。每天在接受充足陽光的照射時，要特別注意對皮膚和眼睛的防護。

空氣：多到空氣清新的地方，多做深呼吸、多吸入新鮮空氣，對健康非常重要。盡可能保持室內及工作環境的空氣清潔，倡導無煙的生活方式。

休息：疲勞會減低人對感冒和各種疾病的抵抗力，並會增加焦慮和煩惱。在人感到疲勞之前就要休息。如人的心臟跳動一般，人們也要勞逸平衡，在憂慮、緊張和情緒不安時，唯一解決的辦法就是放鬆、放鬆、再放鬆。減少壓力，要有充足的休息時間。睡眠充足是身體健康的保證。每天一般要有8小時的睡眠。除此之外，適當參加社交活動，聽音樂、看電影、電視、看小說等也是積極的休息。

平衡生活：要自我節制，平衡生活，避免接觸損害健康的因素，例如菸、酒、毒品等；注意自律，採取安全性行為。

信念：信念是開啓健康生活大門的鑰匙。每個人要對自己有充分的了解，客觀地評價自己的能力。性格溫和，意志堅強，胸懷坦蕩，處事達觀；恰當地認同他人，有良好的人際關係，能助人為樂，與人為善，這樣就能在工作中充分發揮自己的潛能。

第 28 章
排尿困難

　　排尿困難係指排尿時須增加腹壓才能排出，病情嚴重時膀胱內有尿而不能排出稱尿滯留。

　　排尿困難應與無尿有所區別，無尿是膀胱內無尿液存在，排尿困難是膀胱內有尿存在卻不能排尿，下腹部可觸及圓形隆起包塊，按壓時有尿意產生。

　　排尿是將體內代謝廢物或多餘水分排出體外，膀胱上連腎臟，是積存尿液的器官，排尿困難不但會引起身體不適，而且長時間不排尿還會引起腎功能的損害，因此，排尿困難的症狀千萬不可忽視。

一、排尿困難的病因

1.阻塞性排尿困難（圖 28-1）

◎指尿道中本身有異物存在，如膀胱內有結石、腫瘤、血塊、異物阻塞。

◎膀胱、尿道發炎、狹窄。

◎前列腺肥大，前列腺癌，前列腺急性發炎、出血、積膿、纖維化壓迫後尿道。

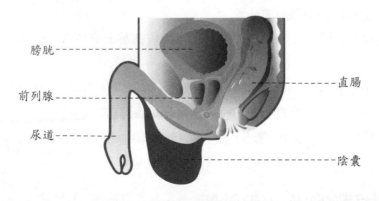

膀胱　　　　　　　　　　　　　　　　直腸

前列腺

尿道　　　　　　　　　　　　　　　　陰囊

圖 28-1 與排尿有關的器官組織

◎先天畸形如尿道外翻，嵌頓包莖，陰莖異常勃起等病症時，也會引起排尿困難。

◎尿道受外界壓迫，也可導致排尿困難。如子宮肌瘤，卵巢囊腫，晚期妊娠壓迫。

2.功能性排尿困難

指尿道本身無病變，由於支配排尿的神經受到損傷或抑制而引起排尿困難。

◎見於脊髓損害、隱性脊椎裂等器質性病變。

◎也見於糖尿病神經性膀胱，是由於糖尿病引起自主神經損害所致。

◎精神官能症的患者在公廁時，也可能引發排尿困難。

◎會陰區手術、外傷等，都可能反射性引起尿道括約肌痙攣而引起排尿困難。

二、排尿困難的自我診斷（表28-1）

1.**膀胱頸部結石**：它往往出現在排尿困難前，有下腹部絞痛史，疼痛向大腿會陰方向放射，疼痛時或疼痛後出現血尿。

2.**膀胱內血塊**：不是單獨疾病，常繼發於血液病如白血病、再生不良貧血等，此時靠血液實驗室的檢查，一般不難確診。外傷引起的膀胱內血塊，往往有明確的外傷史，外傷後會出現明顯血尿，逐漸出現排尿困難。

3.**膀胱腫瘤**：病程一般較長，排尿困難逐漸加重，晚期可發現遠處轉移腫瘤病灶。同時伴無痛性血尿為其特點。

4.**前列腺良性肥大、前列腺癌、前列腺炎**：中、老年人如出現進行性排尿困難，並伴有頻尿、急尿等現象時，應考慮有前列腺疾病的可能性。

5.**後尿道損傷**：會陰區有外傷史，外傷後排尿困難或無尿液排出，下腹部可按及圓形腫物，此時應考慮有尿道損傷的可能性。

6.**前尿道狹窄**：以前有尿道外傷史或有泌尿系統結石，突發排尿困難應想到前尿道狹窄。

7.**脊髓損害引起排尿困難**：各種原因導致下半身癱瘓的患者，因損傷支配排尿的神經，即會引起排尿困難，一般還伴隨有肢體運動和感覺障礙等症狀。

8.**隱性脊椎裂**：發病年齡早，夜間遺尿，幼年尿床時間長是其特點。

三、排尿困難的進一步診斷（圖28-2）

表 28-1 排尿困難的自我診斷簡表

疾病名稱	發病年齡	發病部位	疾病性質	伴隨症狀
膀胱頸部結石	成年人	膀胱	突發、變換體位可排尿	頻尿、急尿、尿痛，腹部有絞痛，可能有血尿
膀胱內血塊	任何年齡	膀胱	先出現血尿，然後排尿困難	常伴其他部位出血、頻尿、急尿、尿痛
膀胱腫瘤	老年人	膀胱	間斷發作性的排尿困難	無痛性血尿、轉移性腫瘤、頻尿、急尿、尿痛
前列腺良性肥大、前列腺癌、前列腺炎	中年 老年	前列腺	緩慢出現、進行性加重的排尿困難	可能有頻尿、急尿、尿痛
後尿道損傷	成年男性	尿道	外傷後出現排尿困難	外傷史
前尿道狹窄	成年人	尿道	突發排尿困難	可能有頻尿、急尿、尿痛
脊髓傷害引起排尿困難	任何年齡	脊髓	脊椎外傷後即有排尿困難	下半身癱瘓
糖尿病神經原性膀胱	成年人	神經	糖尿病多年後出現排尿困難	多飲、多尿、多食
藥物引起的排尿困難	成年人	膀胱	用藥後出現排尿困難，停藥後可恢復	原發病症狀
低血鉀	任何年齡	血鉀低	可能有藥物中毒或體液丟失後出現排尿困難	原發病症狀
腹部手術	任何年齡	脊髓麻醉或手術切口	腹部手術後出現，熱敷或變換體位可排尿	原發病症狀

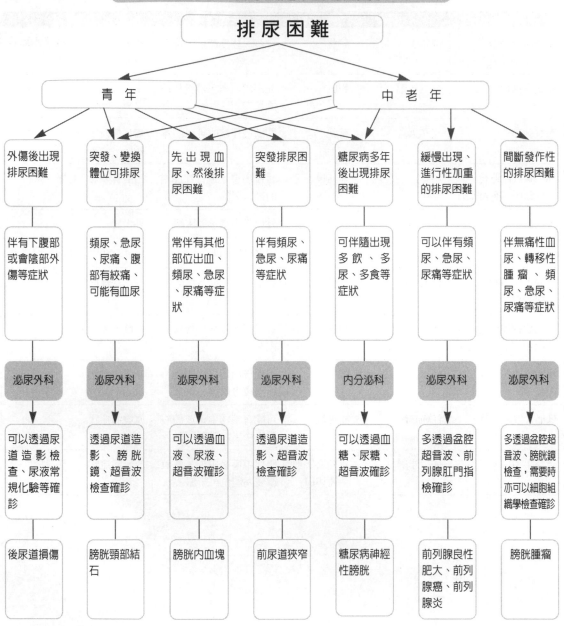

圖 28-2 排尿困難診斷過程圖示

排尿困難

青年 ／ 中老年

外傷後出現排尿困難	突發、變換體位可排尿	先出現血尿、然後排尿困難	突發排尿困難	糖尿病多年後出現排尿困難	緩慢出現、進行性加重的排尿困難	間斷發作性的排尿困難
伴有下腹部或會陰部外傷等症狀	頻尿、急尿、尿痛、腹部有絞痛、可能有血尿	常伴有其他部位出血、頻尿、急尿、尿痛等症狀	伴有頻尿、急尿、尿痛等症狀	可伴隨出現多飲、多尿、多食等症狀	可以伴有頻尿、急尿、尿痛等症狀	伴無痛性血尿、轉移性腫瘤、頻尿、急尿、尿痛等症狀
泌尿外科	泌尿外科	泌尿外科	泌尿外科	內分泌科	泌尿外科	泌尿外科
可以透過尿道造影檢查、尿液常規化驗等確診	透過尿道造影、膀胱鏡、超音波檢查確診	可以透過血液、尿液、超音波確診	透過尿道造影、超音波檢查確診	可以透過血糖、尿糖、超音波確診	多透過盆腔超音波、前列腺肛門指檢確診	多透過盆腔超音波、膀胱鏡檢查，需要時亦可以細胞組織學檢查確診
後尿道損傷	膀胱頸部結石	膀胱內血塊	前尿道狹窄	糖尿病神經性膀胱	前列腺良性肥大、前列腺癌、前列腺炎	膀胱腫瘤

排尿困難是一種急性症狀，需要迅速解除尿路阻塞。該病常由尿道或尿道周圍病變引起，大部份都需至醫院治療。病人自己及家屬應事先掌握本病發病情況，包括發病時間、近期有無下腹或會陰外傷、血尿、泌尿系結石等情況，以便到醫院時可提供給醫師參考，及時得到有效的治療。

四、排尿困難的自我救治

排尿困難一般伴有器質性病變，需要醫師處理。

僅少數排尿困難為功能性，患者及家屬可試用以下方法：

◎下腹部熱敷，按摩。

◎尊重病人的排尿習慣，變換體位，如改為立姿或坐姿。

◎用茶壺倒水入盆中或是吹口哨，製造一個排尿的聲音及氣氛，誘導排尿。

心理養生四要素

專家預測：心理養生將成為21世紀的健康主題。所謂心理養生，就是從精神上保持良好狀態，以保障人體功能的正常發揮，來達到防病健身、延年益壽的目的。

善良是心理養生的營養素 心存善良，就會以他人之樂為樂，樂於扶貧幫困，心中就常有欣慰之感；心存善良，就會與人為善，樂於友好相處，心中就常有愉悅之感；心存善良，就會光明磊落，樂於對人敞開心扉，心中就常有輕鬆之感。總之，心存善良的人，會始終保持泰然自若的心理狀態，這種心理狀態能把血液的流量和神經細胞的興奮度保持在至最佳狀態，從而提高人體抵抗能力。所以，善良是心理養生不可缺少的高級營養素。

寬容是心理養生的調節閥 人在社會交往中，吃虧、被誤解、受委屈的事總是不可避免地要發生。面對這些，最明智的選擇是學會寬容。寬容是一種良好的品行。它不僅包含著理解和原諒，更顯示著氣度和胸襟、堅強和力量。一個不會寬容，只知苛求別人的人，其心理往往處於緊張狀態，從而導致神經興奮、血管收縮、血壓升高，使心理、生理進入惡性循環。學會寬容就會嚴於律己，寬以待人，這就等於給自己的心理安上了調節閥。

樂觀是心理養生的不老丹　　樂觀是一種積極向上的性格和心境。它可以激發人的活力和潛力，解決矛盾，超越困難；而悲觀則是一種消極頹廢的性格和心境，它使人悲傷、煩惱、痛苦，在困難面前一籌莫展，影響身心健康。

　　淡泊是心理養生的免疫劑　　淡泊，即恬淡寡欲，不追求名利。清末張之洞的養生名聯説：「無求便是安心法」；當代著名作家冰心也認為「人到無求品自高」。這説明，淡泊是一種崇高的境界和心態，是對人生追求在深層次上的定位。有了淡泊的心態，就不會在世俗中隨波逐流，追逐名利；就不會對身外之物得而大喜，失而大悲；就不會對世事他人牢騷滿腹，攀比嫉妒。淡泊的心態使人始終處於平和的狀態，保持一顆平常心，一切有損身心健康的因素，都將被擊退。

第 29 章
頸部腫塊

　　正常的頸部平滑柔軟。所以無論頸部的前面、兩側、上下任何一處出現腫塊時，都需要考慮身體病變的可能性。

　　在頸部腫塊中，以甲狀腺和淋巴結病變居多。除了甲狀腺腫及淋巴結等急慢性發炎、結核外，絕大多數爲腫瘤。

　　腫瘤又以惡性居多，而在惡性腫瘤中又以淋巴結轉移癌占大多數。

　　因此，對頸部腫塊要予以高度警惕。

一、頸部腫塊的病因

　　1.腫瘤：頸部突發無痛性腫塊，身體其他部位未發現硬塊或不適時，要考慮是否爲原發性腫瘤，良性一般生長緩慢，惡性腫瘤生長快，病程短。如懷疑是轉移性腫瘤時，應詳細檢查甲狀腺、鼻咽部、口腔，並注意有無氣管、食道、喉部神經受壓迫情況，如聲音嘶啞、眼球突出、一側臉部無出汗等現象。

　　2.發炎：頸部腫塊的炎性腫塊可能有不同程度的紅、腫、熱、痛表現，應對症下藥，之後多半可以消退。

　　3.先天性畸形：先天性畸形多發生在 10 歲以下兒童，病程長，多年可無明顯變化。甲狀腺舌囊腫或瘻管、胸腺咽管囊腫或瘻、囊狀淋巴管瘤、下頷皮樣囊腫等。

二、頸部腫塊的自我診斷（表 29-2）

1.根據腫塊出現在不同的部位及形態來判斷（表 29-1）

　　頸部腫塊約近半數來自甲狀腺，甲狀腺腫塊多可隨著吞嚥動作上下移動。發現頸部腫塊時，應注意是否有轉移性腫瘤的可能，除急性發炎外，一般良性腫瘤很少疼痛，但惡性腫瘤因常影響神經或骨質而伴疼痛。在下頷部出現腫塊，不論大小，如伴疼痛，首先考慮

下頜腺癌的可能。不同腫瘤常可產生壓迫症狀，如甲狀腺癌壓迫氣管引起呼吸不暢。另外，由於腫塊壓迫或腫瘤侵犯可導致神經功能障礙，如鼻咽癌、甲狀腺癌或其他疾病影響喉返神經或迷走神經時，會導致吞嚥時嗆咳、聲音沙啞等現象。

腫塊在不同年齡及性別中是不同的。如頸部皮膚癌以男性為多。甲狀腺癌則好發於女性；在兒童中則是甲狀腺單個結節，約半數為惡性。惡性頸淋巴結腫大，在成人應首先考慮轉移癌，兒童則多應考慮來自淋巴或造血組織。

惡性腫瘤一般較硬，固定，表面多不光滑而有結節感，無壓痛。發炎性腫塊可能有不同程度的紅、腫、熱、痛。動脈瘤有擴張性搏動和震顫。血管瘤壓迫後體積縮小，鬆壓後又能恢復原來大小。囊腫按之較軟、光滑，加壓後不能使體積縮小。

表 29-1 頸部各區常見腫塊

部位	單發性腫塊	多發性腫塊
下頜區	下頜腺炎、下頜皮樣囊腫	急、慢性淋巴結炎
頸前正中區	甲狀腺舌囊腫或瘻管，各種甲狀腺疾病	疾病淋巴結結核、惡性淋巴瘤、轉移性腫瘤
頸側區	淋巴管瘤、頸動脈腺瘤、血管瘤	
鎖骨上窩	轉移性腫瘤、惡性淋巴瘤	
頸後區	纖維瘤、脂肪瘤（也可發生於其他部位）	
腮腺區	腮腺炎、腮腺混合瘤或癌	

2.幾種常見的頸部腫塊

慢性淋巴結炎

◎很常見，多繼發於頭、臉、頸部的發炎病灶。

◎腫大的淋巴結常分布於頸側區或下頜區。

◎多如綠豆至蠶豆樣大小，較扁平，較硬，表面光滑，能推動，有輕度壓痛或無壓痛。

◎在頭、臉、頸部可能有原發的發炎病灶，這些病灶除位於表淺而易顯露的部位者外，有些並不容易找到，有些已不存在。在尋找原發病灶要注意頭皮、口腔黏膜、牙齦、扁桃腺、耳道等比較隱蔽的部位。如能找到原發的發炎病灶，結合上述身體局部徵兆，明確診斷並不困難；如未能找到原發病灶，則需觀察其演變。

轉移性腫瘤

◎約占頸部惡性腫瘤總數的四分之三；在頸部腫塊中，發病率僅次於慢性淋巴結炎和

甲狀腺疾病。

◎原發癌症絕大部份在頭頸部，尤以鼻咽癌和甲狀腺癌的轉移最為多見。

◎鎖骨上窩轉移性腫瘤的原發病灶，多在胸腹部。

◎但胃腸道、胰臟癌腫的頸部淋巴結轉移，經胸導管多發生在左鎖骨上窩。

◎頸側區或鎖骨上窩出現堅硬如石的腫大淋巴結，初起常為單發、無痛，可被推動；以後很快出現多個淋巴結，並侵及周圍組織。此時，腫塊呈結節狀、固定，有局部或放射性疼痛。晚期，腫塊可發生壞死，以致潰破、感染、出血，外觀呈菜花樣，分泌物帶惡臭。

惡性淋巴瘤

它是原發於淋巴結和淋巴結以外的淋巴組織以及單核巨噬細胞系統的惡性腫瘤，多見於青壯年男性。

◎腫大的淋巴結首先出現於一側或兩側的頸側區，分散、稍硬、無壓痛，尚可活動。

◎之後腫大淋巴結相互粘連成團，生長迅速。

◎腋窩、腹股溝淋巴結和肝、脾均腫大，並出現不規則性的高燒。

甲狀腺舌囊腫

◎甲狀腺舌囊腫是與甲狀腺發育有關的先天性畸形，囊腫有時會發生感染，進而潰破或切開，就成為甲狀腺舌囊腫瘻管。

◎甲狀腺舌囊腫多見於 15 歲以下兒童，是在頸前區中央、舌骨下方的一個直徑 1~2 公分的腫塊。腫塊邊界清楚，表面光滑，有囊樣感，無壓痛，並能隨吞嚥或伸舌動作而上下活動。

◎囊腫可多年不發生變化和不引起症狀；但如併發感染，局部即出現紅、腫、熱、痛，伴有全身感染症狀。感染性囊腫破潰後，可形成經久不癒的潰瘍，分泌黃色黏液樣液體。

頸部淋巴結核（老鼠瘡）

◎一般繼發於肺部結核，因此，一旦發現頸部淋巴結核，應檢查肺部有無結核病灶。

◎一般常見於頷下及頸側區，大小不超過蠶豆大，較為分散。

◎根據病程不同，淋巴結可分為無粘連、粘連、軟化破潰、流膿或豆渣樣等不同的形態。

◎可伴有輕度發熱、盜汗、消瘦、食慾減退等全身症狀。

腮腺混合瘤

◎較常見，雖為良性，但潛在有惡性變化的可能。

表 29-2 頸部腫塊的自我診斷檢查表

疾病名稱	發病年齡	發病部位	腫塊特點	伴隨症狀
甲狀腺囊腺瘤	40 歲以下婦女	頸前下區	單發、圓形或橢圓形，局限一側	可無症狀
單純性甲狀腺腫大	任何年齡	頸前下區	對稱彌漫性腫大、表面光滑、柔軟	一般無症狀，較大者有壓迫症狀
非特殊發炎腫塊	兒童	下頜區、頸側區、頸後區	紅、腫、熱、痛，治療後消退	其他部位可找到病灶
頸淋巴結轉移癌	中老年	頸側區、鎖骨上窩區	初單發、無痛、能推動，後多個淋巴結，固定、疼痛	其他部位可找到病灶
甲狀腺舌囊腫	兒童	頸前區中線舌骨下方	邊界清楚，表面光滑，有囊樣感，無壓痛	可無症狀，併發感染局部紅腫熱痛
腮腺混合瘤	青壯年	耳垂下方	較硬、生長緩慢、早期可被推動，惡變後變大、固定	靜止期無症狀，惡變後腫塊壞死、疼痛、面部麻木
淋巴結核	青年兒童	頸側區	初較硬、無痛、推動，後粘連，晚期壞死、膿瘍	輕度發熱、盜汗、消瘦、食慾不振
腮腺囊腫	耳垂前下方	耳垂下方	緩慢生長的無痛囊性或軟性腫塊	可無症狀
惡性淋巴瘤	青壯年	首先出現一側或兩側的頸側區	先稍硬、無壓痛，以後粘連成團，生長迅速	肝脾腫大，發燒
甲狀腺機能亢進	中老年	頸前下區	彌漫性、兩側對稱	性情急躁、失眠、兩手顫動、怕熱、多汗、食慾亢進
甲狀腺炎	中老年	頸前下區	較硬、壓痛	發燒
甲狀腺癌	中老年	頸前下區	初期腫塊高低不平、可無痛	晚期產生壓迫症狀：聲嘶、呼吸困難或吞嚥困難

◎腮腺混合瘤多見於青壯年，腫瘤位於耳垂下方，較大時延伸長向頸部。

◎腫瘤呈結節狀，有時間出現較軟的結節。它不與皮膚粘連，可被推動；生長緩慢，可數年或十餘年不發生變化。

◎如發生惡變，腫瘤常突然生長迅速，並與周圍組織粘連而固定。晚期的惡變腫瘤可破潰，出現疼痛或顏面神經麻痺等症狀。

三、頸部腫塊的進一步確診方法（圖29-1）

頸部腫塊性質不同、來源不同、治療不同，因此必須到醫院檢查確診。

◎位於頸前正中區的腫塊，則大部份為甲狀腺及副甲狀腺疾病，甲狀腺功能檢查是必須的。

◎位於頸側的腫塊，則多為轉移癌，且以鼻咽癌轉移多見，必須進行耳鼻咽喉科的檢查。

◎由於頸部的腫塊往往是繼發的，是全身性疾病或其他器官疾病出現在頸部的表現，故必須重視某些必要的全身檢查。

◎對於疑為惡性腫瘤的腫塊，患者不要恐懼切片檢查，這是明確診斷，及時治療的關鍵。

四、頸部腫塊的自我救治

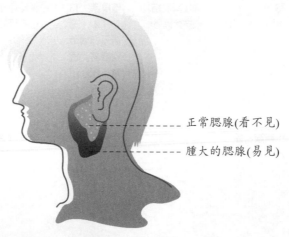

正常腮腺(看不見)

腫大的腮腺(易見)

圖 29-2　腮腺腫大示意圖

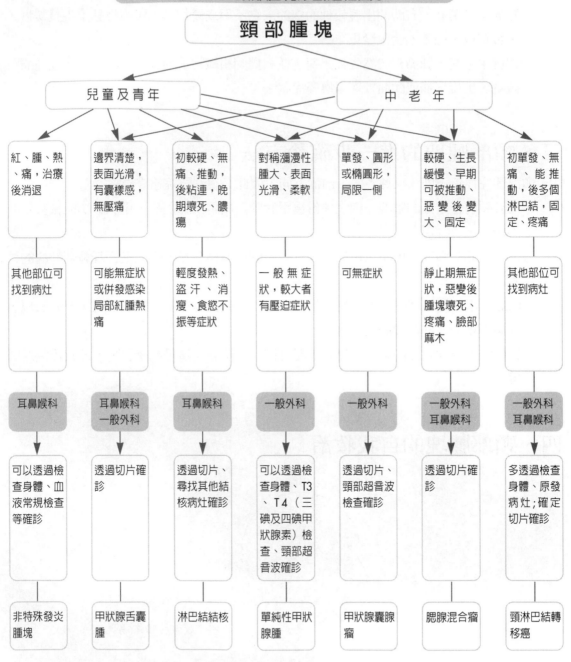

圖 29-1 頸部腫塊診斷過程圖示

頸 部 腫 塊

兒童及青年				中 老 年		
紅、腫、熱、痛，治療後消退	邊界清楚，表面光滑，有囊樣感，無壓痛	初較硬、無痛、推動，後粘連，晚期壞死、膿瘍	對稱瀰漫性腫大、表面光滑、柔軟	單發、圓形或橢圓形，局限一側	較硬、生長緩慢、早期可被推動、惡變後變大、固定	初單發、無痛、能推動，後多個淋巴結，固定、疼痛
其他部位可找到病灶	可能無症狀或併發感染局部紅腫熱痛	輕度發熱、盜汗、消瘦、食慾不振等症狀	一般無症狀，較大者有壓迫症狀	可無症狀	靜止期無症狀，惡變後腫塊壞死、疼痛、臉部麻木	其他部位可找到病灶
耳鼻喉科	耳鼻喉科一般外科	耳鼻喉科	一般外科	一般外科	一般外科耳鼻喉科	一般外科耳鼻喉科
可以透過檢查身體、血液常規檢查等確診	透過切片確診	透過切片、尋找其他結核病灶確診	可以透過檢查身體、T3、T4（三碘及四碘甲狀腺素）檢查、頸部超音波確診	透過切片、頸部超音波檢查確診	透過切片確診	多透過檢查身體、原發病灶；確定切片確診
非特殊發炎腫塊	甲狀腺舌囊腫	淋巴結結核	單純性甲狀腺腫	甲狀腺囊腺瘤	腮腺混合瘤	頸淋巴結轉移癌

◎頸部腫塊大多數爲腫瘤，因此，如遇腫塊應盡早確診，盡早徹底治療。

◎對因發炎症狀引起的腫塊（如腮腺炎），積極抗炎治療後腫塊即可消退。

◎淋巴結核應採取系統的抗結核治療，療程可長達 1 年，應定期到專科醫院就診。

急性腮腺炎的自我治療

這種疾病多好發於 5~9 歲的兒童，多見於冬春季。由於腮腺炎疫苗的注射，現已少見大流行。

本病是由腮腺炎病毒引起的急性呼吸道傳染病，透過飛沫傳染，具有高度的傳染性。主要為腮腺的非化膿性發炎症狀，預後良好。但如果同時併發腦膜炎、心肌炎、腎炎或睪丸炎，則預後欠佳。

◎急性期應臥床休息，多喝水，進食清淡容易消化食物，勿進酸、硬、辣等種類的食物。

◎注意口腔衛生，用鹽水漱口，呼吸道隔離，減少併發症。

◎高熱可用物理方法降低體溫或服用解熱鎮痛劑。

◎抗病毒治療的療效不一定，干擾素可能有效，但有人認為不應縮短病程。以上許多藥劑與使用方法，都應該在醫師開立及指導下使用。

第 30 章
淺表淋巴結腫大

淋巴結是人體重要的免疫器官。正常人約有 500~600 個淋巴結。淋巴結根據其位置可分為淺表淋巴結和深部淋巴結。前者可從身體表面觸到，而深部淋巴結則位於胸腔、腹腔之中，一般不能觸及，需經一些特殊檢查才能發現其異常。

正常淋巴結直徑多在 0.2~0.5 公分，常呈組群分布，質地柔軟，表面光滑，無壓痛，與周圍組織無粘連，除下頜、腹股溝、腋下（見下圖）等處偶能觸及 1~2 個外，一般不易觸及。

而發炎或腫瘤等原因也會引起淋巴結腫大。

本節所介紹的是一般人在洗澡、游泳等活動時，可能觸及發現的耳部、頸部、腋下、腹股溝淺表淋巴結。

一、淺表淋巴結腫大的病因（圖 30-1）

1.發炎性腫大

許多種病原微生物感染後會引起急慢性淋巴結感染，此時淋巴結充血、水腫，使淋巴結增大並伴隨疼痛。急性淋巴結炎通常繼發於相關聯的引流區域的感染，有效的抗生素治療可使腫大的發炎淋巴結縮小。

2.瘤性腫大

無論是原發於淋巴組織的內生腫瘤（如淋巴瘤、淋巴細胞性白血病等），還是淋巴結外轉移來的腫瘤（如乳腺癌轉移至腋下淋巴結，胃癌轉移至左鎖骨上淋巴結等），都可表現為腫瘤細胞在淋巴結內大量增殖，占據和破壞了淋巴結正常組織結構，同時還引起淋巴結內纖維組織增生及發炎細胞浸潤，從而導致淋巴結腫大。

3.反應性增生腫大

包括非特異性反應性淋巴細胞增生和免疫反應性增生兩種。多由生物因素（細菌、病毒等）、化學因素（藥物、環境毒素、代謝毒性產物等）及變態反應性刺激等因素，引起淋巴結內淋巴細胞、單核巨噬細胞反應性大量增生，表現為淋巴濾泡增大、濾泡旁淋巴細

胞增生，有時可表現爲壞死增生，從而導致淋巴結腫大。

二、淺表淋巴結腫大的自我診斷（表30-1，圖30-1）

1.一般性的炎症性淋巴結腫大，即由局部組織的急、慢性感染引起的淋巴結腫大。

◎ 急性非特異性淋巴結炎的特點是，局部感染和相應區域的淋巴結腫大同時存在，一般有疼痛及壓痛、表面光滑、局限，有時可見淋巴管炎所致的「紅線」。

◎局部皮膚可能有紅、腫、熱、痛的表現，往往還伴隨出現發燒的現象，經治療後常常可使淋巴結縮小。

◎慢性非特異性淋巴結炎常爲相應區域的慢性發炎的結果，腫大淋巴結硬度中等，常

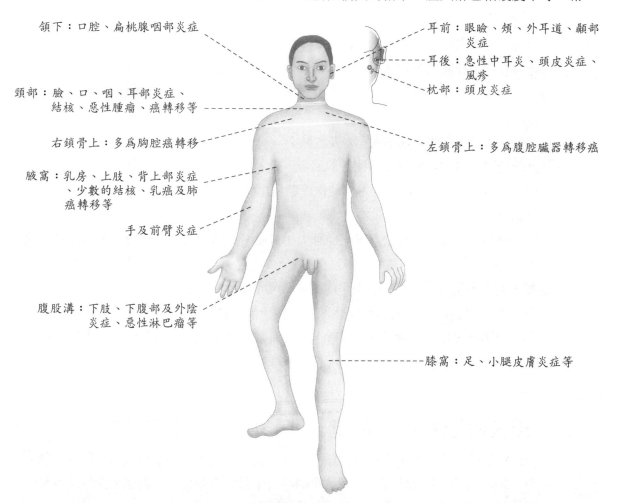

頜下：口腔、扁桃腺咽部炎症

耳前：眼瞼、頰、外耳道、顳部炎症

耳後：急性中耳炎、頭皮炎症、風疹

枕部：頭皮炎症

頸部：臉、口、咽、耳部炎症、結核、惡性腫瘤、癌轉移等

右鎖骨上：多爲胸腔癌轉移

左鎖骨上：多爲腹腔臟器轉移癌

腋窩：乳房、上肢、背上部炎症、少數的結核、乳癌及肺癌轉移等

手及前臂炎症

腹股溝：下肢、下腹部及外陰炎症、惡性淋巴瘤等

膝窩：足、小腿皮膚炎症等

圖30-1 淺表淋巴結腫大的病因

無紅、腫、熱、痛的急性發炎表現。

◎慢性非特異性淋巴結炎最常見的部位是頷下淋巴結，多見於過去有鼻、咽喉或口腔感染者；其次是腹股溝淋巴結，由下肢及生殖器官的慢性發炎所致。

2.淋巴結結核

◎多發於兒童、青年等族群。

◎頸部一側或雙側多個淋巴結腫大，大小不等，初期腫、硬、無痛。

◎進一步發展，淋巴結與皮膚相互粘連，融合成團，形成不易移動的團塊。

◎晚期壞死，形成膿瘍、破潰。

◎在較重的病人可能有輕度發熱、盜汗、消瘦等全身症狀。

3.傳染性單核球增多症

◎多見於青少年發病。

◎出現不規則發燒、咽炎、淋巴結腫大。

◎伴隨有肝、脾腫大等現象。

4.風疹

◎多發於兒童。

◎發燒 1~2 天後皮疹迅速佈滿全身及四肢。

◎淋巴結腫大最常見於耳後、枕骨下、頸後部。

◎皮疹一般 3 天消退，腫大的淋巴結常需數週才能完全恢復。

5.腫瘤性腫大

◎如一開始就出現肝脾和全身淋巴結腫大、貧血、出血及併發感染時，就可能是白血病。

◎如後期才出現貧血、皮膚瘀斑等症狀，則可能是慢性白血病。

◎在青壯年等族群中，如出現慢性、進行性、無痛性淋巴結腫大，早期較軟，能活動，無壓痛，增大迅速時則質較硬，可能有輕壓痛，晚期伴肝脾腫大，則淋巴瘤的可能性大。

三、淺表淋巴結腫大的進一步診斷（圖 30-2）

◎一般性的感染累及的淋巴結常位於頷下、腹股溝、腋下。病變多發生在兒童，腫大淋巴結增長快，壓痛明顯，以單側單個淋巴結腫大爲多見。用抗生素後症狀減輕，腫大的淋巴結消失，但有的淋巴結可長時間存在。

表 30-1 淺表淋巴結腫大的自我診斷簡表

疾病名稱	發病年齡	常發部位	疾病性質	伴隨症狀
扁桃腺炎、中耳炎、牙部發炎	兒童	頜下及頸部	急性期淋巴結腫痛、可移動	急性期疼痛、發燒及壓痛，明顯全身不適
淋巴結核	兒童	頜下及頸前三角沿胸鎖乳突肌前緣	初較硬、無痛、推動，後粘連，晚期壞死、膿瘍	早期可無症狀，症狀明顯時有輕度發熱、盜汗、食慾減退等症狀
淋巴肉芽腫	20~40歲	兩側頸部最多，腋部、腹股溝較少	早期散發，質如硬橡皮，不與皮膚相連，進行性腫大，後期粘連	可能有發燒、貧血、肝脾腫大，晚期全身衰竭
鼻咽癌、喉癌、食道癌	老年人	頸部	無痛、早期無粘連	頭痛、耳聾、耳鳴、沙啞、吞嚥困難
傳染性單核球增多症	青少年	雙頸側部	單發、輕壓痛、無皮膚粘連	發燒、咽痛、皮疹、肝脾腫大
慢性淋巴性白血病	老年	頸、腋、腹股溝	無壓痛、較硬、可移動	反覆感染、肝脾腫大
淋巴瘤	20~40歲	頸部或鎖骨上窩、腋下	無痛、可活動，也可互相粘連，有軟骨樣感覺	可能有發燒、貧血、體重減輕、搔癢、皮疹、全身不適

◎如受影響的淋巴結較多，常呈串珠樣，疑為淋巴結結核時，應立即到醫院，找結核病的專科醫師確診。因該病療程長，一旦無法徹底治療即容易復發。

◎惡性腫瘤引起淋巴結腫大，臨床無症狀，腫大淋巴結增長較快，無壓痛，病變以雙側、多發淋巴結腫大為主。遇此情況，更應立即到醫院，找腫瘤專科醫師確診，接受治療。

四、淺表淋巴結腫大的自我簡單對症處理

◎一般性感染的淋巴結腫大，主要是合理使用抗生素，積極治療原發病。腫大的淋巴結不應擠壓或揉，以免發炎症狀擴散，可熱敷。

◎結核感染應在醫師指導下正規治療，完整療程的治療才是徹底治癒的關鍵。

◎對因腫瘤引起的淋巴結腫大，主要針對腫瘤進行治療。因腫大的淋巴結內也是腫瘤組織，故應盡量減少刺激。

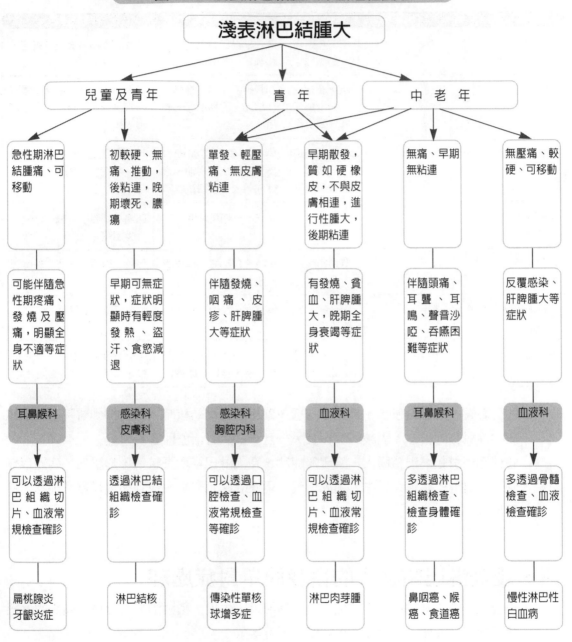

圖 30-2 淺表淋巴結腫大診斷過程圖示

淺表淋巴結腫大

兒童及青年

急性期淋巴結腫痛、可移動

可能伴隨急性期疼痛、發燒及壓痛，明顯全身不適等症狀

耳鼻喉科

可以透過淋巴組織切片、血液常規檢查確診

扁桃腺炎牙齦炎症

初較硬、無痛、推動，後粘連，晚期壞死、膿瘍

早期可無症狀，症狀明顯時有輕度發熱、盜汗、食慾減退

感染科皮膚科

透過淋巴結組織檢查確診

淋巴結核

青年

單發、輕壓痛、無皮膚粘連

伴隨發燒、咽痛、皮疹、肝脾腫大等症狀

感染科胸腔內科

可以透過口腔檢查、血液常規檢查等確診

傳染性單核球增多症

早期散發，質如硬橡皮，不與皮膚相連，進行性腫大，後期粘連

有發燒、貧血、肝脾腫大，晚期全身衰竭等症狀

血液科

可以透過淋巴組織切片、血液常規檢查確診

淋巴肉芽腫

中老年

無痛、早期無粘連

伴隨頭痛、耳聾、耳鳴、聲音沙啞、吞嚥困難等症狀

耳鼻喉科

多透過淋巴組織檢查、檢查身體確診

鼻咽癌、喉癌、食道癌

無壓痛、較硬、可移動

反覆感染、肝脾腫大等症狀

血液科

多透過骨髓檢查、血液檢查確診

慢性淋巴性白血病

女性乳房的自我檢查

　　乳房的自我檢查一般為每月一次，有月經的婦女的最佳檢查時間應在每月月經來潮後9~11天檢查，因為此時乳房比較鬆軟，易於發現病變。已停經的婦女可隨意選擇一個月的任何一天，定期檢查。一般在以下三種情形進行乳房自檢較為方便可行：

　　1.洗澡時檢查你的乳房。尤其在沐浴乳尚未洗去前，手易在濕潤的皮膚上移動。將攤平的手輕柔的移動，檢查乳房的每個部份。右手檢查左乳，左手檢查右乳，檢查乳房有無腫塊、硬結或增厚。

　　2.在鏡前檢查。對著鏡子兩手下垂於身體兩旁，再將兩手臂緩慢上舉過頭，觀察乳房的任何改變，包括乳房的輪廓、有無腫起部份、有無皮膚微凹或乳頭的回縮。接著，雙手叉腰，觀察雙側乳房是否對稱。

　　3.在平躺時檢查。平臥時在被檢查乳房側的肩胛下填放一個枕頭或軟物。再將同側的手放在頭後，這樣使乳房的組織更均勻的分攤在胸部。將平攤的手輕壓在皮膚上，以乳頭為中心逐漸移動檢查。檢查開始於乳房的外上方，右乳以順時針方向，左乳以逆時針方向，從乳房的周邊起，逐漸向心，直至乳頭。最後，在拇指和食指間輕擠乳頭觀察有無乳頭溢液，如有溢液，應觀察是澄清、渾濁或淡黃、乳白，還是血性。一旦發現異常，應立即就醫。

附錄

- + 附錄一：急性動脈栓塞
- + 附錄二：家庭急救基本常識

附錄一：急性動脈栓塞

急性動脈栓塞是源於心臟或動脈脫落的血栓或瘀塊等隨血流向遠端動脈流動，造成動脈管腔堵塞，導致肢體、臟器、組織等缺血的急性病變。急性動脈栓塞病情發展迅速，其致死、致殘率較高。急性動脈栓塞的自然病程，一般都取決於栓塞的部位、管腔阻塞的程度、繼發血栓的範圍及側支循環的代償能力。下肢動脈由於走行距離長，側支循環欠佳，故截肢率較高。上肢動脈栓塞由於走行距離短，側支循環豐富，截肢者相對較少。

此病尤其好發於患有心血管疾病的族群。80 至 90% 栓塊來源於心臟疾病。風濕性瓣膜心臟病、心房顫動、急性心肌梗塞後心室附壁血栓、室壁瘤等疾病，均可產生心源性血栓脫落造成栓塞。

另有極少部份栓塊來源不明，但可能與患者本身高凝血狀態等有關。長期臥床、缺少活動也是很重要的原因。

動脈瘤栓塊脫落，動脈硬化瘀塊脫落，也很常見。

一、急性動脈栓塞有什麼症狀？

急性動脈栓塞的典型症狀有 5 P 現象：疼痛（Pain），蒼白（Pallor），無脈（Pulselessness），感覺異常（Paresthesia），運動障礙（Paralysis）。上述徵象的出現及其嚴重程度與缺血程度有關。

1.**疼痛**：是肢體動脈急性栓塞的最常見表現。發現突然而且劇烈，並不斷加重，距栓塞平面越遠，出現症狀越早。以後疼痛轉為無痛，這是因為隨著缺血的加重，所產生的感覺障礙將替代疼痛症狀。

2.**皮膚蒼白**：是急性動脈栓塞的早期症狀。肢體皮膚呈蠟樣蒼白，隨病情加重，皮膚將出現紫色斑塊，如手指壓之變白，說明毛細血管的血流可復性尚好，如無變化則可能發生早期壞疽，隨缺血加重，關聯肢體皮膚將出現水泡，並進一步變色，最終會出現乾性或濕性壞疽。同時，栓塞動脈遠端肢體皮膚溫度下降，嚴重時冰涼。一般來說，皮膚變溫帶常距離栓塞部位遠端一個手掌處。

3.**動脈搏動消失**：發生在栓塞動脈節段的遠端動脈。如栓塞不完全，可觸及減弱的遠端動脈搏動。

4.**感覺異常**：發生在急性動脈栓塞的早期，初期感覺麻木、發脹感，嚴重時出現麻痺，感覺異常和減退區域，常呈襪套樣或手套樣分布。

5.運動障礙：是肢體嚴重缺血的晚期表現。

二、怎麼確診動脈栓塞？

輔助檢查對動脈栓塞的定位診斷有重要意義。

1.超音波檢查：都卜勒彩色超音波檢查能準確地判斷動脈栓塞的部位、栓塊的位置形態，同時可以判定栓塞動脈遠端的血流情況。

2.動脈血管造影：是測定血栓位置的最準確方法，但具有侵入性，如診斷明確動脈栓塞者不需要做此檢查。當診斷有疑問，特別是對於那些有血管疾病（如動脈粥樣硬化）或曾行血管重建術的患者，可行血管造影檢查。在某些病例，如遠端動脈栓塞或動脈硬化的病人，造影明確診斷後尚可局部注入溶栓藥物，同時進行氣球擴張、留置支架等介入性治療。

三、治療建議：

由於急性動脈栓塞發病緊急，症狀嚴重，進展迅速，直接危及肢體和患者生命，故早期診斷、及時有效治療十分重要。

1.不論手術與否，抗凝溶栓祛聚等藥物治療十分重要。

◎**抗凝治療**：常規應用肝素抗凝。低分子量肝素療效確切，無出血等併發症，目前已廣泛應用於臨床。

◎**溶栓治療**：分為局部用藥及全身用藥，局部用藥即於血栓所在部位直接應用藥物，可採用介入療法或局部動脈直接注射。該方法用藥量小，副作用小，療效確切。全身用藥簡便，用藥量偏大，易發生併發症。雖然溶栓藥物較多，但目前臨床多應用尿激酶，該藥效果較好，併發症少。

◎**抗血小板治療**：就是對抗血小板凝聚，常用低劑量阿斯匹林等藥物。

2.手術治療：

◎**手術適應症**：發病時間在 7 天之內的急性動脈栓塞均可手術治療，手術越早效果越佳。急性動脈栓塞後 8 至 12 小時是手術的最佳時機。超過 7 天栓塊已粘連，取出困難，手術效果不理想。

◎**禁忌症**：為栓塞肢體已出現壞疽。

3.導管取栓術：用球囊將血栓拉出來。

附錄二：家庭急救基本常識

心肺復甦術

溺水、觸電、外傷、交通意外、心臟病突發……很多情況都會引起心跳呼吸停止。當心跳停止 4 分鐘後不能恢復，再次心跳的機會就很小了。沒有心跳呼吸，大腦缺氧超過 5 分鐘，就可能留下後遺症。嚴重時，即使心跳呼吸恢復，也會成為植物人。

搶救心跳呼吸停止，除非在醫院，否則要靠醫師來做是根本來不及的。西方先進國家廣泛推廣第一目擊者實施人工心肺復甦術。在我們身邊，正確實施人工心肺復甦術而救活親友、路人的例子也時有所聞，但驚慌失措、坐失良機的事例更多。

學會人工心肺復甦術，增加生活中的自信與成功，減少遇到突發事件時的無力與遺憾。

一、心肺復甦的基本內容

急救最基本的目的是挽救生命，而危及生命於片刻瞬間的則是心跳、呼吸的驟停。很多原因可以引起心跳呼吸驟停，但在日常生活中，最為常見的是心臟病急症猝死，其他諸如觸電、溺水、中毒等急症。挽救心跳呼吸驟停的方法，即為心肺復甦術。

1.何謂「氧庫」？

生理學家早就指出，人體對於氧氣需求是很高的，尤其是嬌嫩的腦組織、勤勞的心肌。如體內血液循環停止，就意味著血液供應中斷，而腦的剩餘氧氣僅夠腦細胞用 10 秒鐘，心臟的剩餘氧只夠心臟跳動幾下。

心臟的工作維繫著生命，為挽救生命，必須恢復業已中斷的心跳和呼吸，暫時用人工力量使心臟擠出血液，維持血液循環；使肺臟一呼一吸，吐放二氧化碳，吸進氧氣。這樣，含氧的血液在全身循環，灌注著組織細胞。在人工維持的心跳呼吸的過程中，也在刺激或稱「喚起」心跳呼吸自行恢復功能。

「喚起」自主心跳和呼吸是很有可能的。因為我們面對的是急症，是意外傷害，是頃刻間造成的停頓狀態，並非疾病已發展到無可挽回的地步，只要搶救方法正確，爭分奪秒，挽救生命是可能的。

2.緊急搶救重在「急」字

對於心肺復甦的操作方法等內容，我們在以後會陸續介紹，在這裏，主要是理解急救中的「急」字。前面已講過，身體內沒有氧庫，腦細胞在常溫下如果缺血缺氧 5 分鐘以上，就會受到損傷，超過 10 分鐘，腦細胞損傷十分嚴重，幾乎是「不可逆」，即「無法恢復」的。這樣，即使僥倖被救活，腦部功能也將受到極大影響，甚至成為沒有任何意識的「植物人」。國內外專家們一致認為：在循環停止 4 分鐘內實施正確的 CPR 效果較好；4~6 分鐘予以 CPR 者，部份有效；6~10 分鐘行 CPR 者，少有復甦者；超過 10 分鐘者，幾乎無成功可能。由此可見，遇到心跳呼吸停止的病人，在醫師到達之前，我們要把握寶貴時間，立即進行心肺復甦。因為此時「時間就是生命」。心肺復甦分為心復甦—恢復心跳，肺復甦—恢復呼吸。下面分別介紹。

二、心室顫動：應實施心臟復甦的信號

正常時心跳節律整齊，強弱一致，均勻地不休止地跳動。心臟一般近似本人拳頭大小，一晝夜能排出 7 噸多重的血液。心臟總共只有 200 多克，它能夠有這麼大的功效，原因之一也應歸功於心臟傳導系統。

當心肌和心臟傳導系統發生嚴重病變時，心臟就會發生節律紊亂，心房心室「各自為政」，心肌纖維收縮失去節律。這時的心臟沒有收縮舒張功能，出現一種稱為心室顫動的現象。人在臨終前心臟往往處在這一階段，稍一拖延心臟就徹底停止跳動。室顫時在心電圖上可以看到彎彎曲曲的圖形，臨床上只能靠經驗來判斷。室顫到心跳停止之間非常短暫，胸前叩擊就是消除室顫的一種簡便方法。

三、胸外叩擊

心復甦術過去只提到心臟擠壓（按摩）的方法。這裏要強調的是在擠壓前，還應有一個重要的內容即胸外叩擊。可用左手掌放在病人胸骨中、下 1/3 段的交界處，用右手握空心拳頭，從 1.5 公分左右高度，垂直而有力地叩擊手背，連續叩擊 2 次。一部份的人可由扣擊而恢復正常心律。

四、胸外心臟按壓
1.病人體位

進行胸外心臟擠壓的病人應取平臥姿勢。根據當時的情況，不要亂加搬動，可以盡量就近就便。這裏，特別要指出的是平臥的具體情況。我們發覺在家庭搶救中，常常是「臥不恰當」，如病人平臥在沙發床、彈簧床、棕棚床上。病人臥在柔軟的物體上，直接影響

了胸外心臟擠壓的效果。因此，必須將病人盡可能平臥在「堅硬」物體上，如地板上、木板床上，或背部墊上木板，這樣才能使心臟按壓行之有效。

2.如何進行胸外心臟按壓

救護人員站（或跪）在病人一側，左手放在胸骨中下段，這個部位相當於兩乳頭連線正中間。有口訣為「中指對凹膛，當胸一手掌」，即指將手的中指對著病人頸部下方的凹陷處（相當於天突穴位），手放在胸廓的正中處，手掌的根部正好是按壓的部位。另一隻手壓在左手上以助其加壓。雙手重疊再憑藉救護人體重的力量，有節奏地衝擊性地進行按壓使胸廓下陷 3~5 公分，然後放鬆，反覆進行，每分鐘按壓 80~100 次，堅持按壓到心臟恢復自主跳動。按壓速度可根據情況（兒童、老年人，運用上述速度無效）提高到每分鐘100 次左右，有時可見效。

應該注意的是，進行按壓時不是整個手掌施壓，而是手掌的掌根部用力，並局限在胸骨下段，範圍不可過大，以免壓斷肋骨，刺傷心肺或擴展到肝脾的破裂損傷。當胸外心臟按壓有效時，可摸到脈搏的搏動，尤其是頸動脈搏動，隨按壓節律出現。當感覺病人的脈搏自行跳動，表明心復甦成功，可停止進行心臟按壓，否則繼續進行。

心臟按壓常與口對口人工呼吸同時進行，每吹一口氣，做 5 次心臟按壓。如一人操作，可先吹兩口氣，再做 10~15 次心臟按壓。對兒童進行心肺復甦時，心臟按壓只用一隻手，嬰幼兒只用兩個手指。用力要輕，深度 2.5~3.0 公分即可（嬰幼兒 1.5~2.0 公分）。每分鐘按壓 100 次。與人工呼吸同時進行者，每吹 2 口氣，按壓 15 次，按壓部位在胸骨中段。

五、口對口吹氣

1.何時採取口對口吹氣

口對口吹氣，就是口對口人工呼吸。當病人呼吸停止，而心跳也隨之停止或還有微弱的跳動，用人工的方法幫助病人進行呼吸活動，達到氣體交換的目的。口對口人工呼吸常用在溺水、觸電、瓦斯中毒、以及其他呼吸停止的現場。等醫師到來時，取而代之以人工呼吸機輔助呼吸。人工呼吸對挽救以上病人的生命是舉足輕重的，否則即使心跳恢復了，呼吸不恢復，心跳也不能持久。所以在心肺復甦過程中，心臟按壓和人工呼吸缺一不可。

2.怎樣進行口對口吹氣

步驟之一：病人仰臥，頭後仰，頸下可墊一軟枕或下頷向前上推，也可抬頸壓額，這樣使咽喉部、氣道在一條水平線上，易吹進氣去。同時迅速清除病人口鼻內的污泥、土塊、痰、涕、嘔吐物，使呼吸道通暢。必要時用嘴對嘴吸出阻塞的痰和異物。解開病人的

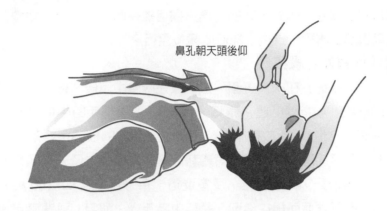

鼻孔朝天頭後仰

圖1 仰頭抬頦法

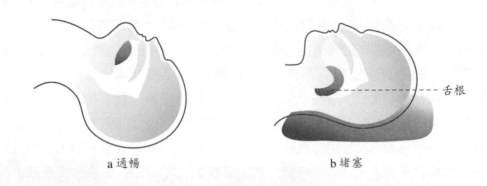

a 通暢

b 堵塞

----- 舌根

圖2 氣道阻塞與通暢

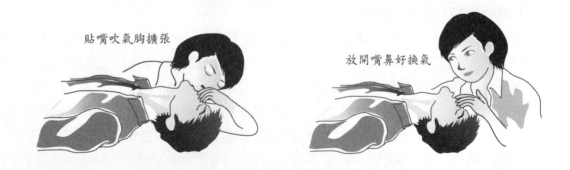

貼嘴吹氣胸擴張

放開嘴鼻好換氣

圖3 口對口（鼻）人工呼吸法

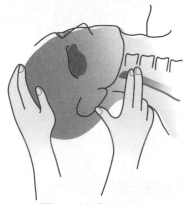

圖 4　測試頸動脈

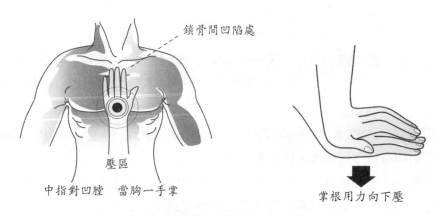

鎖骨間凹陷處

壓區

中指對凹膛　當胸一手掌

掌根用力向下壓

圖 5　胸外按壓的正確壓區和疊掌方法

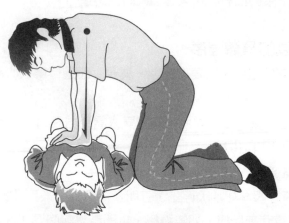

圖 6　正確按壓姿勢

領帶、衣扣，包括女性的胸罩，充分暴露胸部。

步驟之二：救護人員深吸一口氣，捏住病人鼻孔，嘴對嘴將氣吹入，然後觀察病人胸廓的起伏，每分鐘吹氣 12~16 次。如果口腔有嚴重外傷或牙關緊閉，可對鼻孔吹氣即口對鼻人工呼吸。救護者吹氣力量的大小依病人的具體情況而定。以吹氣後胸廓略有起伏為正確。

懷疑有傳染病的人可在唇間覆蓋一塊乾淨紗布。口對口吹氣應連續進行，直至病人恢復自主呼吸或確定已死亡者方可停止。

六、心臟按壓與人工呼吸應同時進行

心肺復甦術包括心臟按壓和人工呼吸兩方面，缺一不可。人工呼吸吸入的氧氣，要透過心臟按壓形成的血液循環流經全身各處。含氧較多的血滋潤著心肌和腦組織，減輕或消除心跳呼吸停止對心腦的損害，進而使其復甦。

在現場，如為兩人進行搶救，則一人負責心臟復甦，一人負責肺復甦。具體步驟為一人做 5~10 次心臟按壓（60~80 次／分鐘頻率），另一人吹一口氣（12~16 次／分鐘頻率），同時或交替進行。但要注意正吹氣時避免做心臟按壓的壓下動作，以免影響胸廓的起伏。

如現場只有一人救護，也可以按兩人步驟進行，吹一口氣，做 5~10 次心臟按壓，交替進行，效果也很好，只是單人操作容易疲勞。

現在也有一些書籍中提到心肺復甦只有一人操作時，可做兩次口對口吹氣，然後做 15 次心臟按壓。實驗和研究顯示兩種方法是同樣有效的。

無論是什麼情況，如果單一採用按壓或吹氣，對於心跳呼吸驟停病人是無效的。這裏要強調的是：心臟按壓與口對口吹氣必須同時協調進行。

七、心肺復甦的具體程序

如果發現有人突然暈倒，只要你在場，就要立即進行單人心肺復甦，按如下程序有條不紊地操作：

1.確定病人失去知覺，高聲求助。輕拍病人肩部並在耳邊大聲呼喚。同進撥打「119」急救電話。此過程大約 4~10 秒。

2.用 3 秒暢通氣道。

3.用 3~5 秒檢查呼吸，如呼吸停止，立即進行口對口人工呼吸。

4.用 5~10 秒檢查有無脈搏，如無脈搏，立即拳擊前胸區 2~3 次，並隨即進行胸外心臟按壓。並每隔數分鐘重複檢查呼吸與脈搏。

5.一旦心跳或呼吸自主開始，應立即停止心臟按壓或人工呼吸，同時盡快把患者送到醫院繼續診治。在送醫途中如又發生呼吸心跳停止，必要時重複上述操作。

如呼救後有人相助，可進行雙人心肺復甦，但注意以下各項：

1.搶救者位於病人左右兩側，一位負責檢查病人清醒程度及呼吸與脈搏，另一位同時迅速檢查病人是否有嚴重出血或其他傷害。

2.當確定心跳、呼吸已停止，立即進行心肺復甦。

3.一位負責胸外心臟按壓，一位負責口對口吹氣及檢查近身病人頸動脈跳動情況，以監測心外按壓是否有效。

4.每5次胸外按壓後做一停頓，吹氣1次。

5.搶救1分鐘後，之後每隔數分鐘都要進行呼吸和脈搏的檢查，以觀察效果。

心肺復甦有效的表現：

1.臉色好轉，由紫紺轉為紅潤。

2.瞳孔由大變小，收縮正常。

3.恢復可檢查出的呼吸和脈搏；有知覺、有反應及呻吟等。

搶救溺水者要「見義巧為」

搶救溺水者一定不要著急，要「見義巧為」。具體的方法如下：

1.溺水者仍浮在水面時，搶救者可向水中拋投木板、竹竿等救護器材，讓溺水者抓住這些器具游上岸（船）。

2.若溺水者已下沈水底，搶救者應迅速潛入水中急救。若溺水者還在掙扎，最好不要從正面接近，以免被溺水者抱住而無法施救，甚或被抱入水底。搶救者可以從側面托住溺水者的腋窩部或下顎，然後將溺水者拖帶出水面，並採用仰泳法從其背後將溺水者拖上岸或船。

3.溺水者上岸（船）後，不論其清醒與否，均應清除其口、鼻中的泥沙、雜草，脫下假牙，把舌尖拉出口外，鬆解衣領，以免影響呼吸。

4.將溺水者取俯臥位，搶救者兩手把溺水者的腰部提高，頭部下垂，這樣能把呼吸道及胃中的水從口中傾倒出來，以保持呼吸道通暢。

5.如果溺水者呼吸、心跳微弱或已停止，應立即對其進行心肺復甦術。

6.如果溺水者肺、胃內的水在平躺或俯臥時難以倒出，可將其雙腳朝天提起，使其肩部、頭部、雙上肢下垂，就可將水倒出。或由搶救者將溺水者拖起，右手提起其腰，左手

扶住其頭，並將其腹部置於搶救者右膝上，使其頭與雙上肢下垂，這樣也會使溺水者肺、胃內的存水流出。

採用以上幾種方法搶救的同時，應始終注意溺水者的保暖，以減少併發症的發生，並盡快將溺水者送醫院繼續治療。

毒蛇咬傷的緊急救治

蛇與無毒蛇最根本的區別是：毒蛇有毒牙、毒腺，而無毒蛇則沒有毒牙、毒腺。蛇咬後，局部能見到明顯的成對的牙痕（有時可見到1~4個毒牙痕跡），便是毒蛇咬傷的傷口，而無毒蛇咬傷的傷口，則只有成排的細牙痕。

從毒蛇毒腺中分泌出來的毒液，其有毒成分即為蛇毒．不同種類的毒蛇，其蛇毒也不一樣，歸納起來，可分為神經毒（如眼鏡蛇、雨傘節），血液毒（如百步蛇、龜殼花、赤尾青竹絲）及混合毒（如蝮蛇科的鎖鍊蛇）三類。

神經毒中毒：臨床主要表現為神經系統的損害，被咬傷的局部症狀往往顯著，可以不紅、不腫、不出血，只是局部有些麻木、皮癢或輕微疼痛，但過1~3小時後，便會出現全身中毒症狀。

首先是全身不適，筋骨酸疼，乏力，發冷發燒，隨後行動困難，視力模糊，言語不清，聲音嘶啞，吞嚥困難，最後出現心律不整，牙關緊閉，呼吸抑制，抽搐，血壓下降，休克。病人往往因呼吸麻痹和急性循環衰竭而死亡。

血液毒中毒：血液循環系統遇到破壞，局部劇烈的疼痛，出血不止，傷口迅速腫脹，周圍皮膚有水泡、血泡形成，組織壞死。由於症狀來勢急驟，易引起人們重視，大多能立即得到急救。中毒嚴重的病人，因心肌受損、出血、溶血，故可引起急性循環衰竭而死亡，但總的來說，中血液毒的比中神經毒的預後為好。

混合毒中毒：臨床表現為上述兩者兼有，局部症狀紅腫疼痛，全身有各種神經症狀，但造成死亡原因仍以神經毒為主，對心臟肌能也有一定的損害。

毒蛇咬傷的急救處理原則：

阻止蛇毒的吸收，排出毒液，對症處理和應用抗蛇毒。

早期結紮：迅速在傷口上方3.3~9.9公分處綁止血帶或紗布，以免毒液竄流。鬆緊度以能阻斷淋巴和靜脈的回流，但不妨礙動脈血流為宜（可摸到遠端脈搏）。

一般綁紮半小時放鬆一次，每次約1分鐘，在首次綁紮的半小時後，爭取下述沖洗傷口、排毒，應用有效的蛇藥後，再放鬆就更為妥善、安全。

洗傷口：迅速將傷口綁紮完畢後，立即以清水、冷開水、淡鹽水或肥皂水沖洗傷口。如有優碘液可加入水中沖洗。

刀刺排毒：經過上述處理後，用消毒過的刀片，劃破毒牙痕間的皮膚，同時在傷口周圍皮膚上，挑破如米粒大小數處，或以牙痕為中心，作※形切開，以使毒液充分外流。應該注意的是，紮刺不宜太深，以免傷及血管反使毒液吸收入血中。

在緊急情況下，也可以採取嘴吸毒方法，邊吸邊吐並用清水漱口。

與此同時，應盡快給病人內服、外敷蛇藥，並速將病人送醫院。在轉送途中應多給病人喝水。

抗蛇毒血清療法：確診被毒蛇咬傷，如已送到醫院，應盡早使用抗蛇毒血清治療。這種血清分單價和多價兩種。只有一種毒蛇的毒對動物產生免疫所得的為單價，它只能中和該種毒蛇的蛇毒，對其他蛇毒沒有療效或療效不顯著。用幾種毒蛇所產生的抗體的血清為多價，其作用廣泛適用於多種毒蛇的咬傷。

一氧化碳（瓦斯）中毒後如何急救

發生煤氣中毒時，患者輕者頭昏、頭痛，重則昏迷，甚或呼吸心跳停止。嘴唇常呈櫻桃紅色。家人要冷靜沈著，採取相應的急救措施。

1. 立即把患者搬到室外空氣流通的地方，吸入新鮮空氣，排出一氧化碳。

2. 若患者的中毒症狀較輕且意識清醒，可給他喝些熱濃茶，這樣不但可抑制噁心，而且有助於減輕頭痛。

3. 若症狀嚴重，有噁心、嘔吐不止、神志不清或出現昏迷現象時，應立即送醫院搶救，最好請救護站送到有高壓氧艙設備的醫院。如果拖延時間較長，可能會受到不可逆的大腦損傷。護送途中要盡可能清除口中的嘔吐物或痰液，將頭偏向一側，以免嘔吐物阻塞呼吸道引起窒息和吸入性肺炎。

4. 如果患者呼吸不勻或微弱時，可進行口對口人工呼吸進行搶救。

5. 如果呼吸和心跳都已停止，可在現場做人工呼吸和胸外心臟按壓，即使在送醫院途中，也要堅持搶救。

6. 若昏迷患者經搶救後已清醒，還是應做高壓氧治療，以免病情反覆，特別是繼發性神經損傷。

砒霜中毒急救法

砒霜是一種中藥，化學名叫三氧化二砷，是白色粉末，沒有特殊氣味，與麵粉、澱粉、小蘇打很相似，所以容易誤食中毒。砒霜的毒性很強，進入人體後能破壞某些細胞呼吸酶，使組織細胞不能獲得氧氣而死亡；還能強烈刺激胃腸黏膜，使黏膜潰爛、出血；亦可破壞血管發生出血，破壞肝臟，嚴重的會因呼吸和循環衰竭而致人死亡。

急救措施

1.發現有人誤食砒霜中毒，要盡快催吐，以排出毒物。催吐方法是讓病人大量喝溫開水或稀鹽水（一杯水中加一匙食鹽）。然後把食指和中指伸到嘴中和舌根，刺激咽部，即可嘔吐。最好讓患者反覆喝水和嘔吐，直到吐出的液體顏色如水樣為止。

2.可把燒焦的饅頭研末，讓病人吃下，以吸附毒物。也可大量飲用牛奶（3~5 瓶）、蛋清（4~5 個）以保護胃黏膜。

注意事項

1.砒霜中毒後，能否做適當的急救處理，是決定病人生死的關鍵。而後應快速送往醫院，現代醫學對砒霜中毒已有了特效解毒劑——二巰基丙醇，它進入人體後能與毒物結合形成無毒物質。

2.預防砒霜中毒主要是防止誤食。用砒霜制毒穀、毒餌和拌種子時，要根據需量配製，剩下後要埋掉，防止人、畜食用。用來加工糧食的磨、碾子不得磨壓加工砒霜製劑。

家庭急救「六戒」與「四不宜」

一旦家中發生危重病人，家庭裏如果有人能在醫師到來之前進行正確的急救，則對病人的安全和預後有利。但必須注意：

一戒驚慌失措：遇事慌張，於事無補，如慌慌張張用手去拉觸電者，只能連自己也觸電。此時應首先切斷電源，用木棍、竹竿等絕緣物將病人離開電線，方可進行急救。

二戒因小失大：當遇到急重病人時，首先應著眼於有無生命徵象，知道現場急救時必須對病人做哪些初步檢查，看病人是否還有心跳和呼吸，瞳孔是否散大，如心跳停止、呼吸停止，則應馬上做口對口人工呼吸和胸外心臟按壓。而不能一見出血，便忙於止血，反

而忽略了最重要的救命行動。

三戒隨意搬動：有些病是不適合多搬動的，例如心肌梗塞、骨折、脊髓、顱腦外傷病人等，應及時叫救護車才對。

四戒捨近就遠：搶救傷病之時，時間就是生命，應該就近送醫院，特別是當傷病者心跳呼吸瀕臨停止時，更不該遠送。

五戒亂用藥：不少家庭都有些備用藥，但是一般人使用藥物的知識有限，切勿亂用。如急性腹痛者，由於過量服用止痛藥會掩蓋病情，妨礙正確的診斷，故不應亂給患者服止痛藥。

六戒一律平臥：並非急重病人都要平臥，至於以什麼體位最好應該根據病情決定，可以讓病人選擇最舒適的體位。如失去意識的病人讓其平臥，頭偏向一側，拉出舌頭，以免窒息；心臟性喘息者，可讓其坐著，略靠在椅子上；急性腹痛者可讓其屈膝以減輕疼痛；腦出血病人則讓其平臥，但可取頭高腳低體位。

在急救過程中，有些情況還應該引起注意：

一、止血帶不宜長時間包紮。用布條、紗布做止血帶包紮時，止血帶不宜過細、過窄，不宜直接紮在皮膚上，止血帶與皮膚之間應墊以布料（可用紗布、毛巾或衣袖等）。紮止血帶鬆緊要適當，每隔 30~60 分鐘應鬆開 2~3 分鐘（並用指壓法代替止血），避免止血帶以下肢體缺血壞死。

二、小而深的傷口不宜馬上包紮，特別是鏽釘或木刺扎傷後或是玻璃損傷，傷口缺氧。若馬上包紮，會有利於破傷風桿菌的生長和繁殖。應到醫院清創並注射破傷風抗毒素。

三、昏迷病人高級神經活動受到嚴重抑制，應嚴密觀察，細心護理。病人甦醒前不宜進水進食，否則會使食物或水誤入氣管，引起吸入性肺炎。所以，昏迷病人要絕對禁食，但可用棉花棒蘸清水濕潤一下雙唇。

四、皮膚接觸農藥，不宜用熱水及酒精擦洗，否則會促進毒物的吸收。應當立即脫去受到污染的衣服（包括內衣）、手套、鞋襪等，並用肥皂及大量清水徹底沖洗皮膚、頭髮上的毒物。

健康百科 03

疾病自我診斷指南

策劃	張 家 理
編著	傅 強 、 沈 丹 彤 、 朱 可 雲 、 陶 衛 國
審稿	傅 向 陽 、 李 超 林
審訂	賴 育 民
企劃主任	吳 怡 芬
主編	祝 文 君
特約編輯	林 秀 禎
美術編輯	知 文 企 業 （ 股 ） 公 司
插圖	徐 世 昇

發行人　陳 銘 民
發行所　晨星出版有限公司台北編輯室
台北市 106 羅斯福路二段 95 號 4F-3
TEL:(02) 23620993　23620953　FAX:(02) 23691275
E-mail:service-taipei@morningstar.com.tw
http://www.morningstar.com.tw
行政院新聞局局版台業字第 2500 號

法律顧問　甘 龍 強 律師
印製　知文企業（股）公司　TEL:(04)23581803
初版　西元 2005 年 11 月

總經銷　知己圖書股份有限公司
郵政劃撥：15060393
〈台北公司〉台北市 106 羅斯福路二段 95 號 4F 之 3
　　　　　TEL:(02)23672044　FAX:(02)23635741
〈台中公司〉台中市 407 工業區 30 路 1 號
　　　　　TEL:(04)23595819　FAX:(04)23597123

國家圖書館出版品預行編目資料

疾病自我診斷指南／傅強等著－－ 初版. －－臺
北市：晨星, 2005 [民 94]
面； 公分， （健康百科；03）

ISBN 957-455-849-0(平裝)

415.21   94014191

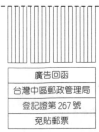
更方便的購書方式：

(1) **網　　站**　http://www.morningstar.com

(2) **郵政劃撥**　戶名：知己圖書股份有限公司　帳號：15060393
　　　　　　　　請於通信欄中註明欲購買之書名及數量。

(3) **電話訂購**　如為大量團購可直接撥客服專線洽詢。

◉ 如需詳細書目可上網查詢或來電索取。

◉ 客服專線：(04)23595819#232　傳眞：(04)23597123

◉ 客服電子信箱：service@morningstar.com.tw

◆讀者回函卡◆

讀者資料：

姓名：＿＿＿＿＿＿＿＿＿＿＿＿＿　　性別：□ 男　□ 女

生日：　　／　　／　　　　身分證字號：＿＿＿＿＿＿＿＿＿＿＿

地址：□□□＿＿＿＿＿＿＿＿＿＿＿＿＿＿＿＿＿＿＿＿＿＿＿

聯絡電話：＿＿＿＿＿＿＿＿＿（公司）＿＿＿＿＿＿＿＿＿（家中）

E-mail ＿＿＿＿＿＿＿＿＿＿＿＿＿＿＿＿＿＿＿＿＿＿＿＿＿＿

職業：□ 學生　　　□ 教師　　　□ 內勤職員　□ 家庭主婦
　　　□ SOHO 族　□ 企業主管　□ 服務業　　□ 製造業
　　　□ 醫藥護理　□ 軍警　　　□ 資訊業　　□ 銷售業務
　　　□ 其他＿＿＿＿＿＿＿＿＿＿

購買書名：＿＿＿＿＿＿＿＿＿＿＿＿＿＿＿＿＿＿＿＿＿＿＿

您從哪裡得知本書：□ 書店　　□ 報紙廣告　　□ 雜誌廣告　　□ 親友介紹

□ 海報　　□ 廣播　　□ 其他：＿＿＿＿＿＿＿＿＿＿＿＿＿＿

您對本書評價：（請填代號 1. 非常滿意　2. 滿意　3. 尚可　4. 再改進）

封面設計＿＿＿＿＿版面編排＿＿＿＿＿內容＿＿＿＿＿文／譯筆＿＿＿＿＿

您的閱讀嗜好：

□ 哲學　　□ 心理學　□ 宗教　　□ 自然生態　□ 流行趨勢　□ 醫療保健
□ 財經企管　□ 史地　　□ 傳記　　□ 文學　　□ 散文　　□ 原住民
□ 小說　　□ 親子叢書　□ 休閒旅遊　□ 其他＿＿＿＿＿＿＿＿＿＿＿

信用卡訂購單（要購書的讀者請填以下資料）

書　　　名	數　量	金　額	書　　　名	數　量	金　額

□ VISA　　□ JCB　　□萬事達卡　　□運通卡　　□聯合信用卡

・卡號：＿＿＿＿＿＿＿＿＿＿＿　・信用卡有效期限：＿＿＿年＿＿＿月

・信用卡背面簽名欄末三碼數字：＿＿＿＿＿

・訂購總金額：＿＿＿＿＿＿＿元　・身分證字號：＿＿＿＿＿＿＿＿＿

・持卡人簽名：＿＿＿＿＿＿＿＿＿（與信用卡簽名同）

・訂購日期：＿＿＿年＿＿＿月＿＿＿日

填妥本單請直接郵寄回本社或傳真(04)23597123